肝胆胰外科护理系列丛书

肝胆胰外科疾病护理

总主编　程艳爽
主　编　程艳爽　赵　洁

中华医学电子音像出版社
CHINESE MEDICAL MULTIMEDIA PRESS
北　京

图书在版编目（CIP）数据

肝胆胰外科疾病护理 / 程艳爽, 赵洁主编. -- 北京 : 中华医学电子音像出版社, 2024. 10. -- ISBN 978-7-83005-479-3

Ⅰ. R473.6

中国国家版本馆CIP数据核字第2024AV9751号

肝胆胰外科疾病护理
GANDANYI WAIKE JIBING HULI

主　　编： 程艳爽　赵　洁
策划编辑： 鲁　静
责任编辑： 周寇扣
责任印刷： 李振坤
出版发行： 中华医学电子音像出版社
通信地址： 北京市西城区东河沿街69号中华医学会610室
邮　　编： 100052
E-Mail： cma-cmc@cma.org.cn
购书热线： 010-51322635
经　　销： 新华书店
印　　刷： 北京虎彩文化传播有限公司
开　　本： 787mm × 1092mm　1/16
印　　张： 13.25
字　　数： 270千字
版　　次： 2024年10月第1版　2024年10月第1次印刷
定　　价： 58.00元

内容提要

本书由中国人民解放军总医院第一医学中心肝胆胰外科护理专家组织多位经验丰富的临床护理人员编写而成，汇集了当前肝胆胰外科护理的新理念、新方法，全面、系统地阐述了肝脏外科、胆道外科、胰腺外科围手术期护理临床实践规范、专科症状与疾病护理要点、急危重症护理流程、肝胆胰外科常用检查与治疗的护理，以及相关领域新进展。本书内容丰富、贴近临床、实用性强，可作为培养肝胆胰外科专科护理人员的培训教材，指导临床护理工作，适合肝胆胰外科护理人员及对肝胆胰外科感兴趣的其他专科护理人员和医学院校护理学专业的学生参阅。

编委会

主　编　程艳爽　赵　洁

副主编　杨　莉　王　彬　潘立茹　郭丽萍　张　璇
杨海洋　陈画荻　李　琳　赵方方　陈晨晨

编　委（按姓氏笔画排序）

于　洁　于孟琦　马海静　王　彬　王海钰
王彩月　王婷婷　仁爱霞　石艳月　卢维娜
田　甜　朱　丽　朱红云　任梦肖　刘　珊
刘子梦　刘丽萍　齐正佳　杜晓霞　李　丽
李　琳　李　影　李昔兰　李明佳　李晓萌
杨　莉　杨海洋　肖燕燕　邱　田　宋昱垚
张　雨　张　昕　张　婷　张　璇　张晶晶
张媛媛　陈画荻　陈晨晨　周　珂　周豪杰
赵　洁　赵　娜　赵　瑾　赵方方　赵秋菊
赵美霞　段凤英　段雨彤　侯　欢　侯彩平
秦　欢　贾世宁　徐　艳　徐　菁　郭　杨
郭　岩　郭丽萍　桑素娟　黄加干　曹秀利
寇佳琪　董俊秀　蒋萌萌　韩　梦　程艳爽
雷燕妮　潘立茹　冀承瑶

序1

护理工作是医疗卫生事业的重要组成部分，在维护健康、保存生命、减轻病痛、促进康复中发挥着重要作用。随着医学科学技术的飞速发展，新的诊疗技术不断应用于临床，广大护理工作者迫切需要一套其知识系统、理论能够全面、有效指导护理实践的工具书，以弥补临床护理工作中的知识不足、理论盲区等。《肝胆胰外科疾病护理》正是适应护理工作需求而编写，对提高临床护理质量、指导临床护理实践有着重要的意义。

中国人民解放军总医院第一医学中心积淀了充足的技术资源和特色品牌优势，特别是近年来，医院着眼于建设世界一流的军队医院，不断规范医疗、护理行为，使医护质量得到大幅度提升。肝胆胰外科作为外科学的一个重要分支，其复杂性与挑战性不言而喻，专业化的护理对患者康复起着重要作用，中国人民解放军总医院第一医学中心肝胆胰外科在临床护理实践、教学和科研方面积累了丰富经验。本书紧紧围绕肝胆胰专科常见症状、常见疾病、常用检查和治疗的护理，在临床表现、护理评估、护理措施、健康教育等方面进行了全面的阐述，为临床护理工作提供科学的参考依据。希望本书能够成为临床护理工作者的“好参谋”“好助手”，为丰富和发展肝胆胰外科护理理论、提高临床护理水平起到积极的推动作用。

中国人民解放军总医院

护理部主任

2024年9月19日

序2

肝胆胰外科作为外科学中一门以操作难度大、技术要求高为特点的重要学科，其复杂性与挑战性不言而喻。在这个高度专业化的领域内，每一次成功的治疗都离不开医护团队的紧密协作和共同努力。

《肝胆胰外科疾病护理》由中国人民解放军总医院第一医学中心肝胆胰外科经验丰富的临床护理人员编撰，旨在为广大临床护理同仁提供全面、系统且实用的肝胆胰外科护理专业知识体系，其涵盖了肝胆胰脾外科疾病的基础知识、相关疾病检查与治疗方法、护理评估、常规护理操作、营养与饮食护理、心理护理等内容。

本书最大特色在于内容的丰富性和全面性，密切贴近临床，具有很强的实用性；同时汇集了当前肝胆胰外科疑难疾病围手术期的护理新理念，全面、系统地阐述了肝胆胰外科围手术期护理临床实践规范及护理领域相关新进展，为临床护理工作的顺利进行提供了有力支持，也为患者早期、全面、快速地康复提供了坚实的保障。

本书倡导以患者为中心，注重对患者的生理、心理及社会需求的全面评估与干预，力求在疾病治疗的同时，为患者提供温馨、舒适、安全的康复环境。这种以人为本的护理理念是现代护理发展的方向，也是我们每一位医护工作者应当秉持的初心。

本书重点总结临床经验，结合当前护理发展的形式，希望能够为各位肝胆胰外科护理工作者提供借鉴与参考，以期为推动我国肝胆胰外科事业的进步贡献一份力量。

中国人民解放军总医院第一医学中心
肝胆胰外科医学部主任
2024年9月19日

前　言

肝胆胰外科医疗技术的发展为围手术期护理技术的发展带来了新的机遇与挑战，为促使广大护理人员追随时代变革的步伐，顺应医疗技术的发展趋势，积极探索临床护理技术创新与规范护理，《肝胆胰外科疾病护理》应运而生，旨在在肝胆胰外科领域为广大临床护理同仁提供全面、系统、实用的专业参考书籍。

本书的编委会由中国人民解放军总医院第一医学中心肝胆外科医学部具有丰富临床护理经验和深厚学术造诣的专家、学者共同组成。本书共分为5章，涵盖肝胆胰外科疾病的基本知识、护理评估、常规护理、营养与饮食护理、心理护理等方面的内容，以及相关疾病检查及治疗等，为患者早期、全面、快速康复提供有力保障和支撑。

本书的特色不仅在于内容丰富全面、贴近临床、实用性强，而且包含了当前肝胆胰疾病围手术期护理新理念，全面系统地阐述了肝脏外科、胆道外科、胰腺外科围手术期护理临床实践规范及当前护理相关新进展，能更好地指导临床护理工作，是一本不可多得的肝胆胰外科护理人员培训教材。广大护理人员通过对本书的阅读和学习，不仅能拓展思维，提升临床综合能力，更能为患者提供更专业、更系统、更安全、更早期、更舒适的康复护理；同时，本书也适合医学院校护理专业的学生作为参考书使用。

最后，我们要感谢所有参与本书编写的专家和学者，他们的辛勤付出和无私奉献是本书得以成书的重要保证。由于编写时间仓促，书中难免有疏漏和不足之处，还请广大读者提出宝贵意见，以便再版时修订。

主编

2024年8月

目 录

第一章 肝胆胰外科护理常规

一、一般护理

（一）入院评估

1. **健康史** 详细了解患者的一般情况和既往健康状况，尤其是现病史、过敏史、手术史、家族史、遗传病史、女性患者的生育史；既往史，如有无高血压、糖尿病、心脏病等病史，初步判断患者的手术耐受性。

2. **药物治疗史** 详细了解患者的用药史，术前重点询问患者是否应用抗凝血药（如阿司匹林、氯吡格雷、华法林等），若应用抗凝血药须监测患者的凝血功能，一般应停药1周左右再进行手术。询问是否服用利血平或主要成分为利血平的抗高血压药，如复方利血平氨苯蝶啶片（俗称“北京降压0号”）、吲达帕胺片，若服用上述药物，需停药1～2周再进行手术。

3. **身体状况** 通过仔细询问患者和进行全面体格检查，评估其生命体征和主要体征；了解主要内脏器官的功能，例如，有无心、肺、肝及肾等器官功能不全，有无营养不良、肥胖，有无水、电解质失衡等高危因素；评估手术的安全性、患者有无疼痛及疾病相关症状。

（二）活动与休息

严格执行分级护理活动范围，了解每天患者的活动量，为患者提供安静、舒适、清洁的环境，病室温度、湿度应适宜，以保障患者充足的睡眠时间。每天中午按时熄灯、关闭窗帘，减少人员走动，督促患者午睡，晚间按时督促探视人员离开、按时熄灯、关门、关闭窗帘，督促患者入睡。睡眠质量差的患者，应采取相应措施，如喝牛奶、温水泡脚或遵医嘱给予镇静催眠类药物。

（三）检查指导

遵医嘱协助患者完善各项检查，如X线片、心电图等。专科常见检查包括肝胆胰超声、计算机体层成像（computed tomograph，CT）、磁共振成像（magnetic resonance imaging，MRI）；专科特殊检查包括内镜下逆行胰胆管造影、内镜下鼻胆管引流术、内镜下乳头括约肌切开术、经皮穿刺肝胆道成像、经皮肝穿刺胆道置管引流术及术后胆道镜检查治疗等。检查前向患者宣教各项检查的目的、检查中配合方法及注意事项。

二、术前护理

（一）术前准备

1. **皮肤准备** 备皮范围：上至乳头连线、下至耻骨联合，左至腋中线，右至腋后线。腹腔镜手术应注意保持脐部的清洁。肝癌射频消融术的备皮范围，包括会阴部及大腿部皮肤，备皮时为患者遮挡和保暖，护士操作时动作应轻巧，防止损伤表皮。术前1天，患者沐浴，理发，剃须，剪指、趾甲等。

2. **肠道准备** 目前，常规肠道准备为术前1天中午12时（或遵医嘱）口服导泻药［如复方聚乙二醇电解质散（Ⅳ）、磷酸钠盐口服溶液、乳果糖等］。根据手术方式，部分手术遵医嘱术前一晚或术晨给予患者清洁灌肠。

3. **药物过敏试验** 遵医嘱术前1天下午完成抗生素过敏试验。

（二）术前宣教

1. 根据患者的年龄、文化程度及具体情况等，采取漫画、视频、图片资料、宣传手册、录音或面对面宣教等形式，介绍疾病知识、手术方式、术后不良反应、可能留置的各类引流管及其目的，以及告知患者手术配合的相关知识和准备等，宣教内容应通俗易懂。

2. 术前饮食指导。鼓励患者摄入高蛋白、高糖、高纤维素、低脂肪、低胆固醇的普通饮食或半流质饮食。不能经口进食或进食不足者，应建立肠外营养途径，补充足够的热量、氨基酸、维生素、电解质，以维持患者的营养状态。传统术前肠道准备为，术前1天中午正常进食，晚餐进半流质或流质饮食，术前4～6 h开始禁食，术前2 h禁水。目前，加速康复外科及相关实践表明，肝胆胰微创外科手术患者麻醉开始前2～4 h可进食少量（约200 ml）无渣流质饮食，如能量饮料，以减轻择期手术患者的口渴不适、饥饿感和焦虑感。

（三）术前适应性训练

指导患者进行呼吸功能锻炼，如腹式呼吸、缩唇呼吸及做呼吸操等，每天3次。指导患者掌握有效咳嗽的方法，具体方法：嘱患者深吸气后屏气，利用腹肌用力咳嗽，将痰液充分咳出。指导患者在床上使用排便器。男性患者要学会在床上使用尿壶，预防尿潴留。在病情允许的情况下，鼓励患者适当活动，如床上翻身或下床活动的方法，防止深静脉血栓形成。

三、术后护理

（一）病情观察

1. 术后给予常规吸氧（氧流量为2～3 L/min）。

2. 患者术后返回病房后立即测量血压、脉搏、呼吸、体温、氧饱和度，向麻醉师了解术中情况。行大手术的患者，术后前4 h，应每15～30 min测量1次脉搏、呼吸、血压并观察患者的意识及瞳孔变化。患者病情稳定后，可改为每小时测量1次，术后24 h病情稳定可改为每4 h测量1次。

3. 若术后患者意识恢复较慢，应判断意识障碍是否为肝损害、低血糖、脑缺氧、休克等导致。

4. 观察患者有无出血，如果出现不明原因的心率增快，继而出现血压进行性降低或腹腔引流管引流出血性液体，以及1 h内引流量大于100 ml或4 h内引流量大于400 ml且触摸引流袋有温热感时，则有出血的可能，应及时报告医师并处理。除用药物止血外，必要时做好介入止血的准备。若患者需再次手术，应配合医师做好手术止血的准备。

（二）体位护理

患者麻醉未清醒时，体位应采取平卧位，头偏向一侧。患者麻醉清醒后，若血压平稳可采取半卧位。

（三）伤口及引流管的护理

1. **伤口的护理** 密切观察切口处有无出血、渗血、渗液及红、肿、热、痛等征象，若短时间内有大量渗血，及时通知医师处理。根据手术切口类型，决定换药的次数，若切口敷料被血液或渗液渗湿，应及时更换。伤口换药时，应严格无菌操作，防止切口感染。术后一般7～10天拆线或拆除皮肤缝合器。

2. **引流管的护理** 正确连接引流装置，妥善固定各引流管并做好标识。患者在活动、翻身时，避免引流管打折、受压、扭曲、脱出等。引流袋的位置应始终低于切口，定期更换引流袋，并严格遵守无菌操作规范。定时挤压引流管，避免引流不畅造成感染，严密观察引流液的颜色、性质和量，并做好记录。向患者讲解术后引流的重要性，使患者有主动保护引流管的意识。

（四）营养管理

患者肠蠕动功能恢复及肛门排气后，遵循从流质饮食、半流质饮食、软质饮食至普通饮食的过渡原则。嘱患者进食高热量、高维生素、优质蛋白质、低脂饮食。需禁食或胃肠功能未完全恢复者，给予肠外营养。营养管理有利于切口愈合及身体康复。

（五）术后不适症状的护理

术后患者常出现发热、疼痛、恶心、呕吐、腹胀、尿潴留等不适症状，应针对患者的症状采取相应的护理措施。例如，正确评估患者术后疼痛的性质、程度及持续时间，找出导致疼痛的因素，应用有效方法减轻或解除患者的疼痛。对于发热的患者，可以给予物理降温或遵医嘱给予药物降温等。

四、健康教育

（一）生活指导

嘱患者出院后规律生活，勿熬夜，避免劳累和精神刺激，保持心情舒畅和保证充足的睡眠，劳逸结合，合理饮食。

（二）用药护理

指导患者严格按医嘱用药，不可擅自停药或增、减药物剂量。服用保肝药物的患者，遵医嘱定期复查肝功能。肝癌伴乙型病毒性肝炎（以下简称“乙肝”）的患者，遵医嘱指导患者服用抗病毒药物；需要服用抗肿瘤药物的患者，定期复查血常规、肝肾功能等，及时了解药物的不良反应。

（三）功能锻炼

术后1个月内，避免剧烈运动，可适当户外活动，逐渐增加运动量，以不感觉到疲劳为宜，6个月内勿从事重体力活动。可适当参加体育锻炼和轻体力劳动，如散步、打太极拳等。忌长时间坐、卧，以促进机体功能恢复。

（四）随访指导

嘱患者遵医嘱定期复查、随访，一般在术后1个月、3个月、6个月、1年分别随访1次，根据病情确定复查时间。

五、肝胆胰外科护理常规流程

肝胆胰外科护理常规流程见图1-0-1。

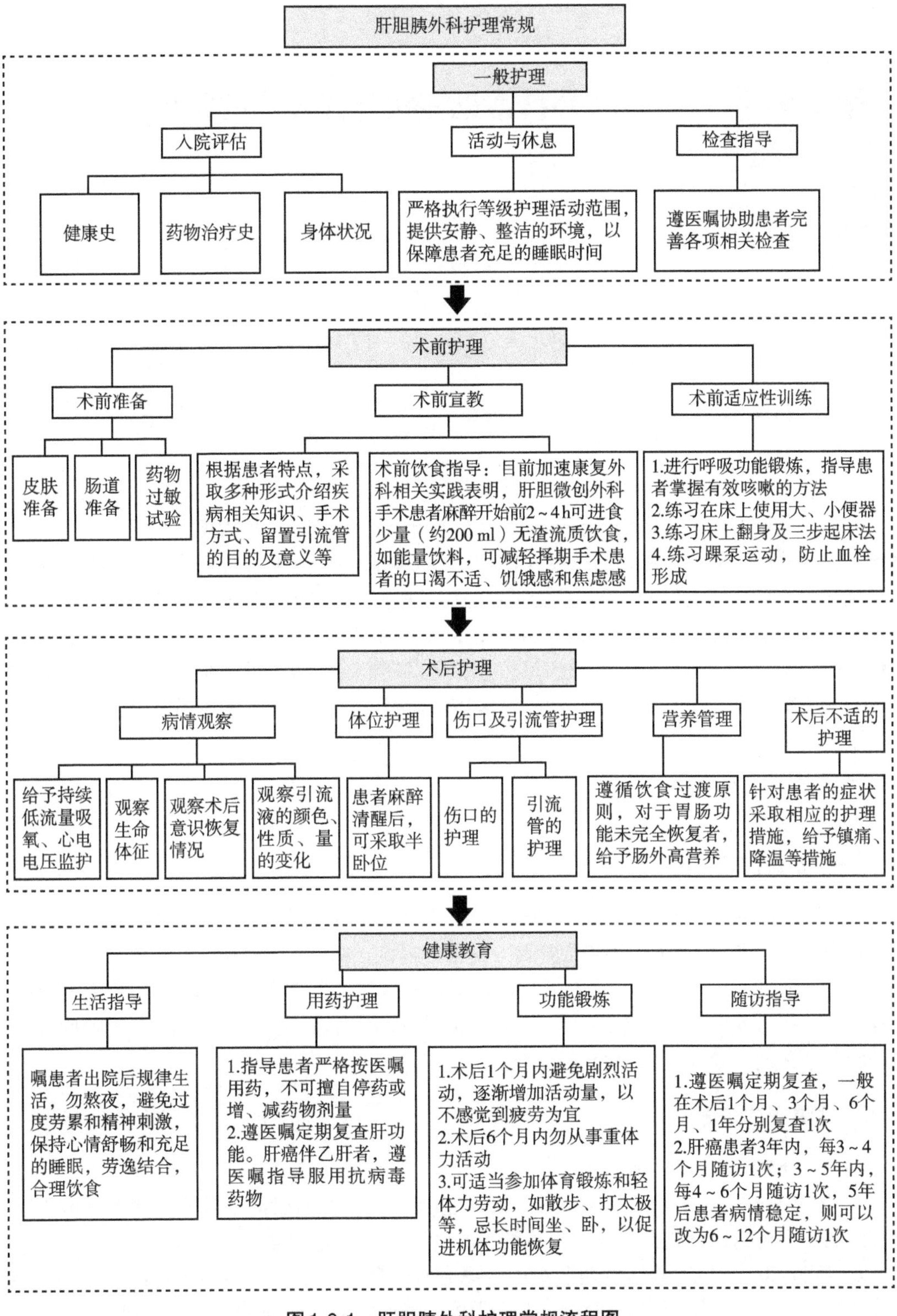

图 1-0-1　肝胆胰外科护理常规流程图

第二章　肝胆胰外科常见症状与并发症的护理

第一节　术后恶心呕吐

术后恶心呕吐（postoperative nausea and vomiting，PONV）是指患者术后发生的恶心和呕吐现象。PONV是一种常见的术后并发症，会影响患者的恢复和舒适度。恶心是指上腹部或咽喉部体验到迫切要呕吐的不适感；呕吐是一种通过胃部肌肉收缩，将胃内容物排出体外的过程。PONV主要发生在术后24 ～ 48 h，但也可能持续3 ～ 5天。PONV可以导致患者不同程度的不适，严重PONV可导致伤口裂开，切口疝形成，吸入性肺炎，水、电解质代谢紊乱和酸碱平衡失调，使口服药物、食物或液体不能吸收，影响患者的术后恢复。

一、常见病因及临床表现

（一）常见病因

呕吐的发生机制：呕吐中枢位于延髓外侧网状结构的背侧缘，分为神经反射中枢和化学感受器触发带。神经反射中枢接受皮质（视觉、嗅觉、味觉）、咽喉、胃肠道和内耳前庭迷路、冠状动脉及化学触发带的传入刺激。化学触发带包括5-羟色胺受体3、5-羟色胺受体4、阿片受体、胆碱受体、大麻受体、多巴胺受体等多个与恶心呕吐相关的部位。恶心呕吐的传出神经包括迷走神经、交感神经和膈神经。

（二）常见临床表现

PONV分为呕吐前期和呕吐期。

1. **呕吐前期**　以恶心为主要特征，伴交感神经兴奋和血管舒缩障碍，患者可能出现晕厥、虚弱、面色苍白、瞳孔散大、出冷汗、心动过速等临床表现。

2. **呕吐期**　膈肌和腹肌同时收缩时，患者常表现为干呕，无胃内容物排出体外。膈肌与腹肌同时收缩伴食管周围膈肌松弛时，胃内容物可通过口和/或鼻腔排出体外。

二、护理措施

1. **评估呕吐风险**　评估患者是否存在PONV的高危因素，如女性、有晕动病或PONV病史、术后使用阿片类药物等。全面评估患者的一般状况及心理状态，包括年龄、原发疾病、意识状态及营养状况。

2. **监测生命体征**　在患者血容量不足时，可能会出现心动过速、呼吸急促、血压降低（特别是直立性低血压）等体征。当持续性呕吐导致大量胃液丢失，引发代谢性碱中毒时，患者可能会出现呼吸浅而慢的症状。要定时测量和记录患者的生命体征，直至其恢复稳定。

3. **失水征象的观察**　准确测量和记录每天的出入量、尿比重和体重，并动态观察实验室检查结果，如水、电解质和酸碱平衡。观察患者是否存在软弱无力，口渴，皮肤黏膜干燥、弹性减弱，尿量减少、尿比重增高等失水征象。

4. **呕吐的护理**　当患者出现呕吐时，协助其坐起或侧卧，使头部偏向一侧，以防止误吸。呕吐后，帮助患者漱口，更换被污染的衣物和被褥，开窗通风。同时，遵医嘱应用镇吐药及其他治疗措施，以促进患者逐步恢复正常饮食和体力。详细记录恶心、呕吐的发作时间、频率、潜在原因或诱因，以及判断症状与进食之间是否关联。详细记录呕吐的特点，如呕吐物的性质、量，以及是否伴随其他症状，如腹痛、腹泻、发热、头痛及眩晕等。

5. **积极补充水和电解质**　可以口服的患者，应鼓励其少量、多次饮用。当口服无法满足患者所需补液量时，应通过静脉输液恢复和保持其机体的液体平衡状态。

6. **心理护理**　为减轻患者及其家属的疑虑和焦虑，耐心解答他们提出的问题，如解释呕吐与精神因素之间的关系，并告知精神紧张对呕吐缓解的不利影响，稳定情绪、对治疗充满信心对症状缓解有积极作用。

7. **应用放松技术**　指导患者采用一些放松技术，如深呼吸法和转移注意力法等。①深呼吸法：患者先用鼻子吸气，然后张口慢慢呼气，可反复进行；②转移注意力法：通过与患者交谈、播放轻松的音乐或阅读患者喜爱的文章等方式转移其注意力。

8. **中医干预措施**　术前、术中和术后均可进行穴位刺激，如针刺、电针、埋线、穴位注射等，以预防PONV。穴位刺激的基本穴位为足三里＋内关，根据手术部位和效果强弱再调整穴位。

9. **早期下床活动**　术后鼓励患者早期下床活动，以促进胃肠功能恢复，降低PONV风险。

10. **用药护理**　遵医嘱预防性用药，PONV中、高危患者，预防性使用镇吐药，如5-羟色胺受体3拮抗剂（如格拉司琼）、神经激肽-1（neurokinin-1，NK-1）受体拮抗剂（如阿瑞匹坦）等。也可使用糖皮质激素（如地塞米松）、丁酰苯类（如氟哌利多）、抗组胺药（如异丙嗪）等。

第二节 反酸和嗳气

反酸，即胃内容物逆流至口咽部，使口腔感受明显的酸性刺激。反酸时，胃酸或其他酸性物质经过食管逆流而上，给人带来不适的感觉。嗳气通常指胃部气体上升至咽喉部时所发出的声响，这种声响通常由胃内气体或酸性液体上升导致，伴随着典型的声音，声音长而缓慢，俗称“打饱嗝”或“饱嗝”。

一、常见病因及临床表现

（一）常见病因

1. **胃肠道功能紊乱** 胃酸分泌异常会导致反酸症状。摄入易产气的食物或由吞气症会导致嗳气。

2. **胃部器质性病变** 胃动力不足是导致反酸、嗳气的主要因素。胃镜检查可以评估是否存在胃部器质性病变。

3. **胃食管反流病** 胃食管反流病（gastroesophageal reflux disease，GERD）是一种常见的胃肠道疾病，其特征是胃内容物反流入食管，引起烧心、反酸等症状。GERD可能导致食管狭窄、溃疡、出血等并发症。

4. **食管裂孔疝** 部分胃通过膈肌的裂孔进入胸腔会引起反酸和嗳气。

5. **幽门螺杆菌感染** 可能导致胃炎和消化性溃疡，从而引发反酸和嗳气。

6. **饮食和生活习惯** 暴饮暴食、进食过快、摄入过多油腻食物、饮酒、吸烟等不良生活习惯会增加反酸和嗳气发生的风险。

7. **精神因素** 情绪紧张、焦虑、压力过大等精神因素也可能影响胃肠道功能，导致反酸和嗳气。

8. **药物不良反应** 阿司匹林、非甾体抗炎药等药物可能导致胃黏膜损伤，引发反酸和嗳气。

（二）常见临床表现

反酸的主要表现是胃内容物经食管反流至口咽部，使喉部或口腔感觉到酸性物质。嗳气通常能缓解恶心、烧心、消化不良和胃胀气等多数不适症状。嗳气不仅伴随着声响，还可能伴有胃部不适感、胃胀、食欲缺乏、烧心、恶心和呕吐等症状。

二、护理措施

1. **饮食护理** 建议患者遵循少量多餐的原则，避免暴饮暴食，同时减少摄入油腻、辛辣和酸性食物，以减少对胃黏膜的刺激。此外，避免饮用含有咖啡因和酒精的饮品，这类饮品会降低食管括约肌的压力，从而加重反酸和嗳气的症状。

2. **生活方式调整**　建议患者保持良好的生活习惯，避免久坐或久站，尤其是餐后不要立即躺下。适当的运动有助于促进胃肠蠕动及改善胃肠道功能。

3. **心理护理**　精神因素是导致反酸和嗳气的重要原因之一，因此，要帮助患者缓解压力、保持心情愉快。可以通过听音乐、适量运动等方式放松身心。耐心解答患者及家属所提出的相关问题，向患者及家属解释反酸、嗳气与精神压力因素之间的关系，以及精神紧张、焦虑对食欲及消化能力的影响。保持情绪稳定、对治疗充满信心对于症状的缓解有重要意义。

4. **药物治疗**　在医师的指导下，使用抑酸和促胃肠动力的药物缓解症状。常用的抑酸药物包括质子泵抑制剂，如奥美拉唑、兰索拉唑等，而促胃肠动力药物包括多潘立酮、莫沙必利等。

5. **定期复查**　定期进行胃镜检查和其他相关检查以了解胃部状况，及时调整治疗和护理方案。

第三节　腹　　痛

腹痛是指发生在剑突以下、耻骨联合以上部位的疼痛，常是患者就医的重要原因。腹痛的产生，多数情况下源于腹内组织或器官遭受的强烈刺激或损伤，但也不乏由胸部疾病及全身性疾病所引起的案例。腹痛是一种主观感受，其性质和强度不仅受病变和刺激的直接影响，也受神经和心理等多重因素的作用。不同的患者对疼痛刺激的敏感程度存在差异，因此，即使是相同的病变刺激，在不同患者或同一患者的不同时间阶段，引起的腹痛的性质、强度及持续时间也可能呈现显著的差异性。

一、常见病因及临床表现

（一）常见病因

临床上一般将腹痛按起病缓急、病程长短分为急性腹痛和慢性腹痛。

1. **急性腹痛**

（1）腹腔脏器急性炎症：如急性胆囊炎、急性胰腺炎、急性阑尾炎等。

（2）腹腔脏器穿孔或破裂：胃及十二指肠溃疡穿孔、脾破裂等。

（3）腹腔脏器阻塞或扩张：急性肠梗阻、肠套叠、胆石症、肾与输尿管结石等。

（4）腹腔脏器扭转：急性胃扭转、大网膜扭转及肠扭转等。

（5）腹腔内血管阻塞：肠系膜动脉急性阻塞、急性门静脉血栓形成、夹层腹主动脉瘤等。

（6）腹壁疾病：腹壁挫伤、腹壁脓肿及腹壁带状疱疹等。

（7）全身性疾病及其他：腹型过敏性紫癜、腹型癫痫等。

2. **慢性腹痛** 腹腔内脏器慢性炎症，如反流性食管炎、慢性胃炎、慢性胆囊炎、慢性胰腺炎、炎性肠病；胃、十二指肠溃疡及胃泌素瘤等；慢性胃肠扭转、肠粘连、大网膜粘连综合征；肝炎、肝脓肿、肝癌导致包膜张力增加；胃肠功能障碍等疾病。

（二）常见临床表现

腹部绞痛通常是空腔脏器梗阻的显著信号，而胀痛通常源于内脏包膜张力的增大或系膜受到牵拉，或者空腔器官因胀气而扩张。疼痛多集中在中上腹；胆囊炎、胆石症、肝脓肿等则常表现为右上腹疼痛；急性阑尾炎引起的腹痛特定于右下腹的麦氏点。值得注意的是，突发的中上腹剧烈刀割样疼痛，通常预示着胃十二指肠穿孔的可能性；持续、广泛性剧烈腹痛，若伴有腹壁肌紧张或板样强直，则可能是急性弥漫性腹膜炎的征兆。

隐痛多指向内脏疼痛。在某些情况下，一些病变引起的疼痛会放射至固定的区域，如急性胆囊炎可能放射至右肩胛部和背部，阑尾炎引起的疼痛则可能从脐周转移至右下腹。腹痛还可能伴随其他症状，包括但不限于发热、恶心、呕吐、消化道出血等。

二、护理措施

1. **病情观察与评估** 全面评估患者的一般状况及心理状态，包括但不限于患者年龄、原发疾病类型、生命体征、意识状态及营养状况。还要细致评估腹痛的具体信息，如腹痛的发生时间、频率、可能的原因或诱因，以及腹痛与进食之间的关系等。同时，明确腹痛的部位、性质、持续时间，以及伴随的其他症状，以便更准确地了解病情。

2. **腹痛的鉴别** 根据腹痛的性质及伴随症状，进行初步的诊断及鉴别诊断。遵医嘱进行必要的实验室检查或特殊检查，如血常规、尿常规、粪便常规、尿淀粉酶、肝肾功能检测，腹部超声、X线片、CT或MRI检查等。老年患者还应考虑进行心电图等检查，以确保及时、准确地诊断疾病。

3. **体位护理** 当患者出现急性剧烈腹痛时，指导患者卧床休息，并根据患者的自理能力给予适当的生活照顾。协助患者采取舒适的体位，如胰腺炎患者可取弯腰抱膝位，肝癌患者则建议卧于健侧。

4. **用药护理** 急性腹痛患者未明确诊断前，不应随意使用药物，以免掩盖病情。特别是胆道、胰腺疾病等引起的腹痛，应慎用吗啡制剂，以免引起括约肌痉挛，加重病情。诊断明确时，遵医嘱使用镇痛药，遵循按时给药、超前镇痛、多模式镇痛等用药原则，并观察药物的不良反应。

5. **急性腹痛且原因未明患者的护理** 禁食并在必要时进行胃肠减压。当持续腹痛导致患者无法进食时，应密切监测其生命体征，并根据医嘱给予补液治疗及镇痛药，以及确保患者每天摄入足够的能量。

6. **做好术前准备** 密切观察患者是否出现腹膜刺激征。空腔脏器穿孔的患者，及时安排外科手术治疗。实质性脏器破裂的患者，密切监测其生命体征，观察是否出现休克等症状，并及时补充血容量。注意患者是否出现软弱无力，口渴，皮肤黏膜干燥、弹性减弱，尿量减少，以及尿比重是否增高；是否出现烦躁、意识不清及昏迷等严重表现。必要时做好各项术前准备。

7. **心理护理**　耐心解答患者及家属提出的疑惑，解释腹痛与精神因素的关系，并强调情绪稳定、对治疗充满信心对于缓解腹痛的重要性。可采用心理暗示、行为疗法等非药物方法缓解疼痛。有效的心理护理可以帮助患者减轻焦虑和恐惧，提高治疗效果。

第四节　腹　　胀

腹胀是消化系统的一种常见症状，是指患者从主观感受上，自觉腹部的一部分或整个腹部感到胀满不适，通常伴有其他相关症状，如呕吐、腹泻、腹痛、嗳气等，也可以是一种客观上的检查所见，如体格检查可见腹部部分或全腹部膨隆。腹胀是一个需要综合考虑患者主观感受和客观体征的复杂症状。

一、常见病因及临床表现

（一）常见病因

1. **饮食因素**　①饮食习惯：饮食过快、暴饮暴食可能导致食物在胃内堆积，无法及时消化，引起腹胀；②食物类型：摄入过多易产生气体的食物，如土豆、萝卜等，也可能导致腹胀。

2. **环境因素**　当环境温度下降时，如果不注意腹部保暖，腹部受凉也可能会引起胃肠功能紊乱，从而导致腹胀。

3. **消化系统疾病**

（1）消化不良：食物残渣在胃内堆积可能导致腹胀。当消化系统无法有效将食物分解为可吸收的营养物质时，这些未消化的食物残渣在胃肠道中停留，为细菌提供了滋生的温床。细菌在分解这些食物残渣的过程中会产生气体，并在胃肠道内积聚，进而引发腹胀感。胃肠蠕动是推动食物在胃肠道中前进的重要动力，当胃肠蠕动减弱时，食物在胃肠道内的停留时间延长，从而增加了气体产生的机会。

（2）肠道菌群紊乱：体内肠道菌群失衡也可能导致腹胀。肠道内的菌群平衡对于维持肠道健康至关重要，当菌群失调时，可导致有害菌过度繁殖，产生更多的气体，引发腹胀。

（3）胃肠炎：胃肠道受到炎症刺激后，可能影响正常蠕动，引起腹胀。

（4）便秘：粪便在直肠中淤积，可能引起腹胀、腹痛、口臭等症状。

4. **其他疾病**

（1）肝脏疾病：腹水是指腹腔内积聚过多的液体。腹水可由多种疾病引起，如肝硬化、心力衰竭、肾病综合征等。肝功能异常可能导致消化功能低下和白蛋白合成减少，从而引起腹胀。当上述疾病导致腹腔内积聚过多的液体时，会对腹腔内器官造成压迫引起腹胀。腹水引起的腹胀通常较为严重，且可能伴随其他相关症状，如腹部膨隆、呼吸困难等。

（2）胰腺疾病：如急/慢性胰腺炎、胰腺癌等，局部炎症累及肠道或炎症渗出导致胃肠功能紊乱而引起腹胀。

（3）腹膜疾病：如急/慢性腹膜炎、腹膜癌等，当炎症累及肠壁或存在癌性腹水时可导致腹胀。腹腔肿瘤也是引起腹胀的重要原因之一。肿瘤是机体在多种因素作用下形成的异常增生组织，肿瘤在腹腔内生长导致腹腔内压力升高，这种压力升高会使患者感到腹胀，并且随着肿瘤体积的增大，腹胀会逐渐加重。腹腔肿瘤引起的腹胀通常伴随其他症状，如腹痛、消瘦等，需要及时就医检查和治疗。

（4）心血管疾病：如心律失常、心力衰竭、心包炎等，可能导致胃肠道血流不畅而引起腹胀。

（5）生活方式：不良的生活习惯，如长期饮食不规律、缺乏运动等，可能导致胃肠道功能紊乱，进而引起腹胀。

（二）常见临床表现

1. 主要症状

（1）腹部胀满不适：腹胀最直接的表现，患者感到腹部膨胀如同气体充斥其中，可能会伴随紧绷或压迫感。

（2）嗳气：患者可能会频繁出现呃逆，这是由于胃肠道内气体过多，气体通过呃逆的方式排出。

（3）反酸：部分患者可能出现胃酸反流至食管，导致口中出现酸味。

（4）排气、排便不畅：腹胀时，肠道蠕动可能受到影响，导致排气和排便不畅。

2. 伴随症状 患者腹胀时，还可能伴有呕吐、腹泻、腹痛、发热等症状。

3. 腹部体征

（1）腹部膨隆：根据气体或液体积聚的部位不同，膨隆的位置和程度也会有所不同。上腹部膨隆多见于胃或横结肠积气；中腹部膨隆可能由小肠积气引起；下腹部或左下腹部膨隆可能是结肠积气的表现。

（2）肠型和蠕动波：在某些情况下，如肠梗阻时，可以看到明显的肠型和蠕动波。

二、护理措施

1. 观察病情 密切观察腹胀的部位、性质、程度和持续时间，以及恶心、呕吐、腹泻等伴随症状。注意患者的生命体征，如体温、脉搏、呼吸和血压，以便及时发现异常并采取相应的护理措施。

2. 体位护理 协助患者采取舒适的体位，如弯腰、侧卧等，以减轻腹胀症状。避免患者长时间保持同一姿势，可定时协助其改变体位。

3. 热敷 在医护人员的指导下，应用热水袋、电热毯等工具对患者腹部进行热敷，有助于缓解腹胀。热敷时需注意温度适中，避免烫伤。

4. 饮食调整 减少摄入易产气的食物，如洋葱、芋头、黄豆等，以减轻消化系统的负担。选用纤维素含量高的食物，如蔬菜、水果等，有助于促进肠道蠕动，改善腹胀。保持规律的饮食习惯，避免暴饮暴食。

5. **增加体育锻炼**　鼓励患者进行适当的体育锻炼，如散步、慢跑等，有助于促进胃肠道蠕动，缓解腹胀。运动时避免过度劳累，以免影响病情恢复。

6. **用药护理**　遵医嘱使用药物治疗，如乳酸菌素片、多潘立酮片等可以缓解症状。

7. **心理支持**　关注患者的心理需求，安慰、鼓励患者，缓解其焦虑和不安。引导患者积极配合治疗，树立战胜疾病的信心。

第五节　腹　泻

腹泻是一种常见的消化系统症状，通常表现为排便次数多于平日次数及粪便稀薄。正常人的排便次数为每天1～2次，或者每天2～3次，但不能仅凭排便频率来定义腹泻。如果腹泻是由有机物或毒物引起会伴随恶心和呕吐。此外，腹泻还可能伴有排便急迫感、肛门不适和肛门失禁等表现。

一、常见病因及临床表现

（一）常见病因

腹泻多由肠道疾病引起，其他原因包括药物、全身性疾病、过敏和心理因素等。发病机制为肠蠕动亢进或肠吸收障碍。小肠病变引起的腹泻，粪便呈糊状或水样，可含有未完全消化的食物成分，严重腹泻易导致脱水和电解质丢失，部分慢性腹泻患者可发生营养不良。大肠病变引起的腹泻，粪便可含脓、血、黏液，病变累及直肠时可出现里急后重。

（二）常见临床表现

1. **频繁排便**　是腹泻最直观的表现。腹泻患者每天排便次数可达3次以上，甚至10余次。频繁排便会导致患者感到不适，影响正常生活和工作。

2. **粪便稀薄**　腹泻时，粪便的性状会发生改变，变得稀薄如水样或糊状。据统计，约85%的腹泻患者会出现粪便稀薄。这种改变使粪便无法成形，容易从肛门流出，给患者带来尴尬和不适。

3. **排便量增加**　腹泻时，由于肠道分泌物增多或肠道蠕动加快，排便量也会相应增加。正常人每天排便量多为100～200 g，而腹泻患者每天的排便量可超过200 g。

4. **伴随症状**　腹泻患者还可能伴随其他症状，如腹痛、恶心、呕吐、发热等。腹痛是腹泻的常见伴随症状之一，表现为腹部不适或疼痛；恶心和呕吐则由肠道受到刺激引起；发热可能是由感染引起的腹泻导致。

5. **粪便性状**　腹泻时，粪便性状也会发生明显变化。除上述提到的稀薄水样便或糊状便外，还可能出现血便、黏液便或脓血便等。粪便性状受病因和病理改变的影响。

6. **全身症状**　严重的腹泻患者还可能出现全身症状，如脱水、电解质紊乱、酸碱平衡失调等。脱水表现为皮肤干燥、口渴、尿量减少等；电解质紊乱可能引起心律失常、肌无力等症状；酸碱平衡失调则可能引起酸中毒或碱中毒等严重后果。

二、护理措施

1. **饮食护理** 避免油腻、辛辣、生冷等刺激性食物，以减轻胃肠负担。多食用易消化、清淡的食物，如稀饭、面条、蒸蛋等。保证充足的水分摄入以防脱水，如温开水、淡盐水或糖盐水。若腹泻持续时间较长，可适当补充富含维生素和矿物质的食物，如新鲜蔬菜、水果等。

2. **卫生护理** 勤洗手，特别是在接触食物、餐具和如厕前后。使用个人专用餐具、毛巾等生活用品，避免交叉感染。定期对餐具、水杯等物品进行消毒。保持居住环境的清洁和定时通风。

3. **皮肤护理** 每次排便后，用温水清洗肛门周围皮肤，并保持清洁、干燥。可涂抹适量的护臀霜或润肤油，以减轻对皮肤的刺激和磨损。避免使用粗糙的卫生纸或湿巾擦拭肛门，以免加重皮肤损伤。

4. **休息与作息** 保证充足的睡眠时间，避免过度劳累。保持规律的作息习惯，避免熬夜和过度兴奋。

5. **用药护理** 严格按照医嘱用药，不得随意增、减药物剂量或停药。注意药物的不良反应，若有不适及时就医。抗生素等抗菌药物有导致肠道菌群失调的风险，必要时可服用益生菌等制剂调节肠道菌群。严重腹泻导致脱水和电解质紊乱，应及时补充口服补液盐、葡萄糖等溶液，并监测相关实验室指标。

6. **心理护理** 保持积极乐观的心态，树立战胜疾病的信心。避免过度焦虑、紧张和抑郁等负面情绪的影响。可通过听音乐、阅读等方式转移注意力，放松心情。

7. **保暖护理** 注意保持室内温度适宜，避免过冷或过热。穿着保暖舒适的衣物和鞋子，避免受凉。晚上睡觉时盖好被子，避免腹部受凉。

第六节 呕 血

呕血是指患者呕吐含有血液或咖啡渣样物，通常由上消化道，包括食管、胃、十二指肠、胃空肠吻合术后的空肠、胰腺、胆道等部位的急性出血所致。当上述重要部位因溃疡、炎症、肿瘤等多种因素受到损害，进而引发血管破裂时，血液便流入胃内。随后，在胃部的正常蠕动作用下，这些血液会反流而上，经过食管，最终从口腔呕出。呕血常伴随腹痛、恶心、黑便等消化道症状，患者应立刻寻求医疗援助，以便医师能够迅速进行诊断，并采取相应的治疗措施，从而有效控制病情发展。

一、常见病因、临床表现及相关实验室检查

（一）常见病因

1. **药物因素**　长期使用阿司匹林、罗红霉素等药物会损伤胃黏膜，可能引起腹痛、呕血等症状。

2. **胃肠道疾病**　胃溃疡、十二指肠溃疡、糜烂出血性胃炎、胃癌等疾病可有呕血症状。

3. **食管疾病**　食管静脉曲张破裂、食管癌、食管贲门黏膜撕裂等食管疾病也可能导致呕血。

4. **肝胆疾病**　肝硬化、肝癌等疾病引起的门静脉高压可能导致食管胃底静脉曲张，进而引发呕血等严重后果。

5. **感染性疾病**　败血症可能导致呕血，并伴随形体消瘦、高热、食欲减退等症状。

6. **凝血功能障碍性疾病**　血小板减少症、血友病等凝血功能障碍性疾病可能引起消化道出血，导致呕血，并可伴随其他系统出血症状。

（二）常见临床表现

1. **呕血与黑便**　呕血是最直观的表现，患者可能呕吐出鲜红色、暗红色或咖啡色血液。呕血通常与黑便（柏油样便）相伴，由于血液在肠道内经过消化酶的作用后变为黑色。呕血和黑便的出现是消化道出血的重要线索。

2. **上腹部不适或疼痛**　呕血患者常伴有上腹部不适或疼痛，可能与出血源头的病变有关。例如，胃溃疡、十二指肠溃疡等患者可能出现上腹部烧灼感、隐痛或剧痛等症状。

3. **失血性循环衰竭**　呕血严重时，患者可能出现失血性循环衰竭的表现，包括头晕、乏力、心悸、面色苍白、出冷汗、脉细速等。严重的患者甚至出现休克，表现为意识模糊、血压下降、四肢厥冷等。此时，需要立即进行抢救治疗。

（三）相关实验室检查

呕血患者的血液学检查可能出现一些改变，如血红蛋白减少、血细胞比容降低等，提示患者存在贫血或失血性休克的风险。医师会根据患者的具体情况进行输血或其他治疗。

二、护理措施

呕血的护理目标是确保患者得到及时、有效的治疗。

1. **日常护理**　呕血会污染口腔，造成细菌繁殖，患者应及时漱口，特别是呕吐后患者应立即用温水漱口，以保持口腔清洁。

2. **适当休息**　呕血量大的患者应绝对卧床休息，取平卧位并将下肢略抬高，以保证脑部供血。呕血时将患者头偏向一侧，以防止窒息。病情缓解后，患者可适当进行低强度运

动，如散步、慢跑等，以促进血液循环和胃肠蠕动。

3. **病情观察** 持续观察心率、心律、脉搏、血压、脉压、呼吸及体温等的变化，密切关注患者呕血的颜色、性质和量，以及排出粪便的性状，同时观察患者有无水肿、尿液改变等症状。必要时实施心电监护，确保患者生命体征稳定。观察患者的意识状态，如是否出现疲倦、烦躁、嗜睡、淡漠、意识模糊或昏迷等。评估肢体温度和湿度，以及周围静脉特别是颈静脉的充盈情况，有助于判断患者的循环状况。

4. **精确记录出入量** 疑有休克时留置导尿管，测量每小时尿量，以评估患者的肾功能和循环状况。确保尿量维持在30 ml/h以上。

5. **实验室指标监测** 定期复查相关指标，如红细胞计数、血细胞比容、血红蛋白、网织红细胞计数、血尿素氮、粪便隐血试验等，以评估贫血程度和出血控制情况。监测血清电解质和血气分析的变化，维持患者水、电解质和酸碱平衡。

6. **休克的护理** 在紧急情况下，迅速建立多条静脉通道，配合医师实施输血、输液、止血及用药等抢救措施。同时，需密切关注治疗效果及不良反应，确保治疗过程安全有效。肝脏疾病患者应避免使用吗啡、巴比妥类药物。输注新鲜血液可以降低库存血引起肝性脑病的风险。

7. **心理护理** 出血时患者通常会产生紧张、恐惧的情绪。作为医护人员，应细心观察患者的心理变化，耐心解释并给予患者关心和安慰。同时，抢救工作应迅速而不慌乱，以缓解患者的紧张情绪。患者呕血量大时，护士应陪伴在患者身边，使其有安全感，从而减轻心理压力。

8. **用药护理** 严格遵医嘱用药，积极治疗原发疾病。遵医嘱使用止血药，并观察药物的不良反应。

9. **饮食护理** 活动性出血期间患者应禁食，以避免加重呕血。待病情稳定后1～2天，可逐步进食高热量、高维生素流质饮食，并限制钠和蛋白质的摄入。食物应避免粗糙、坚硬和刺激性，以防止再次出血。同时，建议患者细嚼慢咽，以确保食物充分消化。

10. **保暖护理** 保持患者所处环境温度适宜，避免受凉。

11. **安全教育** 患者及家属识别呕血的紧急状况，并知晓在紧急情况下如何正确应对。

第七节 黑 便

黑便是指颜色呈黑色的粪便，一般由消化道出血引起，也可由进食某些特殊的食物或药物引起。消化道出血引起的黑便是由于血液在肠道内停留时间较长，红细胞被破坏后，血红蛋白在肠道内与硫化物结合形成硫化亚铁，从而使粪便呈黑色。而生理性黑便多由摄入深色食物造成，如黑米、黑芝麻、黑豆或进食动物血、猪肝等。食物中含有黑色素成分，由于人体消化系统对绝大多数色素物质的分解、吸收能力有限，这些色素只能通过排泄物的形式从体内排出，导致粪便呈黑色。服用某些药物，如含铁药物等也可能使粪便呈黑色。

一、常见病因及临床表现

（一）常见病因

黑便形成的常见原因可分为生理性和病理性两大类。

1. 生理性黑便

（1）食物因素：摄入某些食物，如猪血、羊肉、猪肝等，它们含有的特定成分经过消化可能导致大便呈黑色。

（2）药物作用：一些药物也可能引发粪便颜色的变化，例如，补铁剂、治疗胃疾病的铋剂及某些中药，它们被人体吸收后，可能导致粪便呈黑色。通常在停药后，粪便颜色会恢复正常。

2. 病理性黑便

（1）胃肠道出血：如胃溃疡、肠道溃疡等疾病可能导致胃肠道内血管破裂，引起出血，血液在胃肠道内经过一系列化学反应后，形成黑便。

（2）消化道疾病：食管胃底静脉曲张、消化性溃疡等导致胃肠道出血，从而形成黑便。

（3）血液系统疾病：一些血液系统疾病，如白血病、血友病、再生障碍性贫血等，可能导致血液成分异常，使粪便颜色呈黑色。

（二）常见临床表现

1. 粪便颜色呈黑色 正常的粪便颜色应为棕色或黄褐色，黑便则呈黑色或深褐色，有时甚至为柏油样便。

2. 性状多样 黑便的性状可能因出血量和在肠道内停留时间的长短而有所不同。有时黑便可能呈现为稀软状；有时则可能较为干燥，呈块状。此外，黑便中可能夹杂有食物残渣或血凝块。

3. 血腥臭味 由于黑便中含有血液成分，会散发出血腥臭味。

4. 排便次数增多 消化道出血后，受肠道内血液的刺激，可能导致肠道蠕动加快，引起排便次数增多。患者可能会频繁排便，但每次的排便量不多。

5. 伴随症状 黑便通常与消化道出血相关，因此可能伴随上腹部不适、疼痛、恶心、呕吐等症状。上述症状可能与出血原因和位置有关，如胃溃疡、胃炎等。

二、护理措施

1. 基础护理 应密切观察患者的生命体征，发现异常情况及时报告医师并采取相应的护理措施。保持患者病房的清洁、整洁和安静，为患者提供一个舒适的治疗环境。定期为患者进行口腔清洁和皮肤护理，防止口腔感染和皮肤破损等并发症的发生。

2. 饮食护理 在活动性出血期间，患者应禁食或限制饮食，以减轻胃肠道负担，促进出血部位的愈合。出血停止后，患者从流质饮食逐渐过渡到半流质饮食和软质饮食，避免进食辛辣、油腻、刺激性食物。根据患者的具体情况制订个性化的饮食计划，合理搭配食物种类，以满足患者的营养需求，促进身体的恢复。

3. **心理护理** 患者通常会产生焦虑、恐惧等负面情绪，影响治疗效果和康复进程。护理人员应关注患者的心理状态，积极与患者沟通，了解患者的需求，给予患者情感支持和心理安慰。同时，护理人员应向患者解释黑便的原因、治疗方法和预后情况，帮助患者树立信心，缓解焦虑情绪，促进其心理健康。

4. **休息与运动** 活动性出血期间，患者应卧床休息，避免剧烈运动和过度劳累，以减少出血量和促进出血部位的愈合。出血停止后，患者可适当进行低强度运动，如散步、打太极拳等，以促进血液循环和胃肠道蠕动，提高身体免疫力。但应注意避免剧烈运动和过度劳累，以免诱发活动性出血。

第八节 食欲缺乏与厌食

食欲缺乏是指没有饥饿感，进食的欲望降低。厌食是指患者无进食欲望。

一、常见病因及临床表现

（一）常见病因

1. **生理原因**

（1）疾病因素：①消化道疾病，如胃炎、胃溃疡、肠胃炎等会引起消化道不适，从而影响食欲。例如，疾病引起的恶心呕吐、腹痛等症状，均可能导致食欲缺乏。②营养不良，包括营养摄入不足和吸收不良等，会导致机体代谢紊乱，影响食欲。一些慢性疾病，如癌症、肝病等也可能导致食欲缺乏，进而出现营养不良。③血液系统疾病和全身性疾病，如败血症、严重贫血、低钠血症、高钾血症、甲状腺功能减退症等均可能诱发食欲缺乏。

（2）药物因素：某些药物，如阿司匹林、洋地黄、氨茶碱、氯化铵等，可能导致服用者食欲缺乏。

2. **心理原因**

（1）精神因素：长时间的压力、焦虑、紧张等情绪状态可能会影响大脑对食物的欲望，导致进食欲望下降，出现暂时性的食欲缺乏。在极端情况下，还可能引起神经性厌食或拒食。

（2）抑郁和焦虑：抑郁和焦虑会导致患者情绪低落、失眠，进而出现食欲缺乏。

3. **环境和生活习惯**

（1）饮食习惯：不规律的饮食习惯，如饥饱不均、暴饮暴食等，都可能对胃黏膜造成损伤，导致食欲缺乏。

（2）酗酒和吸烟：酒精可损伤味蕾，对胃黏膜造成损伤；吸烟会对胃黏膜造成损害。这些不良习惯均可能引起食欲缺乏。

（3）过度劳累：身体过度劳累导致胃壁供血不足、胃消化功能减弱，引起食欲缺乏。

（4）情绪紧张：情绪紧张干扰胃内分泌酸的功能，可造成食欲缺乏。

4. 其他因素

（1）年龄和性别：老年人由于身体功能下降，容易出现食欲缺乏的情况；女性在特定时期（如妊娠期、月经期）也可能出现食欲缺乏。

（2）环境因素：高温、寒冷等极端气候或环境可能会影响食欲。

（二）常见临床表现

1. 消化道症状　食欲缺乏的患者对各种食物均缺乏进食欲望，可伴有轻度的恶心，尤其是在面对油腻或特殊气味的食物时。部分患者可能会出现呕吐症状，尤其是在餐后或闻到不喜欢的食物气味时。进食后可能会感到腹胀或不适。

2. 营养不良表现　长期食欲缺乏可能导致体重减轻。由于能量和营养素摄入不足，患者可能会感到乏力和出现贫血，临床表现为体力下降、头晕等症状。

3. 精神症状　食欲缺乏可能与情绪有关，患者可能会感到思维迟缓、情绪低落等。一些患者可能会出现心悸、失眠等精神症状，这可能与营养不良和身体状况不佳有关。

4. 伴随症状　上呼吸道感染常伴有发热、咳嗽等症状会导致食欲缺乏。长期的营养不良可能导致皮肤暗淡、头发干燥无光泽、指甲变薄等。

二、护理措施

1. 饮食结构调整　给予患者清淡、易消化、富含营养的食物，如稀饭、面条、蔬菜、水果等。鼓励患者多摄入蛋白质含量丰富的食物，如瘦肉、鱼、蛋、奶等。根据患者口味和喜好，调整食物种类和烹饪方式，以增加食欲。避免给患者提供辛辣、油腻、刺激性强的食物，以免加重胃肠负担。

2. 饮食频率管理　食欲缺乏的患者，可采用少食多餐的方式，避免一次性摄入大量食物。根据患者情况，制定个性化的饮食时间表，保证每天摄入足够的营养。

3. 病情监测　密切观察患者食欲的变化，如食欲改善或恶化，及时与医师沟通，调整治疗方案。注意观察患者的体重、尿量、皮肤弹性等变化，及时评估患者的营养状况。监测患者生命体征，发现指标异常情况及时报告医师。

4. 营养药物管理　根据患者情况，遵医嘱给予适当的营养药物，如肠内营养制剂、维生素、矿物质等。注意药物的使用方法和剂量。观察患者用药后的反应，如患者出现不适症状及时与医师沟通。

5. 综合护理　保持患者病室整洁、安静、舒适，为患者提供良好的休息环境。鼓励患者适当活动，促进胃肠蠕动，提高食欲。给予患者心理支持，帮助患者缓解焦虑、抑郁情绪，提高生活质量。

6. 预防并发症　密切观察患者，预防并发症的发生，如脱水、电解质紊乱等。定期评估患者的营养状况，及时发现并处理营养不良等问题。

7. 家属关怀　加强与家属的沟通，向家属解释患者食欲缺乏的原因、治疗方法和护理措施。鼓励家属给予患者更多的关爱和支持，帮助患者树立战胜疾病的信心。指导家属协助患者进行日常护理，如饮食、起居等，以促进患者康复。

第九节 黄 疸

黄疸是指血清中胆红素水平升高，使皮肤、黏膜和巩膜及其他组织和体液发生黄染的现象。当胆红素浓度超过正常范围时，巩膜、皮肤、黏膜及身体其他组织和体液会发生明显的黄染。正常血清总胆红素的含量为3.4 ～ 17.1 μmol/L，其中，结合胆红素占3.42 μmol/L，非结合胆红素占13.68 μmol/L。当胆红素水平在17.1 ～ 34.2 μmol/L时，症状较为隐匿，被称为隐性黄疸。然而，一旦血清总胆红素浓度超过34.2 μmol/L（2.0 mg/dl），便会出现显著黄疸。

一、分类、病因、发病机制、临床表现及伴随症状

（一）分类、病因及发病机制

根据发生的原因，黄疸可分为4类。

1. **溶血性黄疸** 凡能引起红细胞大量破坏而产生溶血的疾病，均能引起溶血性黄疸。常见疾病有以下2类。

（1）先天性溶血性贫血：如地中海贫血（血红蛋白病）、遗传性球形红细胞增多症。

（2）后天性获得性溶血性贫血：如自身免疫性溶血性贫血、葡萄糖-6-磷酸脱氢酶缺乏症（蚕豆病）、异型输血后溶血、新生儿溶血、恶性疟疾、伯氨喹等药物、蛇毒、毒蕈中毒、阵发性睡眠性血红蛋白尿等。

2. **肝细胞性黄疸** 病毒性肝炎、中毒性肝炎、药物性肝病、肝硬化、原发性与继发性肝癌、败血症及钩端螺旋体病等疾病，均可因肝细胞发生弥漫损害而引起黄疸。

3. **阻塞性黄疸（胆汁淤积性黄疸）** 根据阻塞的部位，可分为肝外胆管阻塞及肝内胆管阻塞2类。

（1）肝外胆管阻塞：常见病因包括胆总管结石、狭窄、炎性水肿、蛔虫、肿瘤及先天性胆道闭锁等。

（2）肝内胆管阻塞：常见于胰头癌、胰头增大的慢性胰腺炎、法特壶腹癌、胆总管癌、肝癌，以及肝门部或胆总管周围肿大的淋巴结（肿瘤转移）等。肝内胆管阻塞又可分为肝内阻塞性胆汁淤积与肝内胆汁淤积。前者常见于肝内胆管泥沙样结石、癌栓（多为肝癌）、华支睾吸虫病等；后者常见于毛细胆管型病毒性肝炎、药物性胆汁淤积症（如氯丙嗪、甲睾酮、口服避孕药等）、细菌性脓毒血症、妊娠期复发性黄疸、原发性胆汁性肝硬化及少数心脏或腹部手术后等。

4. **先天性非溶血性黄疸** 是指胆红素的代谢有先天性的缺陷，发病多见于婴幼儿和青年，常有家族史。若在婴幼儿时期未死亡能存活下来者，其黄疸可反复出现，常在感冒或运

动、感染、疲劳后诱发，但患者一般健康状况良好。这类黄疸临床上较少见，有时易误诊为肝胆疾病。先天性非溶血性黄疸常见于以下4种疾病，具体机制如下。

（1）Gilbert综合征：发生黄疸的机制是由肝细胞摄取非结合胆红素障碍（轻型，临床上最常见的一种家族性黄疸）及肝细胞微粒体中葡糖醛酸转移酶不足（重型，预后差）导致。

（2）Dubin-Johnson综合征：黄疸的发生机制是由非结合胆红素在肝细胞内转化为结合胆红素后，结合胆红素的转运及向毛细胆管排泌功能发生障碍导致。

（3）Rotor综合征：黄疸的发生机制是由肝细胞摄取非结合胆红素及结合胆红素向毛细胆管排泌均存在障碍导致。

（4）Crigler-Najjar综合征：黄疸的发生机制是由肝细胞微粒体内缺乏葡糖醛酸转移酶，使非结合胆红素不能转化为结合胆红素导致。

（二）临床表现

1. 黄疸加深时，皮肤、巩膜等组织，尿、痰、泪液及汗液出现黄染，唾液一般不变色。

2. 尿和粪的颜色改变。

3. 消化道症状，如腹胀、腹痛、食欲缺乏、恶心、呕吐、腹泻或便秘等症状。

4. 出现胆盐血症，其主要症状包括皮肤瘙痒、心动过缓、腹胀、脂肪泻、夜盲症、乏力、精神萎靡及头痛等。

（三）伴随症状

1. **黄疸伴发热**　见于急性胆管炎、肝脓肿、钩端螺旋体病、败血症、大叶性肺炎。病毒性肝炎或急性溶血可先有发热，而后出现黄疸。

2. **黄疸伴上腹部剧烈疼痛**　可见于胆道结石、肝脓肿或胆道蛔虫病；右上腹剧烈疼痛、寒战高热和黄疸为Charcot三联征，提示为急性化脓性胆管炎。持续性右上腹钝痛或胀痛可见于病毒性肝炎、肝脓肿或原发性肝癌。

3. **黄疸伴肝大**　若为轻至中度肝大，质地软或中等硬度且表面光滑，见于病毒性肝炎、急性胆道感染或胆道阻塞。明显肝大且质地坚硬、表面凹凸不平有结节，见于原发性或继发性肝癌。肝大不明显而质地较硬、边缘不整、表面有小结节者见于肝硬化。

二、护理措施

1. **饮食指导**　勿饮用酒类、浓茶、咖啡等，勿食辛辣、油腻食物，避免冷、热食物的刺激。

2. **皮肤护理**　保持皮肤凉爽有助于消除瘙痒，故可适当减少衣着和被褥；保持居室温度适宜，冬天室内空气干燥可适当加湿，外用使皮肤凉爽的洗剂或霜剂；指导患者勿搔抓、摩擦皮肤，及时修剪指甲，避免抓挠皮肤使其破损引起感染；夜间瘙痒严重者在睡前用温水淋浴，温度以35～37 ℃为宜，避免使用碱性强的肥皂，沐浴后涂抹保护性霜剂、保湿乳剂等；内衣宽松、柔软，以全棉织品为佳，避免穿化纤、混纺织品；使用局部外用药，如炉甘石洗剂、薄荷酚洗剂及止痒药水等以减轻瘙痒。情绪激动、恼怒、抑郁可使瘙痒发作和加重。鼓励患者多参加娱乐活动，如下棋、听音乐、聊天、看电视等，以转移注意力，减少对瘙痒的关注。早起、早睡，养成良好的生活习惯。

3. **按摩** 患者可坐在床上，双膝关节屈曲成30°，然后按以下方法按摩：①两拇指同时按揉同侧三阴交，顺、逆时针方向各20次；②两拇指同时按揉同侧足三里，顺、逆时针方向各20次；③两拇指同时按揉对侧血海，顺、逆时针方向各20次；④两拇指按揉对侧曲池，顺、逆时针方向各20次。

第十节 腹 水

腹水是指腹腔内游离液体过量积聚。在正常状态下，腹腔内约有50 ml腹腔内液，对肠道起润滑作用。腹水是肝硬化常见的并发症之一，也是肝硬化进展至失代偿期的重要标志。在任何病理情况下，腹腔内液量增加，总量超过200 ml即为腹水。

一、常见病因及临床表现

（一）常见病因

腹水通常是由多种疾病或病理状态引起的，以下是导致腹水的常见原因。

1. **肝脏疾病**

（1）肝硬化：肝脏的正常结构和功能被破坏，导致门静脉高压和肝功能减退。门静脉高压使门静脉系统内的血液回流受阻，形成侧支循环，进而使毛细血管内压力增高，液体渗出形成腹水。同时，肝功能减退导致白蛋白合成减少，血浆胶体渗透压降低，从而促进腹水的形成。

（2）肝炎：慢性病毒性肝炎，如乙肝、丙型病毒性肝炎（简称“丙肝”）等长期损害肝脏，也可导致肝硬化和腹水。

（3）肝脓肿：肝脏的化脓性感染也是引起腹水的原因。

2. **心血管疾病** 心力衰竭尤其是右心衰竭时，体循环淤血导致腹腔内脏器水肿和腹水。

3. **肾脏疾病**

（1）肾病综合征：肾脏滤过功能受损导致大量蛋白尿和低蛋白血症，进而引起血浆胶体渗透压降低，形成腹水。

（2）慢性肾脏病：慢性肾脏病导致肾功能减退可引起腹水。

4. **肿瘤** 腹腔内恶性肿瘤，如肝癌、胃癌、结肠癌、卵巢癌等，当肿瘤侵袭腹膜或导致淋巴回流受阻可引起腹水。特别是当肿瘤发生腹膜转移时，腹水的发生率更高。

5. **感染** 腹腔内的感染，如结核性腹膜炎、细菌性腹膜炎等，炎症刺激腹膜产生大量渗出液，形成腹水。

6. **其他**

（1）营养不良：长期营养不良导致低蛋白血症，血浆胶体渗透压降低引起腹水。

（2）腹腔内出血：如外伤导致脾破裂等，腹腔内出血后一些渗出液也可能形成腹水。

（3）结缔组织病：如系统性红斑狼疮等也可能引起腹水。

（二）常见临床表现

1. 腹部表现

（1）腹部变大：腹腔内游离液体过量积聚导致腹围增大、腹部膨隆。腹部膨隆是腹水最直观且常见的表现。

（2）腹胀、腹痛：随着腹水量的增多，患者可能会出现腹部胀痛，甚至出现全腹痛。腹胀感在腹水早期就可能出现，随着腹水量增加，腹胀感会更加明显。

2. 全身表现

（1）体重增加：腹水会导致体重增加，这是由于大量的液体积聚在腹腔内所致。

（2）面色变化：如果是肝脏疾病所引起的腹水，患者可能会出现面色晦暗或萎黄无光泽，面部、颈部或胸部可能出现蜘蛛痣。肾脏疾病引起的腹水则可能表现为面色苍白。

（3）身体发热：部分患者会出现面色潮红、发热的症状，这可能与腹水引起的感染或炎症有关。

（4）乏力、食欲缺乏：腹水患者常感到乏力，尤其是在腹水的早期阶段。同时，由于腹水对胃和肠道的压迫，患者可能会出现食欲缺乏、进食后腹胀等症状。

3. 其他表现

（1）呼吸困难：腹水过多会对膈肌产生压力，影响呼吸器官的活动，导致呼吸困难、气促和浅表呼吸。

（2）水肿：腹水还可能引起身体其他部位的水肿，尤其是下肢和面部水肿。这是由于腹水增多压迫腹腔血管，引起下肢血流回流不畅、受阻导致。

（3）尿量减少：大量腹水可能会对肾脏、膀胱、输尿管等部位产生压力，导致尿液排出受阻或减少。

（4）腰痛：腹水积聚还可能引起腰痛，这与液体积聚在腹腔中对腰部和骨盆的压迫增加有关。

二、护理措施

1. 一般护理

（1）休息与体位：应保证患者充足的休息和睡眠时间，避免过度劳累。对于大量腹水影响呼吸的患者，应卧床休息，建议取半卧位，以利于呼吸和减轻腹部压力。

（2）心理护理：对患者进行心理支持，增强其治疗的信心，保持愉快的心情，避免产生焦虑和紧张。

（3）生活护理：养成良好的卫生习惯，穿宽松棉质舒适的衣服，保持居住环境干净、整洁。长期卧床的患者应定期翻身，身体受压部位给予热敷和按摩，以促进血液循环，预防压疮的发生。

2. 专科护理

（1）明确腹水原因：应积极寻找腹水的病因并针对病因进行治疗。

（2）使用利尿剂：在医师指导下使用利尿剂，以改善肾功能，促进腹水的消退。

（3）腹腔穿刺引流：腹水量较大的患者，可能需要行腹腔穿刺引流术。此时应注意引流管的护理，保持局部伤口不受感染，并监测引流量。

（4）肝脏支持治疗：肝脏合成功能障碍导致的腹水需要进行保肝、护肝治疗及针对病因的处理，以改善肝功能和减少腹水。

3. 饮食护理

（1）限制水钠摄入量：腹水患者应严格控制水和钠的摄入量，以减轻腹水症状。具体摄入量应根据患者的具体情况和医师的建议确定。每天摄入的食盐量应少于1 g，少尿时应减少饮水量。

（2）合理饮食：饮食应以低脂、高蛋白、高维生素和清淡易消化的食物为主。适当增加优质蛋白，如鸡蛋、虾肉、鱼肉、牛肉、羊肉等。多吃新鲜蔬菜和水果，如生菜、芹菜、油麦菜、白菜、苹果、香蕉等，以补充维生素和矿物质。避免进食粗糙和硬的食物及腌制食物。

4. 病情监测

（1）监测尿量：患者通常需要使用利尿剂，但应密切监测尿量，避免利尿剂过量导致的电解质失衡。

（2）记录出入量：准确记录24 h出入量，以便及时了解患者的体液平衡情况。

（3）测量腹围：每天测量腹围1次并记录，以观察腹水的变化。

第十一节　胆道出血

胆道出血是胆道疾病和肝胆手术后的严重并发症，也是上消化道出血的常见原因。胆道出血可来自肝内胆管、胆囊和肝外胆道，可发生于胆道感染、肝外伤、肝血管疾病、肝胆肿瘤、手术损伤等情况下，其中，引起胆道出血最常见的原因为胆道感染。肝内胆管与肝动脉和门静脉分支密切伴行是引起胆道出血的解剖基础。胆管炎症、胆管壁破溃是造成胆道出血的常见疾病基础。胆管和胆囊黏膜糜烂也可引起出血，但出血量一般较小。

一、常见病因及临床表现

（一）常见病因

导致胆道出血的病因很多，主要有医源性、外伤性、感染性、肿瘤性疾病和先天性机体功能异常，部分病例病因不明。

（二）常见临床表现

胆道出血多出现在胆管感染的基础上，常表现为反复发作的上腹痛、发热、发冷及黄疸等。胆道出血开始常伴有剧烈腹痛，腹痛的程度与出血的速度和胆管内压力增加有关。上腹部疼痛后患者出现便血和呕血，周期性出血是本病的特点。呕血、便血一般继发于剧烈腹痛之后。

二、护理措施

1. **生命体征的观察**　密切观察患者的生命体征（体温、脉搏、呼吸、血压），如患者出现呕血、便血或引流管有血性液体流出，每小时量达100 ml，连续3 h，且出现血压进行性下降，则提示有活动性出血，应立即通知医师处理。

2. **体征的观察**　若患者腹痛加剧，并扩散为全腹疼痛，出现腹肌紧张、反跳痛，提示病情加重，应立即通知医师处理。

3. **意识状态的观察**　患者若出现意识不清、烦躁、淡漠，甚至昏迷，提示休克，应立即通知医师处理。

4. **准确记录出入量**　24 h出入量可为医师提供诊疗依据，如患者出现少尿，应及时通知医师并处理。

5. **疼痛的护理**　降低患者疼痛的敏感性，指导患者卧床休息，根据病情选择舒适的卧位。

6. **保持呼吸道通畅**　昏迷患者取去枕平卧位，头偏向一侧；无休克情况时，取半卧位，有利于增加肺通气量；及时清除口腔及呼吸道中的分泌物，防止窒息。

7. **建立静脉通道**　保证药物及时输入。

8. **术前准备**　为需要手术的患者完善术前准备。

9. **心理护理**　护士应积极、主动地关心患者，根据患者个体情况，向患者解释手术治疗的重要性和必要性，及时发现引起患者情绪或心理变化的诱因，对症实施心理疏导。

第十二节　胰　瘘

胰瘘是指胰液从破裂的胰管中漏出的病理现象。若漏出的胰液将胰腺周围的肠壁或胃壁腐蚀并穿孔，导致胰管与肠道或胃相通，胰液流到肠腔或胃腔中，称为胰内瘘；若漏出的胰液将胰腺周围的腹壁腐蚀，或者胰液沿外伤伤口或引流管引起的窦道流出体表，称为胰外瘘。临床上讨论的胰瘘通常指胰外瘘。

一、常见病因及临床表现

（一）常见病因

1. **胰十二指肠切除术** 胰空肠吻合口、胆管空肠吻合口破裂，胰液经此裂口进入腹腔。

2. **胰腺肿瘤摘除术** 术中损伤胰管，特别是术中伤及胰管但未及时发现。

3. **胰体尾切除术** 胰管断端未结扎或结扎线脱落。

4. **胰腺囊肿或假性囊肿外引流术** 手术本身就可造成胰瘘。

5. **胰腺创伤** 未能及时发现胰管破裂并给予妥善处理，未能彻底清除失活胰腺组织引起继发感染，感染严重时，胰管破裂形成胰瘘。

6. **胰腺炎症** 急性坏死性胰腺炎导致胰腺和胰周组织坏死并继发感染，感染严重时，引起胰管破裂形成胰瘘。

（二）常见临床表现

根据胰液每天的引流量，胰瘘可分为高流量胰瘘和低流量胰瘘。轻度胰瘘早期仅表现为引流液淀粉酶增高，而无其他症状；重度胰瘘早期常表现为腹部明显触痛、心动过速、呼吸急促、患者轻度烦躁不安，合并感染时有腹膜炎体征，引流液淀粉酶常明显增高（但并非不可缺少的特点），丢失大量含有水、电解质和蛋白质的胰液，若补充不及时，可引起水和电解质代谢紊乱，以及营养物质消化、吸收障碍，导致患者消瘦和营养不良。丢失过多的碱性胰液可发生代谢性酸中毒，瘘口周围皮肤水肿、糜烂，形成溃疡，甚至出血，也可因引流不畅致瘘管的皮肤先于胰瘘而愈合，形成假性胰腺囊肿。

二、护理措施

1. 做好充分引流，将外漏的胰液及时引出体外，保持引流管通畅。
2. 妥善固定，防止引流管脱出。
3. 进行腹腔冲洗的患者，应保持冲洗液和引流液的平衡，防止过多的腹腔冲洗液积聚于腹腔。
4. 密切观察引流液的颜色、量及性状。
5. 遵医嘱给予胃肠减压，防止胰液过多分泌。
6. 遵医嘱使用抑制胰腺分泌的药物。
7. 给予合理的营养支持。
8. 需手术治疗时做好围手术期护理工作。

第十三节　胆漏/瘘

术后胆汁没有完全从胆总管或胆肠吻合口流入肠腔，胆汁或含胆汁的液体持续从胆道破损处流入腹腔、腹膜后，或者经引流管流到体外即为术后胆漏/瘘。发生在初期瘘管尚未形成时，称为胆漏；之后1周左右，胆汁流出道被纤维组织包裹，瘘管形成，称为胆瘘。

一、常见病因及临床表现

（一）常见病因

胆漏/瘘分为医源性胆漏/瘘、创伤性胆漏/瘘及自发性胆漏/瘘。其中，临床上以医源性胆漏/瘘最为多见。外科手术是引起医源性胆漏/瘘的唯一原因，其危险因素如下。

1. 未及时发现和处理术中已损伤的胆管。
2. 未给予创面断裂的胆管结扎或结扎不牢、结扎线松脱。
3. 由于创面感染，组织坏死、脱落，使已损伤的胆管缺血、坏死而致破裂、渗漏等。
4. T形管放置不严密或术后短期内胆道因结石残留梗阻、胆管内压增高导致等。
5. 胆肠吻合口瘘，即吻合口缝合不严、胆管及肠管的血供破坏致吻合口缺血、坏死。
6. 副胆管的损伤及胰瘘。

此外，医源性胆漏/瘘的危险因素还包括高龄、术前白细胞计数增多、手术时间延长、患者营养状况差等。

（二）常见临床表现

胆漏/瘘的临床表现与胆汁漏出的量、瘘口部位、持续时间、是否合并感染及是否放置腹腔引流管等相关。胆汁漏出量少时，可无明显的临床表现；胆汁漏出量大时，胆汁漏入腹腔导致胆汁性腹膜炎，患者会出现发热、右上腹痛、腹肌紧张及腹膜刺激征等症状，多发生于术后5～10天。此时，T形管或腹腔引流量突然减少，可见沿腹腔引流管或腹壁切口溢出黄色或黄绿色液体。

（三）诊断标准

1. 腹腔引流管术后连续3天有胆汁引出或引流胆汁量≥100 ml/d，引流物中胆红素浓度至少为血浆正常胆红素浓度的3倍。腹部超声等无创性影像学检查是胆漏/瘘的首选诊断方法。胆道造影是胆漏/瘘诊断的“金标准”。

2. 未置腹腔引流管者，术后出现腹膜刺激征，需行介入治疗或手术治疗。腹部穿刺抽出胆汁或再次手术发现腹腔内有胆汁淤积可诊断。

二、护理措施

1．给予患者胆汁引流时，应严密观察腹腔引流管、T形管的引流情况，记录引流液的性质及量。

2．长期大量胆漏/瘘者，应维持水、电解质平衡。

3．对患者做好心理护理，重视患者主诉，稳定其情绪。

4．做好高热护理，及时给予物理或药物降温。

5．遵医嘱为患者放置腹腔引流管，加强支持治疗。

6．防止胆汁刺激和损伤皮肤，及时更换被胆汁浸湿的敷料，可用氧化锌软膏涂抹局部皮肤。

第三章　肝胆胰外科常见疾病的护理

第一节　原发性肝癌

原发性肝癌是我国常见的恶性肿瘤之一，尤以东南沿海地区多见。发病年龄以30～50岁多见，男性多于女性。根据恶性肿瘤死亡率调查，原发性肝癌分别居男性和女性恶性肿瘤的第3位和第4位。

一、病因

原发性肝癌的病因和发病机制至今尚未确定，目前认为与肝硬化、肝炎病毒、黄曲霉毒素、饮水污染、嗜酒、遗传等因素有关。

二、临床表现

原发性肝癌早期缺乏典型的症状，肝癌常见的临床表现如下。

1. **肝区疼痛**　多为持续性钝痛、刺痛或胀痛。

2. **全身和消化道症状**　早期常未引起注意，主要表现为乏力、食欲减退及腹胀等。部分患者可伴有恶心、呕吐、发热、腹泻等症状。晚期则出现贫血、黄疸、腹水、皮下出血及恶病质等。

3. **肝大**　为中、晚期原发性肝癌最常见的主要体征。少数患者还可有低血糖症、红细胞增多症等表现。

4. **并发症表现**　主要有肝性脑病、上消化道出血、癌肿破裂出血及继发性感染等。

三、辅助检查

（一）实验室检查

1. **甲胎蛋白测定** 甲胎蛋白（alpha-fetoprotein，AFP）对原发性肝癌诊断的特异度较高。若AFP＞400 mg/L，持续4周以上，或者AFP＞200 mg/L，持续8周以上，同时排除妊娠、活动性肝病及生殖腺来源肿瘤后，即可诊断为原发性肝癌。

2. **血清酶学检查** 肝癌患者血清中γ-谷氨酰转移酶（γ-glutamyl transferase，γ-GGT）、碱性磷酸酶（alkaline phosphatase，ALP）和乳酸脱氢酶同工酶等水平可高于正常。

（二）影像学检查

1. **腹部超声** 显示肿瘤的大小、形态、占位。腹部超声是目前有较好定位价值的非侵入性检查方法。

2. **CT检查** 分辨率高，可检出直径约1 cm的早期原发性肝癌。

3. **MRI检查** 诊断价值与CT相仿。

四、治疗

（一）手术治疗

手术切除是治疗原发性肝癌的首选方法。

1. **适应证** 诊断明确，估计病变局限于一叶或半肝者；无明显黄疸、腹水或远处转移者；肝功能代偿尚好，凝血酶时间超过正常值50%以上者；心、肝、肾功能耐受手术者。

2. **禁忌证** 有黄疸、腹水、恶病质、肝功能Child-Pugh分级为C级者，合并严重心、肺、肾功能损害者；存在肺、骨及其他远处转移者。

（二）非手术治疗

根据原发性肝癌的具体情况，可行肝动脉栓塞化疗、微波、乙醇注射等消融治疗，以及分子靶向治疗、放射治疗、中医中药治疗。

五、护理

（一）护理评估

1. **健康史及相关因素** 包括原发性肝癌的发生时间、有无对生活质量的影响及发病特点。

（1）一般情况：患者的年龄、性别、职业、婚姻状况、营养状况等，尤其是与现患疾病相关的病史、用药史、过敏史、手术史、家族史、遗传病史及女性患者的生育史等。

（2）发病特点：评估患者有无上腹部疼痛及疼痛的程度，有无食欲减退及消瘦。

（3）相关因素：家族中有无消化道癌症患者，是否有病毒性肝炎。

2. **身体状况**

（1）局部：肿块的位置、大小，肿块有无触痛及肿块的活动度。

（2）全身：重要脏器的功能，有无转移灶及恶病质。

（3）辅助检查：①心、肺、肾功能检查；②肝功能储备检查；③肝胆影像学检查。

（二）护理诊断/问题

1. **焦虑**　与害怕手术疼痛、手术失败或死亡有关。
2. **营养失调，低于机体需要量**　与术后禁食、水有关。
3. **清理呼吸道无效**　与吸烟、呼吸道感染、缺乏深呼吸和有效咳嗽等因素有关。
4. **舒适的改变**　与切口疼痛、体位不当、引流管放置位置不当等因素有关。
5. **有皮肤完整性受损的危险**　与术后长时间卧床、局部受压等因素有关。
6. **活动无耐力**　与手术创伤、长期卧床、营养不良、虚弱等因素有关。
7. **有腹腔出血的危险**　与肝叶切除有关。

（三）护理措施

1. **术前护理**

（1）做好心理护理：通过交流和沟通，了解患者及其家属的情绪和心理变化，采取诱导方法逐渐使其接受并正视现实；医护人员应热情、耐心、服务周到，对患者给予同情、理解、关心与帮助。告诉患者不良的心理状态会降低机体的抵抗力，不利于疾病的康复。解除患者的紧张情绪，使其更好地配合治疗和护理。

（2）腹痛的护理：遵医嘱给予镇痛药或其他相关镇痛治疗。

（3）饮食营养护理：指导患者进食高蛋白、高糖、高维生素、低脂肪的普通饮食或半流质饮食，必要时提供营养支持治疗等。

2. **术后护理**

（1）按肝胆胰外科术后一般护理常规进行护理。

（2）患者术后返回病房后，给予去枕平卧位，头偏向一侧；麻醉完全清醒后若病情允许，可取半卧位降低切口张力，有利于呼吸和引流。为防止术后肝断面出血，一般不鼓励患者早期活动。术后24 h内应平卧休息，避免剧烈咳嗽。

（3）术后给予持续低流量吸氧1～2天；接受半肝以上切除者，间歇给氧3～4天。

（4）密切观察患者的心、肺、肾、肝等重要器官的功能，以及生命体征和血清学指标的变化。

（5）观察伤口恢复情况，若发现伤口渗血，应密切观察出血量、出血速度、血压及脉搏；若患者出现休克征象，应及时报告医师并进行处理。除给予药物止血外，必要时做好手术止血的准备。

（6）引流管的护理。患者术后会留置腹腔引流管、胃管、尿管等管道，故在活动、翻身时要避免引流管打折、受压、扭曲及脱出等。定时挤压引流管，保持引流管通畅，避免引流不畅造成感染。若腹腔引流液为血性液体，为防止感染应每天更换引流袋。

（7）引流液的观察。术后引流液的观察是重点，每天记录和观察引流液的颜色、性质和量，若在短时间内引流出大量血性液体，应警惕发生继发性大出血的可能，若引流液含有胆汁，应考虑胆漏/瘘。密切观察患者的血压和脉搏，一旦发现异常及时报告医师给予处理。

（8）体液平衡的护理。准确记录24 h出入量。监测水、电解质，保持内环境稳定。

（9）术后并发症的护理

1）腹腔内出血：术后密切观察患者血压、脉搏，以及腹腔引流液的性质、量，并做好记录，发现异常立即报告医师，按医嘱正确使用止血药物，必要时给予输血。

2）低蛋白血症：密切观察血浆蛋白水平，定期复查白蛋白及总蛋白含量。观察患者的腹围及体重变化。大量输入白蛋白时，观察患者有无不良反应。

3）肝衰竭：观察患者的意识，如是否有嗜睡、烦躁不安等肝性脑病前驱症状，并严密观察其血氨的变化。

4）胆漏/瘘：观察腹腔引流液的性质，术后早期可有少量胆汁自肝断面渗出，沿腹腔引流管或腹壁伤口溢出胆汁样液体。胆漏/瘘多发生于术后5～10天，临床表现为发热、右上腹痛、腹肌紧张及腹膜刺激征。护理措施为保持引流管引流通畅，做好观察和记录，若胆汁的渗漏量较少，2周左右可自行停止。若发生胆漏/瘘，应配合医师给予充分引流、防治感染和营养支持。

5）膈下脓肿：①术后观察患者的体温、脉搏、血常规指标及腹部情况。术后3天若患者体温持续不降、白细胞计数增多、腹胀，考虑膈下感染，应立即报告医师进行处理。②按医嘱给予抗生素治疗，并给予营养支持，以增强其机体的抵抗力。

六、健康教育

1. 出院前向患者及其家属详细介绍出院后相关事项，并将相关资料交给患者或家属，告知患者出院后定期复诊，建议每3个月至少复查1次。

2. 嘱患者注意劳逸结合，避免过度劳累，适当进行户外活动及体育锻炼，如散步、打太极拳等，增强体质，预防感冒，忌烟、酒，尽量避免到人多的公共场所。

3. 保持心情舒畅和保证充足的睡眠，每晚睡眠时间应达到6～8 h。

4. 告知患者如有体重减轻、出血倾向等症状，及时来院就诊。

5. 指导患者进食高热量、高维生素、低脂肪、易消化的食品，少食高脂肪（动物内脏）、油炸、辛辣食品。注意饮食要规律，食物搭配要合理。

6. 指导患者亲属在精神上支持和关怀患者，经常陪伴患者参加户外活动。多与患者交流并了解其心理状态，让患者保持良好的心情，忌生气。

第二节　肝　脓　肿

肝脏感染后形成的脓肿称为肝脓肿，为继发感染性疾病。根据病原菌分为细菌性肝脓肿和阿米巴性肝脓肿。临床上以细菌性肝脓肿为多见，阿米巴性肝脓肿罕见。

一、细菌性肝脓肿

细菌性肝脓肿是由化脓性细菌侵入肝脏引起的继发性感染，又称“化脓性肝脓肿”。最常见的致病菌为大肠埃希菌和金黄色葡萄球菌，其次为链球菌、类杆菌属等。

（一）病因

当发生全身性细菌感染，特别是腹腔内感染时，细菌侵入肝脏，当患者抵抗力低时，可发生肝脓肿。细菌可经下列途径进入肝脏。

1. **经胆道逆行感染**　胆管结石并发化脓性胆管炎时，细菌经胆道逆行入肝脏。

2. **血行播散**　肝外任何器官的细菌性感染病灶均可因脓毒血症造成血行播散而引发本病。开放性肝脏损伤时，细菌直接经伤口侵入肝脏引起感染形成脓肿。

（二）临床表现

1. **寒战和高热**　是最常见的早期症状。体温可高达39～40 ℃，一般为稽留热或弛张热，伴多汗、脉率增快。

2. **肝区疼痛**　多数患者会出现肝区持续性胀痛或钝痛，有时可伴有右肩牵涉痛或胸痛。

3. **消化道及全身症状**　可有乏力、食欲减退、恶心及呕吐；少数患者可有腹泻、腹胀及难以止住的呃逆等症状。

4. **体征**　最常见为肝区压痛和肝大，右下胸部和肝区有叩击痛。

5. **并发症表现**　可出现腹膜炎、膈下脓肿、心力衰竭导致的休克、心包积液等并发症，少数肝脓肿可穿破血管壁引起上消化道大出血。

（三）辅助检查

1. **实验室检查**　血白细胞计数增多，中性粒细胞百分数可高达90%以上，肝功能指标可见轻度异常。

2. **影像学检查**

（1）腹部X线片：可见肝脏阴影增大，右膈肌抬高和活动受限。

（2）腹部超声：能分辨肝内直径2 cm的液性病灶，并明确其部位和大小。

（3）放射性核素显像、CT、MRI和肝动脉造影：均有助于肝脓肿的诊断。

（4）诊断性肝穿刺：必要时可在肝区压痛最剧烈处或在超声引导下行诊断性穿刺，抽出脓液即可证实。

（四）治疗

1. **非手术治疗** 适用于急性期尚未局限的肝脓肿和多发性小脓肿。

（1）支持治疗：积极提供支持治疗，包括肠内、肠外营养支持。

（2）应用抗菌药物：大剂量、联合应用抗菌药物。

（3）经皮肝穿刺脓肿置管引流术：脓肿较大者在超声导引下行经皮肝穿刺肝脓肿置管引流术。

2. **手术治疗**

（1）脓肿切开引流术：适用于较大的脓肿。

（2）肝叶切除术：适用于慢性厚壁肝脓肿切开引流术后长期不愈或肝内胆管结石合并左外叶多发性肝脓肿且该肝叶功能丧失者。

（五）护理

1. **护理评估**

（1）健康史及相关因素：初步判断脓肿发生的时间、对生活质量的影响及发病特点。

1）一般情况：患者的年龄、性别、职业、婚姻状况、营养状况等，尤其是与现患疾病相关病史、用药史、过敏史、手术史、家族史、遗传病史和女性患者生育史等。

2）发病特点：患者有无寒战和高热，上腹部疼痛的性质、程度，以及消化道和全身症状。

3）相关因素：有无其他胆道病史、胆道感染史。

（2）身体状况

1）局部状况：明确脓肿的位置、大小。

2）全身状况：了解重要脏器，如心、肺、肝、肾等功能状况。

2. **护理诊断/问题**

（1）疼痛：与手术切口有关。

（2）体温过高：与术后继发感染有关。

（3）舒适的改变：与切口疼痛、体位不当、放置引流管等因素有关。

（4）清理呼吸道无效：与吸烟、呼吸道感染、缺乏深呼吸和有效咳嗽等因素有关。

（5）营养失调，低于机体需要量：与禁食、摄入减少、机体需要增加有关。

3. **护理措施**

（1）术前护理

1）按肝胆胰外科疾病术前护理常规进行护理。

2）心理护理。通过交流和沟通，了解患者及其家属的情绪和心理变化，医护人员应热情、耐心、服务周到，对患者给予同情、理解、关心及帮助，告诉患者不良的心理状态会降低机体的抵抗力，不利于疾病的康复。解除患者的紧张情绪，使其更好地配合治疗和护理。

3）饮食护理。指导患者进食高蛋白、高热量、高维生素、低脂肪的普通饮食或半流质饮食。必要时提供营养支持。

4）高热的护理。患者持续高热时，按高热护理常规进行护理，如做好物理降温，并遵医嘱及时补充水、电解质，纠正水和电解质代谢紊乱、酸碱平衡失调。

（2）术后护理

1）按肝胆胰外科术后护理常规进行护理。

2）病情观察。全身中毒症状严重者，应密切观察患者的意识、体温、脉搏、呼吸、血压，观察有无感染性休克症状，一旦出现异常及时报告医师并处理。

3）高热的护理。患者持续高热时，按高热护理常规进行护理，如做好物理降温，并遵医嘱及时补充水、电解质，纠正水和电解质紊乱、酸碱平衡失调。

4）饮食护理。给予高热量、高维生素易消化饮食。

5）用药护理。应密切观察药物的疗效及不良反应。

6）引流护理。保持引流管通畅，观察并记录引流液的性质、脓液的黏稠度、有无坏死组织，可用0.9%氯化钠溶液冲洗脓腔，必要时注入对细菌敏感的抗生素。

（六）健康教育

1. 出院前向患者及其家属详细介绍出院后的有关事项，并将有关资料交给患者或家属，告知患者出院后1个月复诊，之后建议每3～6个月复诊1次。

2. 嘱患者术后劳逸结合，避免过度劳累，适当进行户外活动及体育锻炼，如散步、打太极拳等，增强体质、预防感冒。忌烟酒，尽量避免到人群聚集的公共场所。

3. 保持心情舒畅和充足的睡眠，每晚睡眠持续时间应达到6～8 h。

4. 嘱患者如身体出现异常，应及时来院就诊。

5. 指导患者进食高热量、高蛋白、高维生素、低脂肪、易消化的食品，少食高脂肪（动物内脏）、油炸、辛辣食品。注意饮食要规律，食物搭配要合理。

6. 注意保护肝功能，忌用对肝功能有损害的药物。

二、阿米巴性肝脓肿

阿米巴性肝脓肿是肠阿米巴病最常见的并发症。

（一）病因

阿米巴原虫从结肠破溃处随门静脉血液、淋巴管或直接侵入肝门，从而引起感染，导致阿米巴性肝脓肿。

（二）临床表现

1. **情绪低落易烦躁**　阿米巴性肝脓肿的病程较长，发病缓慢，身体消耗大，患者思想负担重，心理失衡，易烦躁。

2. **高热**　可出现持续性高热，体温在38～39 ℃。

3. **腹痛**　右上腹肝区持续性隐痛。

4. **体征**　腹部可触及肝大，肝区压痛。

细菌性肝脓肿与阿米巴性肝脓肿的鉴别见表3-2-1。

表3-2-1 细菌性肝脓肿与阿米巴性肝脓肿的鉴别

鉴别要点	细菌性肝脓肿	阿米巴性肝脓肿
病史	继发于胆道感染或其他化脓性疾病	继发于肠阿米巴病
症状	病情急骤严重，全身脓毒症，症状明显，有寒战、高热	起病较缓慢，病程较长，可有高热或不规则发热、盗汗
血液检查	白细胞计数增多及中性粒细胞百分数可明显升高，血液细菌培养可呈阳性	白细胞计数可增多，若无继发细菌感染，血液细菌培养呈阴性
粪便检查	无特殊表现	部分患者可找到阿米巴滋养体
脓液	多为黄白色脓液，涂片和培养可发现细菌	大多为棕褐色脓液，无臭味，镜检有时可找到阿米巴滋养体。若无混合感染，涂片和培养无细菌
诊断性治疗	抗阿米巴治疗无效	抗阿米巴治疗有效
脓肿	较小，常为多发性	较大，多为单发，多见于肝右叶

（三）辅助检查

1. **实验室检查** 患者粪便中可找到阿米巴滋养体。

2. **内镜检查** 结肠溃疡面行刮片检查可找到阿米巴滋养体。

（四）治疗

1. **非手术治疗** 主要为抗阿米巴药物（甲硝唑、氯喹、依米丁）治疗，必要时行多次穿刺抽脓及给予全身营养支持。

2. **手术治疗**

（1）经皮肝穿刺置管闭式引流术：适用于病情重、脓腔较大者，或者非手术治疗脓腔未见缩小者。

（2）切开引流术：适用于经抗阿米巴药物治疗及穿刺引流后高热不退者，或者脓肿破溃入胸腹腔并发脓胸和腹膜炎者。

（3）肝叶切除术：适用于慢性厚壁阿米巴性肝脓肿和脓肿切开引流后脓肿壁不塌陷、留有死腔或窦道者。

（五）护理

1. **护理评估**

（1）健康史及相关因素：初步判断脓肿发生的时间、对生活质量的影响及发病特点。

1）一般情况：患者的年龄、性别、职业、婚姻状况、营养状况等，尤其是与现患疾病相关病史、用药史、过敏史、手术史、家族史、遗传病史及女性患者生育史等。

2）发病特点：患者有无寒战和高热，上腹部疼痛的性质、程度，以及消化道和全身症状。

3）相关因素：有无阿米巴病史、胆道感染史。

（2）身体状况

1）局部状况：明确脓肿的位置和大小。

2）全身状况：了解重要脏器，如心、肺、肝、肾等功能状况。

2. 护理诊断/问题

（1）疼痛：与手术切口有关。

（2）体温过高：与阿米巴感染有关。

（3）舒适的改变：与切口疼痛、体位不当、引流管放置等因素有关。

（4）清理呼吸道无效：与呼吸道感染等因素有关。

（5）营养失调，低于机体需要量：与禁食、摄入减少、机体需要增加有关。

3. 护理措施

（1）术前护理

1）按肝胆胰外科疾病术前护理常规进行护理。

2）心理护理。通过交流和沟通，了解患者及其家属情绪和心理变化，采取诱导的方法逐渐使其接受并正视现实；医护人员应热情、耐心、服务周到，对患者给予同情、理解、关心、帮助，告诉患者不良的心理状态会降低机体的抵抗力，不利于疾病的康复。解除患者的紧张情绪，使其更好地配合治疗和护理。

3）饮食护理。指导患者进食高蛋白、高热量、高维生素、低脂肪的普通饮食或半流质饮食。必要时提供营养支持等。

4）高热护理。患者持续高热时，按高热护理常规进行护理，如做好物理降温，并遵医嘱及时补充水、电解质，纠正水和电解质紊乱、酸碱平衡失调。

（2）术后护理

1）按肝胆胰外科术后护理常规进行护理。

2）病情观察。全身中毒症状严重者，应密切观察患者的意识、体温、脉搏、呼吸、血压，有无感染性休克症状，一旦出现异常及时报告医师并处理。

3）高热护理。患者持续高热时，做好物理降温，按高热护理常规进行护理，并遵医嘱及时补充水、电解质，纠正水和电解质紊乱、酸碱平衡失调。

4）饮食护理。给予高热量、高维生素易消化的饮食。

5）应密切观察药物的疗效及不良反应。

6）应保持引流管通畅，观察并记录引流液的性质、脓液的黏稠度，有无坏死组织，可用0.9%氯化钠溶液冲洗脓腔，必要时注入对细菌敏感的抗生素。

（六）健康教育

阿米巴性肝脓肿的健康教育同细菌性肝脓肿。

第三节 肝 囊 肿

肝囊肿是长在肝脏上的所有囊泡状病变的统称，是一种肝脏良性疾病，可分为寄生虫性肝囊肿和非寄生虫性肝囊肿。前者以肝棘球蚴病为多见，后者包括先天性、创伤性、炎症性、肿瘤性，临床上所指的肝囊肿通常为非寄生虫性肝囊肿。先天性肝囊肿多见，其可分为单发性和多发性肝囊肿两种。

一、病因

1. **先天性肝囊肿** 病因尚未明确，有学者认为，胚胎期肝内胆管和淋巴管发育异常可导致先天性肝囊肿。也有学者认为，患儿先天发育异常导致近端小胆管逐渐呈囊性扩大；或者肝内胆管变性后，由局部增生、阻塞所导致。

2. **创伤性肝囊肿** 肝脏外伤后的血肿或组织坏死液化形成的一个囊腔，创伤性肝囊肿不是一个真正的囊肿，又称“假性囊肿”。

3. **炎症性肝囊肿** 胆管炎症或结石梗阻引起的胆管囊状扩张，内容物为胆汁，又称“胆汁潴留性囊肿”。

4. **肿瘤性肝囊肿** 包括畸胎瘤、囊状淋巴管瘤、囊腺瘤等。

5. **寄生虫性肝囊肿** 主要是肝棘球蚴病性囊肿，患者在牧区接触犬、羊或直接食入棘球蚴绦虫卵后，虫卵在肠道孵化成幼虫进入血液，通过门静脉进入肝脏并生长发育成包虫成虫，在肝脏内形成包虫生活的一个“窝”，这个“窝”即为肝脏包虫囊肿。

二、临床表现

先天性肝囊肿生长缓慢，小的囊肿可不引起任何症状。当囊肿增大到一定程度时，可压迫邻近器官，从而出现压迫症状。常见的临床表现：①压迫胃肠道引起饱胀感、恶心、呕吐、右上腹不适；②压迫胆管引起梗阻性黄疸等；③当有囊内出血、感染时，可引起肝区疼痛、发热等症状；④主要体征包括肝大、上腹部包块等。

三、辅助检查

1. **腹部超声、CT检查** 是诊断肝囊肿的首选方法。

2. **腹部X线检查** 可显示膈肌抬高和胃肠受压等征象。

3. **放射性核素显像** 可显示肝区占位性病变，边界完整，对囊肿定位诊断具有价值。

四、治疗

一般情况下肝囊肿既不会影响肝功能，也不会发展为肝癌，故无须治疗，定期复查即可。如果肝囊肿体积较大，患者有不适症状时需要进行治疗，多以非手术治疗方式为主，必要时给予手术治疗。

1. **中医药治疗**　肝囊肿的中医药治疗多与抗生素和手术治疗配合应用，以清热、解毒为主。

2. **全身支持疗法**　给予充分营养支持，纠正水、电解质代谢紊乱及酸碱平衡失调，必要时，可以多次、小量输注红细胞和血浆，以增强机体抵抗力。

3. **抗生素治疗**　肝囊肿的致病菌以大肠埃希菌和金黄色葡萄球菌最为常见，在未确定病原菌之前，首选对这2种细菌有效的抗生素，再根据细菌培养和抗生素过敏试验结果选用有效的抗生素。

4. **手术治疗**　较大的单个脓肿，应施行切开引流术。对于病程长的慢性局限性厚壁脓肿，可行肝叶切除术或部分肝切除术。

五、护理

（一）护理评估

评估健康史及相关因素，包括家族中有无肝囊肿发病者，初步判断肝囊肿的发生时间及其对生活质量的影响、发病特点。

1. **一般情况**　患者的年龄、性别、职业、婚姻状况、营养状况等，尤其是与现患疾病相关的病史、用药史、过敏史、手术史、家族史、遗传病史及女性患者生育史等。

2. **发病特点**　囊肿位置、大小、有无触痛、活动度情况。

（二）护理诊断/问题

1. **焦虑**　与知识缺乏、环境改变等有关。

2. **有液体不足的危险**　与手术、术后禁食和摄入量不足有关。

3. **活动无耐力**　与术后乏力、倦怠有关。

4. **低效型呼吸形态**　与术后卧床、活动量少、切口疼痛、呼吸运动受限和使用镇静剂等有关。

5. **营养失调，低于机体需要量**　与禁食、摄入减少、机体需要增加有关。

（三）护理措施

1. **术前护理**

（1）按肝胆胰外科疾病术前护理常规进行。

（2）心理护理。通过交流和沟通，了解患者及其家属情绪和心理变化，耐心向患者讲解疾病的相关知识及手术的重要性，手术方式及围手术期患者可能出现的各种不适。通过护理人员的热情、耐心及周到的服务，缓解患者紧张的情绪，取得其信任与接受，从而增强患者战胜疾病的信心，积极地配合治疗。

（3）饮食护理。指导患者进食高蛋白、高热量、高维生素、低脂肪的普通饮食或半流质饮食。必要时提供营养支持。

2. 术后护理

（1）按肝胆胰外科疾病术后护理常规进行。

（2）病情观察。严密观察患者的生命体征，尤其是血压、脉搏，每1～2 h观察并记录1次。术后患者意识恢复较慢时，注意有无肝损害、低血糖、脑缺氧、休克等导致的意识障碍。密切观察伤口，若发现渗血，应观察出血量、速度，血压、脉搏；若有休克征象，应及时报告医师并处理。除应用药物止血外，必要时做好手术止血的准备。

（3）引流管护理。患者术后可能会留置腹腔引流管、胃管、尿管，故在活动、翻身时要避免引流管打折、受压、扭曲及脱出等。引流期间保持引流管通畅，定时挤压引流管，避免引流不畅造成感染。若腹腔引流液为血性液体，为防止感染应每天更换引流袋。

（4）引流液观察。每天观察和记录引流液的颜色、性质和量，发现胆漏/瘘及出血等异常及时报告医师给予处理。

（5）加强营养及管理。术后给予患者高热量、高蛋白、高维生素饮食，增强机体抵抗力，促进康复；同时还应加强对输液导管的管理，严格无菌技术操作，防止导管阻塞、脱出等。

六、健康教育

1. 出院前向患者及家属详细介绍出院后相关事项，并将相关资料交给患者或家属，告知患者出院后1个月复诊，之后建议每3～6个月复查1次。

2. 告诉患者术后注意劳逸结合，避免过度劳累，适当进行户外活动及体育锻炼，如散步、打太极拳等，以增强体质，预防感冒及其他并发症，戒烟、酒。

3. 保持心情舒畅和充足的睡眠，每晚睡眠时间应达到6～8 h。

4. 嘱患者如有异常，及时来院就诊。

5. 指导患者进食高热量、高蛋白、高维生素、低脂肪、易消化的食品。注意饮食要规律，食物搭配要合理。

6. 指导患者亲属要多关心患者，多陪伴患者参加户外活动，多与患者交流，了解其心理状态，让患者保持良好的心境，忌生气。

第四节　肝棘球蚴病

肝棘球蚴病又称“肝包虫病”，是由肝棘球绦虫的幼虫（棘球蚴）寄生于人体肝脏引起的疾病，是人畜共患性寄生虫病。

目前公认的致病绦虫，包括细粒棘球绦虫、泡状棘球绦虫或多房棘球绦虫、伏氏棘球绦虫和少节棘球绦虫。其形态、宿主和分布地区略有不同，在我国主要流行于西部畜牧地区和半农半牧地区，以细粒棘球蚴病最多见，局部地区泡状棘球蚴病的患病率也较高。细粒棘球绦虫的终宿主有犬、狐、狼等，以犬最常见，中间宿主是羊、猪、马和人等，以羊最多见。人与人之间不传染。

一、病因

肝棘球蚴病主要有2种类型：①细粒棘球绦虫的虫卵感染引起的肝囊型棘球蚴病；②多房棘球绦虫的虫卵感染引起的肝泡状棘球蚴病。

（一）肝囊型棘球蚴病

细粒棘球绦虫的成虫寄生于犬科食肉动物（犬、狐、狼等终宿主）的小肠内，产生的虫卵随粪便排出，污染草地、水源及环境。虫卵可被多种食草动物（牛、羊等）和人等中间宿主误食，以羊最为多见。孵卵出的幼虫寄生于内脏组织，引起肝囊型棘球蚴病。肝囊型棘球蚴病的传染途径为感染寄生虫的患者，其虫卵在胃、十二指肠内孵化成六钩蚴，穿过黏膜进入静脉后汇入静脉血流。首先到达肝脏滞留寄生，约占肝囊型棘球蚴病的70%。部分六钩蚴可经肝静脉汇入心脏，进而至肺寄生，约占肝囊型棘球蚴病的20%。六钩蚴还可经肺循环进入体循环播散至全身其他器官，如在腹腔、脾、肾、脑、骨、肌肉、眼眶等部位寄生，约占肝囊型棘球蚴病的10%。

（二）肝泡状棘球蚴病

肝泡状棘球蚴病的感染途径虽与肝囊型棘球蚴病基本相同，但致病虫的种株、生活史和临床表现迥然不同。狐、狼是其主要的终末宿主，啮齿类动物（老鼠、田鼠等）和人是其中间宿主。几乎100%的肝泡状棘球蚴病的原发病灶都在肝脏，以肝右叶多见。多数患者在中、晚期因出现上腹部胀痛、上腹部包块、梗阻性黄疸就诊，故预后较差。

二、临床表现

寄生部位、囊肿的大小及数量、个体的反应导致临床表现及并发症（破裂、压迫、感染等）表现各异。早期常无明显症状，随着病灶逐渐增大，出现囊肿压迫症状或囊肿并发症。临床中，急性期出现并发症才表现出相应的临床症状，此阶段一旦发病则病情较为严重。

（一）压迫症状

1. 病灶压迫门静脉和胆道，可引起梗阻性黄疸、脾大和腹水。
2. 病灶压迫肝区，可出现腹部胀痛不适。
3. 肝膈面巨大病灶压迫膈肌，可影响呼吸，严重者出现呼吸困难。
4. 病灶压迫胃，可影响食欲，出现腹胀、恶心等。

（二）肝囊型棘球蚴病病灶破裂症状

1. 病灶破裂后囊液可溢入腹腔，引起腹膜炎，表现为腹痛、恶心、呕吐，明显的腹部压痛及反跳痛，严重时可能出现过敏性休克。

2. 病灶破裂后幼虫经横膈进入肺，可引起剧烈胸痛、刺激性咳嗽、痰中带血，并伴发热；部分患者存在病灶支气管瘘时会出现咳包虫内囊皮或胆汁等。

（三）感染症状

肝棘球蚴病继发细菌感染较为常见，多由胆漏/瘘引起。临床表现类似肝脓肿，会出现畏寒、发热等症状，但症状较肝脓肿轻。

（四）伴随症状

学龄前儿童包虫囊生长速度比成人快，并以单发囊巨大包虫多见，常伴有全身营养障碍和贫血。

三、辅助检查

（一）X线检查

外囊钙化时，可显示环形或弧形钙化影。含气的囊肿可显示气液面。

（二）超声检查

超声检查的准确率高，是临床筛查及诊断的首选方法。肝棘球蚴病的超声显示，囊肿呈圆形或类圆形，壁较厚，边界清楚、完整，囊内可见子囊，并可见光环、光团或活动光点。病变周围可有回声增强。肝囊型棘球蚴病患者可出现“双层壁”囊肿结构及“弧形钙化”等特征。通过超声检查可以确定包虫的发育阶段并对其进行分型。表3-4-1所示为世界卫生组织（World Health Organization，WHO）对肝囊型棘球蚴病的分型。

表3-4-1 WHO对肝囊型棘球蚴病的分型

类型与生物学特征	WHO-IWGE-$CE_{1\sim5}$（1995—2001年）
性质待鉴别	囊性病灶（CL）
有包虫活力	单囊型（CE_1）
有包虫活力	多囊型（CE_2）
变性尚有活力	内囊塌陷型，多子囊型（CE_{3a}，CE_{3b}）
无包虫活力	实变型（CE_4）
无包虫活力	钙化型（CE_5）

注：WHO. 世界卫生组织；IWGE-CE1-5. 棘球蚴病专家工作组制定的包虫病分型。

（三）CT检查

CT检查可显示囊肿与肝内结构间的解剖关系。对术前准备、手术规划和术中操作具有重要的指导意义。CT血管成像（computed tomography angiography，CTA）检查能够显示病灶累及血管时血管受压变窄、移位的情况。CT胆管成像（computed tomography cholangiography，CTC）检查可清晰直观地显示病灶与胆管的关系，明确有无包虫囊液破入胆管等情况。

（四）MRI检查

MRI检查在诊断肝棘球蚴病方面较超声和CT检查无更多优势，一般不作为首选检查，但可以作为补充检查。MRI检查对肝泡状棘球蚴病的病灶活跃程度及侵袭范围，棘球蚴病感染、破裂等并发症的诊断价值高。

（五）免疫学检测

常用的方法有酶联免疫吸附试验（enzyme-linked immunosorbent assay，ELISA）、间接血凝试验及点免疫胶体渗滤法等。其中，Em2和Em18特异性诊断抗原ELISA对肝泡状棘球蚴病诊断具有一定灵敏度和特异度。

四、治疗

目前，手术治疗是肝棘球蚴病的主要治疗方法，根据患者的病情制定不同的手术方案。肝囊型棘球蚴病分型为CE_1～CE_3型的患者应积极手术治疗，分型为CE_4/CE_5的患者可继续观察。

肝泡状棘球蚴病因起病隐匿，早期少有典型的临床表现，被发现时常处于中、晚期，此时多因侵袭重要的肝脏血管、胆管等脉管结构，导致手术难度大，但治疗仍以手术切除为主。

侵袭第一、第二肝门或下腔静脉的肝泡状棘球蚴病，需行精准切除/离体肝切除。

严重侵袭肝实质的肝棘球蚴病在切除病灶后，若剩余肝脏不能满足机体需要，则需行肝移植。肝移植是肝棘球蚴病晚期患者，尤其伴下腔静脉阻塞或梗阻性黄疸患者最后的治疗手段。

（一）急性期治疗

外伤或腹部受压可导致包虫囊破裂，引起腹部剧烈疼痛，多数患者还会出现严重过敏反应，部分患者会出现过敏性休克。

1. 一旦患者出现腹痛、黄疸、呼吸困难、发热、寒战、过敏等急性期症状时，应立即就医。
2. 减少活动，避免腹部受压。
3. 如果出现高热，应给予药物或物理降温。

4. 如出现过敏症状，需进行抗过敏治疗。
5. 不要盲目服用镇痛药，以免掩盖病情。

（二）一般治疗

针对临床症状进行对症治疗，如处理贫血、肝损伤、疼痛等。

（三）药物治疗

药物治疗是肝棘球蚴病不可缺少的治疗手段。抗肝棘球蚴病的药物主要为苯并咪唑类化合物，如甲苯咪唑、阿苯达唑。阿苯达唑是抗肝棘球蚴病的首选药物。

医师根据患者病情确定药物使用的疗程，患者的药物治疗需遵医嘱定时、定期、足疗程的原则，并定期随访、复查超声或CT，有助于医师判定疗效和用药时长。

（四）手术治疗

手术治疗是目前治疗肝棘球蚴病的主要方法。

1. **肝囊型棘球蚴病**

（1）肝棘球蚴囊肿内囊摘除术：治疗肝囊型棘球蚴病最常用的方法，其特点是手术方法简单，创伤较小，可最大限度保留有功能的肝组织。但术后发生胆漏/瘘、残腔积液及感染的概率较高。术后易复发且并发症较多。

（2）肝棘球蚴囊肿内外囊完整剥离术：适用于原发性棘球蚴囊肿有部分突出肝表面患者，可以避免术中病灶内囊液溢出，减少感染，同时降低术后胆漏/瘘的风险。该手术方式是肝囊型棘球蚴病的根治术，是根治肝囊型棘球蚴病较为理想的手术方式，但也存在手术创伤大、肝脏创面大、损失正常肝组织多的缺点。

（3）肝囊型棘球蚴病肝部分切除术：该术式是目前根治肝囊型棘球蚴病的主要方式之一。肝囊型棘球蚴病术后并发症发生率高的主要原因是存在残余病灶。随着肝切除技术的进步，在肝切除术的同时一并去除残余病灶可以达到根治肝囊型棘球蚴病目的。但该术式也存在手术创伤大、肝脏创面大、损失正常肝组织多的缺点。

（4）肝囊型棘球蚴病内囊摘除加外囊次全切除术：该术式在内囊摘除术的基础上，最大限度地切除外囊壁，使术后大部分残腔变成"壁"，从而减少术后因残余病灶带来的感染或胆漏/瘘等并发症。

（5）肝囊型棘球蚴病经腹腔镜包虫摘除术：该术式能避免较大切口，具有创伤小、术后疼痛轻明显、缩短卧床和康复时间，以及良好的腹腔视野和有腹膜保护等优点。手术方式包括完整包虫外囊切除术、内囊摘除术和肝叶切除术。

2. **肝泡状棘球蚴病** 肝泡状棘球蚴病根治性切除术是目前治疗该病的首选方法，其依照无瘤手术操作和精准肝脏外科的原理彻底清除棘球蚴病灶。因肝泡状棘球蚴病具有肺、脑、骨、肾等转移特点，术前需完善全身检查。为排除转移的可能，切除范围要求超过病灶边缘1 cm的正常肝组织，以清除病灶浸润生长活跃区域，确保剩余肝脏结构完整和功能代偿。

3. **姑息性手术** 晚期无法行根治性切除术的肝泡状棘球蚴病患者，应针对黄疸、组织坏死、感染等并发症进行支持治疗，以延长患者生命，为肝移植争取时间。姑息性手术包括病灶姑息性肝切除术和介入外引流术。

4. **肝移植**　晚期肝泡状棘球蚴病无法进行病灶肝切除术者，肝移植是治疗的有效方法。但由于肝移植的费用高，可能出现严重的并发症，同时又存在复发或转移的可能等，被视为外科手术治疗的最后选择。

（五）中医治疗

中医研究显示，中药对肝棘球蚴病患者的治疗效果十分显著。目前，临床上最常用的自制消泡丸，其成分包括黄芪、炒白术、补骨脂、露蜂房、海藻、雷丸、槟榔、党参、柴胡或瓜蒌等，患者用药3个月后，不仅临床疗效显著，且不良反应少。

（六）其他治疗

1. 营养状况较差者，给予肠内或肠外营养支持。
2. 贫血严重的患者，可以输注血制品。
3. 肝损伤的患者，给予适当保肝治疗，并纠正电解质紊乱。

五、护理

（一）护理评估

1. 评估患者是否有高原牧区生活史，是否有牛、羊接触史。
2. 病情评估

（1）评估生命体征、有无腹部包块，是否伴有腹胀、腹痛、食欲缺乏、恶心、呕吐、黄疸、胆绞痛等症状。

（2）评估营养状况，如有无贫血、低蛋白血症及患者进食、食欲情况。

（3）棘球蚴皮内试验结果是否为阳性。

3. 评估患者对疾病的认知程度，是否对治疗感到焦虑，恐惧。
4. 评估专科疾病的症状及体征。

（二）护理诊断/问题

1. **焦虑**　与害怕手术疼痛、失败或死亡等因素有关。
2. **知识缺乏**　缺乏有关疾病的医疗护理常识。
3. **营养失调，低于机体需要量**　与患者长期不能从消化道有效摄取食物营养，机体代谢增高有关。
4. **活动无耐力**　与手术创伤、长期卧床、营养不良、虚弱等因素有关。
5. **潜在并发症**　感染。

（三）护理措施

1. 术前护理

（1）按肝胆外科术前一般护理常规进行护理。

（2）心理护理：患者大多数来自牧区，且以少数民族居多，牧区地理位置边远，患者缺少就医经历，且部分少数民族患者不善汉语交流，因此与其沟通时，语速要减慢，或者找翻译协助。护理患者时，充分尊重患者的民族习惯和个人权利。多数患者对手术治疗心存疑虑，需向患者及家属讲解引起该病的病因、临床表现，使患者明白手术治疗是治疗该病的有效手段。

（3）术前10天遵医嘱给予抗棘球蚴病药（阿苯达唑）口服。

（4）肝棘球蚴病是慢性消耗疾病，易导致患者营养不良，应加强患者营养支持，严重贫血的患者可输注血液制品。

（5）应限制患者剧烈活动，防止腹压增高，避免包虫囊肿破裂。囊液具有很强的致敏性，一旦囊肿破裂，会导致过敏性休克、继发性感染，甚至死亡。一旦囊肿破裂，应立即报告医师处理，轻者给予口服醋酸泼尼松片，重者立即皮下注射盐酸肾上腺素0.5 ～ 1.0 mg，并静脉滴注氢化可的松100 ～ 200 mg、10%葡萄糖酸钙10 ml及盐酸多巴胺10 ～ 20 mg。

（6）对症处理其他症状。

2. 术后护理

（1）严密观察病情：术后48 h内应由专人护理，监测患者生命体征。术后需常规吸氧3 ～ 4天，以增加肝脏供氧量，及时检测肝、肾功能，监测生化指标、尿量、尿比重，以及准确记录24 h出入量。

（2）术后返回病房：患者麻醉清醒且血压平稳后可取半卧位。术后1 ～ 2天应卧床休息，不鼓励患者早期活动，避免剧烈咳嗽和打喷嚏等，以防术后肝断面出血。

（3）引流液的观察：观察引流液的颜色、量和性质。一般情况下，术后当天可从肝周引流管引流出鲜红色血性液体100 ～ 300 ml，若血性液体引流量增多，应警惕腹腔内出血；若明确为凝血机制障碍性出血，可遵医嘱给予凝血酶原复合物、纤维蛋白原，输注血制品，纠正低蛋白血症；若短时间内或持续引流出大量血性液体，或者经输血、输液治疗，患者血压、脉搏仍不稳定时，应做好手术止血的准备。

（4）疼痛护理：评估疼痛的部位、性质、程度，视觉模拟评分法（visual analogue scale，VAS）评分≥4分或难以忍受疼痛者，报告医师给予镇痛、解痉药物，用药30 min后评估镇痛效果并记录。

（5）胆漏/瘘的护理：胆漏/瘘是肝切除术后的常见并发症。术后注意观察引流液的性质，早期引流管可引流出少量胆汁（来自肝断面），随着创面愈合，引流量逐渐减少；发生胆漏/瘘后，注意保持引流管通畅，观察引流液量和性质，并密切观察患者有无剧烈腹痛、发热等腹膜炎症状。

（6）呼吸道护理：指导患者术后进行深呼吸并掌握有效咳嗽的方法，根据需要协助和指导患者翻身、叩背，促进痰液排出；痰液黏稠者，给予雾化吸入。遵医嘱应用抗生素；氧饱和度异常或自觉气促者，可给予吸氧，指导患者加强呼吸功能锻炼，必要时使用呼吸功能锻炼仪。

（7）切口护理：观察切口敷料及愈合情况，如切口有无红、肿、热、痛和渗液；对于切口感染者，协助其留取分泌物做培养，以及增加切口的换药频率。

（8）导尿管护理：术后留置导尿管者，注意保持会阴清洁，必要时，每天给予2次会阴护理；一般术后次日可拔除导尿管。

（9）饮食护理：肝棘球蚴病术后待胃肠功能恢复、排气后进食，应少量多餐，逐渐从流质饮食向半流质饮食、正常饮食过渡，补充高蛋白、高热量、高维生素和膳食纤维饮食。必要时提供肠内/肠外营养支持。可以根据肝功能适当补充白蛋白和血浆，提高血浆胶体渗透压和机体抵抗力。

六、健康教育

1．告知患者注意饮食手卫生，做好畜牧的管理工作，特别是在畜牧业较发达的地区，不接触犬、不饮生水、不吃生肉和风干肉等。为防止肝棘球蚴病复发，出院后应继续服用阿苯达唑片1～3个月。

2．药物治疗期间出现过敏或其他不良反应者应停药，遵医嘱改用药物剂型或其他药物；在随访期间，定期复查血常规、肝肾功能，如出现肝、肾损害需立刻停药，在保肝、保肾治疗完毕后再继续用药；有妊娠计划的夫妇应在医师指导下用药，孕妇忌用。

3．指导患者及其家属养成良好的卫生习惯，饭前洗手，不喝生水，不吃未熟的菜；生、熟食用的砧板要分开；儿童不与动物嬉戏、玩耍，定期为牧犬和宠物犬驱除体内的寄生虫，做好疫苗接种，尽量少接触来源不明的宠物，如接触后，用清水或肥皂洗手，将手指甲沟和指甲缝清洗干净；养成饭前便后洗手的卫生习惯；注意食品卫生，尤其是在野外、疫区旅游生活时，不吃生食和不喝污染过的水，保护好饮用水水源，防止牲畜粪便的污染；严格处理病畜内脏，尤其是在疫区，可选择深埋或焚烧，不能乱抛或喂犬；成人在挤奶、剪羊毛和加工皮毛时，注意操作前、后洗手，及时更换衣物。

4．带引流管出院的患者应防止引流管脱落，定期到医院更换引流管、引流口敷料，避免感染。医师允许方可拔管。出院3个月后行超声检查，应加强锻炼，提高机体免疫力。

第五节　肝脏局灶性结节增生

肝脏局灶性结节增生是一种肝脏良性占位性病变，较少见，好发于年轻女性。肝脏局灶性结节增生是仅次于海绵状肝血管瘤的第2位肝脏良性肿瘤，表现为肝脏内界限分明的结节，直径一般小于5 cm。多数患者无明显自觉症状，常在影像学检查或其他疾病剖腹手术时被发现。因缺乏典型临床表现、影像学特征及特异性血清学检查，临床诊断十分困难。本病无恶变的可能，一般无须治疗，只有当诊断不明确、患者出现临床症状时需行手术切除。

一、病因

肝脏局灶性结节增生是肝细胞对先天性血管发育异常的一种增生性反应，由正常肝细胞异常排列形成，内可有小胆管，但不与大胆管相通，有肝巨噬细胞，但常无功能。其最大的病理特点是以星状纤维瘢痕组织为核心向周围呈辐射状分布的纤维组织分隔。星状瘢痕组织内通常包含1条或数条动脉。与肝腺瘤相比，肝脏局灶性结节增生的病灶通常较小，约84%的病灶直径＜5 cm，较少出现坏死、出血。肝脏局灶性结节增生病变中央的星形瘢痕并非真性瘢痕，而是血管与胆管的聚积，有30%的肝脏局灶性结节增生不出现中心瘢痕。

二、临床表现

绝大多数肝脏局灶性结节增生患者无临床症状，只有不到1/3的患者因轻微的上腹疼痛、不适或腹部肿块等就诊。通常情况下肝脏局灶性结节增生多在剖腹手术或体检时偶然发现。

有症状的患者可表现为右上腹疼痛、不适，肝大或右上腹包块。体格检查可发现肝脏位于右肋缘下或右上腹有一硬质肿块，有压痛、表面光滑，随呼吸上下移动。

三、辅助检查

（一）实验室检查

肝功能及甲胎蛋白（α-fetoprotein，AFP）其他实验室检查一般无异常。

（二）影像学检查

1. **超声检查**　通常表现为轻微的低回声或等回声，较少为高回声；经常可见分叶状轮廓及低回声声晕，而肿块内部回声分布均匀，可有点线状增强，边缘清晰、无包膜，星状瘢痕为轻微的高回声。彩色多普勒超声显示，病灶中央可见粗大的动脉向四周呈放射状，动脉血流速高而阻力低，为肝脏局灶性结节增生的特征性表现。

2. **CT检查**　表现为平扫呈等或略低密度，强化扫描动脉期为均质强化，静脉和延迟期仍略高于肝实质。

3. **MRI检查**　显示病灶中心存在瘢痕；增强扫描可见中央星芒状瘢痕，可持续强化。

4. **血管造影**　显示为多血管肿块，表现为中央动脉供血并向周边放射性灌注，肝实质期染色均匀，门静脉期呈现充盈缺损，病变不侵袭门静脉，无血管渗漏及动静脉瘘。

四、治疗

1. **手术治疗** 穿刺病理组织学检查诊断不明、结节直径＞5 cm、无法鉴别良恶性者、肝脏局灶性结节增生诊断明确而体积较大者、随诊观察过程中肿瘤逐渐增大者，需行手术治疗。手术方式为不规则局部肝切除术或肿块剔除术。

2. **非手术治疗** 一般认为肝脏局灶性结节增生无坏死和破裂出血，不发生癌变，明确诊断为肝脏局灶性结节增生的无症状者可以采用非手术治疗，并严密随访。

五、护理

（一）护理评估

1. **健康史及相关因素** 包括家族中有无肝脏局灶性结节增生发病者，有无对生活质量的影响及发病特点。

（1）一般情况：患者的年龄、性别、职业、婚姻状况、营养状况等，尤其是与现患疾病相关病史、用药史、过敏史、手术史及女性患者生育史等。

（2）病因和诱因：有无吸烟、长期饮酒，有无不良饮食习惯，有无家族史，有无经历重大精神刺激、剧烈情绪波动或抑郁史。

（3）既往史：询问有无其他部位肿瘤史或手术治疗史，有无其他系统伴随疾病，有无用（服）药史、过敏史。

（4）家族史：了解有无相关肿瘤家族史等。

2. **身体状况**

（1）局部状况：肿块位置、大小、有无触痛、活动度情况。

（2）全身状况：重要脏器的功能状况。

（二）护理诊断/问题

1. **疼痛** 与术后伤口疼痛及各个管道刺激有关。

2. **营养失调，低于机体需要量** 与术后机体摄取能量不足有关。

3. **体温升高** 与术后感染、引流不畅有关。

4. **焦虑** 与担心疾病预后、疾病知识缺乏有关。

（三）护理措施

1. **术前护理**

（1）按肝胆胰外科疾病术前护理常规进行护理。

（2）全面评估患者，包括健康史及其相关因素、身体状况、生命体征，以及意识、精神状态、行动能力等。

（3）心理护理。因文化背景、心理特征、病情及对疾病的认知程度不同，患者会产生不同的心理反应。通过与患者交流和沟通，有针对性地进行心理疏导，了解患者及其家属情绪和心理变化，采取诱导方法逐渐使其接受并正视现实；医护人员应热情、耐心、服务周到，对患者给予同情、理解、关心、帮助。告诉患者不良的心理状态会降低机体的抵抗力，不利于疾病的康复。解除患者的紧张情绪，使其更好地配合治疗和护理。

2. 术后护理

（1）按肝胆胰外科术后一般护理常规进行护理。

（2）患者术后清醒返回病房后，可枕软枕，床头抬高15°～30°，以降低切口张力，有利于呼吸和引流。鼓励患者尽早活动，术后24 h后可下地活动，避免剧烈咳嗽。

（3）术后24 h持续低流量吸氧。

（4）术后密切观察患者的血压、脉搏等，注意腹部体征，及时判断是否发生内出血。

（5）密切观察伤口有无渗血，观察出血量、速度、血压、脉搏。

（6）引流管护理。患者术后可能会留置腹腔引流管、胃管、尿管，故在活动、翻身时要避免引流管打折、受压、扭曲及脱出等。引流期间保持引流通畅，定时挤压引流管，避免引流不畅造成感染。若腹腔引流液为血性液体，为防止感染应每天更换引流袋。

（7）引流液观察。术后引流液的观察是重点，每天记录和观察引流液的颜色、性质和量，如短时间内引流出大量血性液体，应警惕继发性大出血的可能，同时密切观察患者血压和脉搏，发现异常及时报告医师并给予处理。若引流液含有胆汁，应考虑胆漏/瘘。

（8）体液平衡护理。准确记录24 h出入量。监测电解质浓度，保持内环境稳定。

六、健康宣教

1. **复查指导** 术后1个月进行第1次复查，建议复查肝功能、术区积液情况，之后每6个月复查1次。嘱患者如有异常情况应及时来院就诊。

2. **活动指导** 适当进行体育锻炼，如游泳、慢跑等，劳逸结合，增强体质。

3. **饮食指导** 规律饮食，忌暴饮暴食，多食用低脂、高蛋白、富含维生素、清淡易消化的食物，忌食辛辣刺激的食物。

第六节 肝豆状核变性

肝豆状核变性是一种常染色体隐性遗传病，由威尔逊在1912年首次提出，故又称“威尔逊病”（Wilson disease，WD）。肝豆状核变性是指铜代谢障碍引起的肝硬化，以基底节损害为主的脑变性，是目前少数可以治疗的遗传病之一。许多患者因没有及时诊断而丧失治疗机会，造成严重的器官功能障碍，影响患者生活质量。

一、病因

肝豆状核变性的致病基因为*ATP7B*，其定位于染色体13q14.3。该基因突变导致腺苷三磷酸酶（adenosine triphosphate，ATP酶）功能减弱或消失，引起血清铜蓝蛋白合成减少及胆道排泄铜障碍。铜代谢障碍的具体表现为血清总铜量和铜蓝蛋白减少而疏松结合部分的铜量增多，肝脏排泄铜到胆汁的量减少，尿铜排泄量增加，许多器官和组织中沉积过量的铜，以肝、脑、角膜、肾等部位尤为明显。过度沉积的铜可损害上述器官的组织结构和功能。

二、临床表现

本病多在10～25岁出现症状，男性稍多于女性，同胞中常有同病患者。一般起病缓慢，临床表现如下。

1. **神经异常**　包括肢体震颤及步态不稳、构音障碍、智力下降。少数可有腱反射亢进和锥体束征，可出现癫痫样发作等。

2. **肝损害**　儿童期患者常以肝病症状为首发症状，成人患者可追溯到肝炎病史。因大部分病例肝损害症状隐匿，就诊时常已进展至肝硬化阶段。其体征包括脾大、脾功能亢进、腹水、食管静脉曲张破裂及肝性脑病等。

3. **角膜色素环**　在角膜边缘可见宽2～3 mm的棕黄或绿褐色色素环，用裂隙灯检查可见细微的色素颗粒沉积，为本病重要体征，一般于7岁之后可见，出现率可达95%以上。

4. **肾损害**　由于肾小管，尤其是近端肾小管上皮细胞受损，可出现蛋白尿、糖尿、氨基酸尿、尿酸尿及肾性佝偻病等。

5. **溶血**　可与其他症状同时存在或单独发生，血液内铜过多损伤红细胞而发生溶血。

三、辅助检查

1. **实验室检查**　铜蓝蛋白＜0.2 g/L，血清铜＜0.7 μg/ml，尿铜＞40 μg/24 h。肝功能异常，血红蛋白减少，白细胞及血小板计数减少。

2. **影像学检查**　头部CT显示，双侧豆状核区可见对称的异常低密度影，尾状核头部、小脑齿状核部位及脑干内也可有密度减低区，大脑皮质和小脑可示萎缩性改变。腹部超声提示肝硬化、肝脏弥漫性病变、脾大及腹水。肝穿刺活组织病理检查提示肝组织纤维化、肝细胞铜染阳性。

3. **其他检查**　脑电图异常；铜代谢相关测定显示绝大多数患者血铜蓝蛋白＜0.2 g/L，若血铜蓝蛋白＜0.1 g/L，则提示肝豆状核变性。成人患者24 h尿铜＞100 mg，或者儿童患者24 h尿铜＞40 mg可作为诊断标准之一。

四、治疗

1. **饮食治疗**　避免进食含铜量高的食物，如小米、糙米、豆类、坚果、海鲜、动物肝脏、巧克力等。

2. **药物治疗**　青霉胺是本病的首选药物。其原理是青霉胺与肝脏和组织中的铜螯合成无毒的复合物，随尿排出，铜在肝脏和组织中的沉积减轻，从而减少损害。本病需长期或终身服药，但首次用药前需要做药物过敏试验，试验结果为阴性者方可使用。

3. **手术治疗** 严重的脾功能亢进者可行脾切除术；急性肝衰竭和药物治疗无效的终末期肝病患者，可考虑行肝移植。肝移植可纠正肝铜代谢缺陷并逐步逆转肝外铜代谢异常，但需避免使用有致病基因的肝脏供体。

五、护理

（一）护理评估

1. **健康史及相关因素** 了解患者的肝病病史及诊疗过程，有无肝性脑病、消化道出血病史，有无药物过敏史及药物中毒史。

2. **身体状况**

（1）局部状况：肝区有无疼痛或压痛，皮肤、巩膜有无黄染及其程度，皮肤有无出血点或感染灶。

（2）全身状况：了解肝功能的代偿情况，如血清胆红素、凝血酶原时间、凝血因子、血糖、血白蛋白水平及水和电解质、酸碱平衡状况等；评估患者的营养状态，有无腹水及其程度，是否存在出血、感染、脑水肿、肾衰竭和呼吸衰竭等。

（二）护理诊断/问题

1. **活动无耐力** 与乏力，食欲减退有关。
2. **营养失调，低于机体需要量** 与患者食欲减退、吸收功能障碍有关。
3. **焦虑** 与经济紧张、担心预后有关。
4. **并发症** 上消化道出血、肝肾综合征、肝性脑病等。
5. **有皮肤完整性受损的危险** 与消瘦机体抵抗力下降、长期卧床有关。

（三）护理措施

1. **术前护理**

（1）按肝胆胰外科术前一般护理常规进行护理。

（2）避免食用动物肝脏、贝壳类、蟹、虾、蘑菇、巧克力、豆类、坚果类及玉米等含铜高的食物。

（3）与患者进行充分的沟通，并做好心理护理和解释工作，让患者及其家属既了解手术的风险，又对手术效果有信心。

（4）药物治疗。①青霉胺：应长期服用，每天20～30 mg/kg，分3～4次于餐前0.5 h口服。②三乙基四胺：对青霉胺有不良反应时可改服本药，但长期应用可致铁缺乏。③硫酸锌：毒性较低，可长期服用。餐前0.5 h服200 mg，每天3次，与青霉胺合用可以促进铜的排泄，干扰铜的吸收，但两者服药时间至少间隔2 h，以防锌离子在肠道内被青霉胺络合。④葡萄糖酸锌：每天280～560 mg，分3次饭后服用。

（5）对症及保肝治疗。①保肝治疗：使用多种维生素、能量合剂等；②针对锥体外系症状，可选用苯海索或东莨菪碱；③有溶血发作时，可用肾上腺皮质激素或血浆替换疗法。

2. 术后护理

（1）按肝胆胰外科术后护理常规进行护理。

（2）严密观察病情变化。

1）仔细阅读麻醉和手术记录：了解手术经过、麻醉方式、术中出血情况、液体的出入量、血流动力学参数及术中发生的情况。

2）体温护理：严密观察体温变化，若体温过低（体表或体内温度低于35 ℃，甚至33 ℃），应给予复温护理，室温保持在28 ℃，床单位使用复温毯，待体温上升后停止。加热输入的液体并保持恒温37 ℃。若术后体温超过37.5 ℃，应考虑是否有排斥反应或病原微生物感染。在排除急性排斥反应后，加用抗生素或抗病毒药物或加大药物剂量。

3）维持有效呼吸：术后严密观察呼吸的频率、节律、深浅度，气道内压，潮气量等，监测血氧饱和度、血气分析，如有异常应排查是否存在肺不张、胸腔积液等并发症。给予氧气吸入（氧流量为2～3 L/min）。使用免疫抑制剂时应观察有无并发呼吸道感染。指导患者定时做深呼吸，有效咳嗽、咳痰，定时翻身、拍背，给予雾化吸入，清除呼吸道分泌物，促进肺泡充盈扩张，维护呼吸功能。使用呼吸机时应保持口腔清洁及无菌操作，尽早拔除气管插管，恢复自主呼吸。避免过多使用对呼吸功能有影响的镇痛药。

4）循环功能：①监测血流动力学。持续、动态监测患者的心率、血压、脉搏、血氧饱和度、中心静脉压（central venous pressure，CVP）、肺毛细血管楔压等，每15～30 min记录1次，待患者病情稳定后改为每小时观察记录1次。儿童易发生高血压，更应多巡视、观察。②监测水、电解质及酸碱平衡。准确记录出入量，包括每小时尿量、引流量、补液量等，维持出入量的平衡。③合理静脉补液。遵医嘱及时补充晶体液和胶体液，根据患者的心率、血压、CVP、出入量、电解质及血气分析等，合理安排各类液体的输注顺序和速度，以维持体液平衡。

（3）预防感染

1）尽量安排肝移植患者入住单人或双人病房，病室地面、物品表面每天用有效氯消毒液擦拭。

2）做好器官移植病房的消毒、隔离工作，确保符合感染控制规范要求。

3）限制探视，单人陪伴。

4）注意饮食卫生，观察粪便颜色、量，若患者发生腹泻，及时送粪便真菌、细菌培养，以排除感染饮食，鼻饲患者应逐步减量或停止鼻饲，注意抗生素的合理使用。

5）严格无菌操作，伤口、管道周围要定时换药，医务人员及患者家属加强手消毒。

（4）早期肠内营养

1）如患者病情平稳，应尽早拔除胃管，经口进食，早期开展肠内营养。

2）密切观察患者腹部体征、胃液性状，观察有无消化道应激性溃疡、出血、穿孔等并发症。遵医嘱使用奥美拉唑等药物。

（5）肝移植术后皮肤、黏膜及手术切口的观察护理

1）观察伤口的渗液、渗血和皮肤微循环状况，保持敷料干净，及时更换敷料，防止感染，使用腹带保护腹部切口，减少胶布的使用，防止皮肤破损。

2）保护皮肤完整性。保持床单位平整、清洁、干燥，保持皮肤干燥，勤帮患者翻身。使用气垫床，以免发生压疮。

3）保持口腔清洁。观察口腔黏膜的情况，禁食期间保持口腔湿润，做好口腔护理，减少不适及口腔感染。

4）加强肛门周围皮肤的护理，保持局部皮肤清洁、干燥。

（6）肝移植术后留置导管的观察、护理

1）腹腔引流管：肝移植后分别于右膈下、右肝下、左膈下置2～3根引流管，每根引流管分别注明标记，定期更换引流袋，记录引流量。遵医嘱留取标本培养，观察切口敷料的渗血情况。

2）T形管：用无菌引流袋连接T形管，固定于患者床边缘，严防脱落、扭曲、折叠。供肝功能良好的指标是术后24～48 h,T形管引流出金黄色胆汁，注意观察胆汁的颜色、性质、量的变化。若无胆汁流出，可能存在机械性梗阻或肝内栓塞，或者供肝无功能。

3）尿管：做好尿道口的护理，防止尿路感染。应尽早拔除尿管，原则上不做膀胱冲洗。

4）中心静脉导管：定期更换中心静脉导管、股动脉置管处敷料，保持局部清洁。有效固定，防止导管脱落，如穿刺处渗血多，应覆盖纱球后再以透明贴膜固定，并定时更换透明贴膜。病情允许时应及时拔除导管，避免导管相关性感染。

（7）免疫抑制剂的使用和注意事项

1）加强服药指导及药物不良反应观察。免疫抑制治疗是肝移植后预防和治疗排斥反应的必要方法，常需终身应用。应根据血药浓度及肝肾功能在医师指导下合理使用。

2）使用免疫抑制剂时，应做到剂量、用药时间准确，准确核对药名、剂量。

3）定期测定血液中环孢素或他克莫司的浓度，抽血时间一般安排在最后1次用药后12 h，空腹时抽血，以保证测定结果的准确性。

4）观察免疫抑制剂的不良反应，包括皮肤瘙痒、神经系统症状等，给予对症处理或调整用药剂量。①环孢素与他克莫司相似，不良反应主要有肾毒性、高血压及精神症状等。②硫唑嘌呤的不良反应主要为骨髓抑制、脱发、肝损害。③皮质类固醇急性不良反应包括中枢神经系统改变，如狂躁或抑郁、失眠等，水、钠潴留及高血糖等。长期不良反应包括库欣综合征、痤疮、多毛、儿童发育迟缓、白内障及感染增加等。

5）肝移植术后应用免疫抑制剂的注意事项。①通常用的环孢素、他克莫司、硫唑嘌呤及泼尼松等，按每千克体重计算，逐渐减量，但需终身服药；②用药期间可并发白细胞计数减少、感染，也易致骨质疏松、应激性溃疡及肝功能损伤等并发症；③护士对移植患者讲解口服药物的注意事项及方法，定期监测环孢素或他克莫司的血药浓度。

（8）并发症的观察与处理

1）掌握术后早期并发症：移植术后48～72 h称为手术应激期。此期主要并发症有腹腔内渗血与大出血；呼吸道并发症，如肺不张、肺水肿等；少尿和植入肝无活力。

2）预防出血：出血可发生在移植术后任何一个阶段，但多数发生在早期，最常见的是腹腔内出血和胃肠道出血。术后应严密监测血压、脉搏、呼吸、血氧饱和度，定期监测血常规、凝血酶原时间及血细胞比容，并定期复查腹部超声，观察腹腔内有无出血，伤口有无渗血，腹腔引流管有无大量血性液引出。观察胃管内有无咖啡色胃液引出，遵医嘱应用抗酸剂，预防消化道出血。

3）血管并发症：血管并发症是肝移植术后严重的并发症。其中，以肝动脉血栓形成最严重。早期的肝动脉血栓可出现暴发性肝坏死和肝衰竭，临床表现为肝区的突发性疼痛、精神萎靡、高热、腹水，甚至昏迷。肝功能明显异常时超声检查可见肝动脉血流消失。肝移植后期出现的肝动脉血栓表现为肝脓肿，败血症，胆管坏死、狭窄或胆漏/瘘。使机体保持相对低凝状态。调整凝血机制和避免过度纠正凝血功能，均有助于降低肝动脉血栓的发生率。肝动脉血栓形成一般在肝移植术后5～7天，如患者有发热、血清转氨酶升高、胆漏/瘘等症状，应警惕肝动脉栓塞的可能。由于抗凝治疗时机体处于相对低凝状态，易发生血管穿刺部位渗血，应注意保护血管穿刺点，可给予加压包扎，防止皮下出血。同时注意调整输液速度，避免循环系统负担加重或血浆黏度改变。

4）胆道并发症：胆漏/瘘、胆管狭窄、胆道感染和胆泥形成是肝移植术后常见的并发症。术后应注意观察有无发热、梗阻性黄疸、腹痛，以及粪便的颜色，腹腔引流管、伤口或T形管周围有无胆汁流出。此外，应注意保持T形管引流通畅。

（9）排斥反应的观察处理。排斥反应分为超急性排斥反应、急性排斥反应和慢性排斥反应3种类型。超急性排斥反应在肝移植中极为少见。急性排斥反应最常见，第1次急性排斥反应通常于术后第6～7天至第6周出现。其临床特征如下。

1）精神萎靡、乏力、烦躁不安、食欲减退、肝区胀痛、腹泻、发热、黄疸加深。

2）最直接、反应最快的观察指标是胆汁量的明显减少，胆汁颜色变淡、黏度下降。

3）胆红素、转氨酶、碱性磷酸酶升高，白细胞、中性粒细胞和嗜酸粒细胞计数增多，以上指标因排斥反应程度及个体差异表现不一，须行肝穿刺活检才能确诊。

4）T形管是反映排斥反应的窗口，术后应特别注意对T形管的保护，防止脱落、扭曲或引流物堵塞，影响胆汁引流，延误诊断及治疗。术后若T形管中无胆汁流出，应警惕T形管阻塞、肝动脉血栓或原发性移植肝无功能。注意保持T形管周围皮肤清洁，术后3个月左右可拔除T形管。

六、健康宣教

1. **活动**　术后24 h取平卧位，术后24 h后根据患者的血压可取半卧位。术后早期患者可在病床上适当活动，待各种引流管拔除后可下床活动，并逐步增加运动量。恢复期要注意体力锻炼，适当进行户外活动，循序渐进，避免劳累。

2. **营养**　肝移植术后对营养的需求量高，患者一旦胃肠功能恢复宜尽早进食，以促进胆汁分泌，有利于肝功能恢复。可逐步从流质饮食、半流质饮食恢复至普通饮食。采用高蛋白、高糖和低脂饮食，根据患者的饮食习惯制定食谱，避免生冷、刺激性食物及饮酒。进食过程中注意饮食及餐具的消毒。观察患者的进食情况，如有消化不良等情况，应积极寻找病因，每周测量体重1次。

3. **正确服药**　详细介绍注意事项及药物不良反应，以免因滥用药物造成对移植肝的损害。注意观察有无肝肾毒性、血压升高、神经毒性等药物不良反应，定时测定肝肾功能、血常规、血糖及尿糖。

4. **出院指导** 向患者及其家属讲解肝移植的基本知识和出院后可能出现的问题，详细介绍出院后的注意事项，帮助患者建立良好的生活习惯。

（1）指导患者准备家庭护理用品，如体温计、血压计、体重秤等，教会患者正确的使用方法并指导其准确记录。

（2）指导患者正确服用免疫抑制剂，切勿擅自更改药物剂量或停药，不随便服用其他药物。

（3）指导患者定期复查，根据肝功能及免疫抑制剂在血液中的浓度调整用药剂量。

（4）患者尽量避免到公共场所，减少日光过度照射，防止因服用免疫抑制剂而诱发的皮肤癌。禁止饲养宠物。

（5）指导患者注意T形管的保护和清洁，嘱患者定时换药，防止感染。

（6）若有不适，如发热、疲乏、头痛、腹痛等症状，应及时来院就诊，以免延误病情。儿童患者勿接种疫苗。

（7）适当锻炼，增强体质。

第七节 肝血管瘤

肝血管瘤是一种由大量的动静脉血管异常构成的肝脏良性肿瘤，大小和数量各异，但绝大多数体积较小且较少引发症状，因此常在影像学检查中意外发现。肝血管瘤的发病率为0.4%～20.0%，特别在女性及接受雌激素和孕激素治疗的人群中发病率较高。该病分为小血管瘤（直径＜5 cm）、大血管瘤（直径5～10 cm）及巨大血管瘤（直径＞10 cm），并可依其含纤维组织多少分类为硬化性血管瘤、血管内皮细胞瘤、毛细血管瘤和海绵状血管瘤。

肝血管瘤通常被认为系胚胎发育过程中血管过度发育或分化异常导致的血管畸形，其中，以海绵状血管瘤最常见。肝脏海绵状血管瘤生长缓慢、病程长，常在中年以后出现症状。可单发和多发，小至针尖，大者可占据大部分腹腔。本病可发生于任何年龄，但常见于30～60岁，女性多于男性。

一、病因

肝血管瘤的发病原因不清楚，可能与先天性发育异常有关。既往研究结果显示，性激素可以促使血管内皮细胞增生、移行甚至形成毛细血管样结构。

二、临床表现

肝血管瘤病程进展较慢，瘤体较小时无明显症状、体征。血管瘤较大时可出现临床表现。上腹部不适、腹胀、嗳气等。临床表现与肿瘤直径、部位相关。若肿瘤直径＞5 cm，可因对邻近组织和脏器的压迫产生临床症状。主要表现为右季肋区不适感或胀痛，偶因左肝巨大血管瘤压迫胃肠道，产生消化不良、恶心、呕吐等症状。极少数肝血管瘤因自发破裂或外伤情况下破裂并发腹腔出血，引起严重腹部症状。当巨大血管瘤或肝门部血管瘤压迫胆道时，可引起胆道梗阻、黄疸；或者压迫肝静脉和/或下腔静脉可引起布-加综合征（巴德-基亚里综合征）。肿瘤内若有血栓形成或坏死，可致发热、全身消耗性凝血等严重并发症。腹部检查可触及与肝相连的肿块，表面光滑、质地柔软。

三、辅助检查

1. **超声检查**　可显示肿瘤的大小、部位、数量，是临床最常用的检查方法。

2. **CT检查**　分辨率高，CT能明确显示肿瘤的位置、数量、大小及与周围脏器和重要血管的关系，并可测定无肿瘤侧的体积，对判断是否切除肿瘤及评估手术的安全性具有价值。

2. **MRI检查**　对血管瘤的鉴别优于CT，能检出＜1 cm的肿瘤。

四、治疗

由于肝血管瘤生长缓慢，且不会恶变，仅少数患者需要手术治疗。肝血管瘤直径＜5 cm者，不予处理，定期观察、随访；直径≥10 cm者主张手术切除；直径6～9 cm者依情况而定。

（一）手术治疗

1. **手术切除**　肝血管瘤较大且合并以下危险因素时，建议考虑手术治疗。

（1）伴发症状严重或出现严重并发症的肝血管瘤。

（2）进行性增大的肝血管瘤。

（3）难以鉴别良、恶性病变，特别是合并乙型肝炎和肝硬化者。

（4）肝血管瘤导致的严重焦虑等精神症状。

2. **肝动脉结扎或栓塞术**

（1）肝血管瘤合并危险因素，如存在肝血管瘤破裂的风险。

（2）有手术切除指征，但肿瘤巨大，可经肝动脉插管化疗栓塞术（transcatheter arterial chemoembolization，TACE）缩小瘤体，为二期手术切除创造条件。

（3）肿瘤周围有重要结构，手术切除风险较大。

（4）伴黄疸或消耗性凝血病。

（5）不能耐受手术或不愿接受外科手术的患者。

3. **局部消融术**

（1）肝血管瘤最大直径≥5 cm，且近2年临床随访观察影像学检查提示瘤体直径增大＞1 cm。

（2）存在与血管瘤相关的持续腹部疼痛或不适，已行胃镜及肠镜检查排除由其他胃肠道疾病导致的可能。

（3）患者治疗意愿较强，且不愿意接受手术治疗。

（二）非手术治疗

肝血管瘤是一种良性疾病，多数生长缓慢，无恶变倾向，自发破裂者少见。因此，瘤体较小，无明显临床症状者，可随访观察。

五、护理

（一）护理评估

1. **健康史及相关因素** 包括家族中有无相关疾病的发生，有无对生活质量的影响，发病特点。

（1）一般情况：患者的年龄、性别、职业、婚姻状况、营养状况等，尤其是与现患疾病相关病史、用药史、过敏史、手术史、家族史、遗传病史及女性患者生育史等。

（2）发病特点：患者有无腹痛、腹胀、食欲减退、恶心、嗳气等症状。

2. **身体状况**

（1）局部状况：血管瘤的位置、大小，肿块有无触痛、活动度情况。

（2）全身状况：重要脏器的功能状况。

3. **辅助检查**

（1）心、肺、肾功能检查。

（2）肝功能储备检查。

（3）肝胆影像学检查。

（二）护理诊断/问题

1. **疼痛** 与手术切口有关。
2. **营养失调，低于机体需要量** 与术后禁食、摄入减少及吸收障碍有关。
3. **潜在并发症** 感染、出血。
4. **有皮肤完整性受损的危险** 与长期卧床有关。

（三）护理措施

1. **术前护理**

（1）按肝胆胰外科术前护理常规进行护理。

（2）心理护理。大多数患者不了解麻醉和手术的过程，担心手术的效果和医疗费用，术前会出现情绪紧张、焦虑，甚至是恐惧心理。应用图文并茂的宣传册、视频等多种形式向患者介绍机器人手术的优点；简单介绍手术体位、手术方法及术后治疗护理的要点；安排患者与手术成功的患者在术前进行交流，减轻患者的术前紧张情绪与顾虑。

（3）术前准备。完善各项术前检查、准备好术中带药；备皮；备血；肠道准备，禁食、术前1天服用肠道清洁剂。

（4）呼吸道准备。指导患者戒烟、呼吸锻炼，掌握有效咳嗽的方法。

（5）术后活动指导。指导患者床上翻身，训练患者在床上使用大、小便器。

2. **术后护理**

（1）按肝胆胰外科术后一般护理常规进行护理。

（2）患者术后返回病房后，给予去枕平卧位，头偏向一侧；麻醉完全清醒后若病情允许，可取半卧位，以降低切口张力，并利于呼吸和引流。为防止术后肝断面出血，一般不鼓励患者早期活动。术后24 h内应平卧休息，避免剧烈咳嗽。

（3）术后24 h内持续低流量吸氧。

（4）病情观察。术后密切观察患者的血压、脉搏等生命体征的变化，并注意观察腹部体征，以便及时发现可能发生的内出血。

（5）密切观察伤口有无渗血现象，一旦发现渗血应立即评估出血量、速度，以及患者的血压、脉搏变化；若出现休克征象，应及时通知医师并进行相应处理。除采取药物止血外，必要时做好手术止血的准备。

（6）引流管护理。术后患者会留置腹腔引流管、胃管、尿管，因此在患者活动、翻身时要避免引流管打折、受压、扭曲及脱出等。引流期间保持引流管通畅，定时挤压引流管，避免引流不畅造成感染。若腹腔引流液为血性液体，为防止感染，应每天更换引流袋。

（7）引流液观察。术后引流液的观察是重点，每天记录和观察引流液的颜色、性质和量，若在短时间内引流出大量血性液体，应警惕发生继发性大出血的可能，同时密切观察患者的血压和脉搏的变化，发现异常及时报告医师给予处理。若引流液含有胆汁，应考虑胆漏/瘘。

（8）体液平衡护理。准确记录24 h出入量。监测电解质，保持内环境稳定。

六、健康宣教

1. **复查指导**　定时复查，每3～6个月复查1次腹部超声。

2. **活动指导**　劳逸结合，避免过度劳累，适当进行户外活动及轻度体育锻炼如散步、打太极拳等，以增强体质。

3. **规律作息**　保持规律的作息时间，充足的休息有助于身体更有效地恢复。应避免过度劳累或熬夜，保证每天有充足的睡眠时间。

4. **避免滥用药物**　如果有需要服用的药物，尤其是对肝脏造成负担的药物，务必咨询医师并按照医嘱服用。

5. **饮食指导**　应以易消化、富含维生素和矿物质的食物为主。多食用蔬菜、水果、高蛋白的食物，避免油炸、辛辣等刺激性食物。

6. **心理调适**　患者亲属要关心支持患者、多陪伴、多交流，帮助患者保持积极的态度。

第八节 布－加综合征

布－加综合征又称“巴德－基亚里综合征”，是指在没有右心衰竭或缩窄性心包炎的情况下，肝小静脉到下腔静脉不同程度的肝静脉流出道阻塞，导致门静脉和/或下腔静脉高压的临床综合征。布－加综合征主要与先天静脉畸形和体内高凝血状态有关，属于肝后型门静脉高压，但与常见的肝硬化门静脉高压显著不同。目前公认的分型包括肝静脉阻塞型、下腔静脉阻塞型和混合型。

一、病因

布－加综合征的病因种类繁多，中国和西方国家的发病机制不同。西方国家以肝静脉阻塞型为主，与骨髓增殖性肿瘤、阵发性睡眠性血红蛋白尿、贝赫切特综合征、口服避孕药有关；国内以下腔静脉阻塞型多见。可明确诊断的仅占30%～40%，又分为继发性和原发性，前者指继发于静脉外的病灶对静脉的压迫或侵袭，如肝细胞癌、右肾癌、右侧肾上腺腺癌、原发性血管瘤等；后者则与原发的静脉疾病有关，如血栓、静脉炎等。

二、临床表现

肝静脉阻塞型的临床表现主要有腹胀、腹痛、肝脾大、顽固性腹水、消化道出血等门静脉高压的症状和体征。下腔静脉阻塞型主要为双下肢肿胀、静脉曲张、色素沉着、反复出现难愈性溃疡、躯干出现纵行走向且粗大的静脉曲张。依血管受累多少、受累程度和阻塞病变的性质和状态等不相同。布－加综合征可分为急性型、亚急性型和慢性型。

1. **急性型** 多为肝静脉完全阻塞引起，阻塞病变多为血栓形成。血栓多始于肝静脉出口部，血栓可进入下腔静脉。该型起病急骤，临床表现为突发上腹部胀痛，伴恶心、呕吐、腹胀、腹泻，肝脏进行性肿大、压痛，多伴有黄疸、脾大，腹水迅速增长，同时可有胸腔积液。暴发性可迅速出现肝性脑病，黄疸进行性加重，出现少尿或无尿，可并发弥散性血管内凝血（disseminated intravascular coagulation，DIC），多器官功能衰竭（multiple organ failure，MOF），自发性细菌性腹膜炎等，多数在数天或数周内可以因循环衰竭、肝衰竭或消化道出血而迅速死亡。

2. **亚急性型** 为肝静脉和下腔静脉同时或相继受累，顽固性腹水、肝大和下肢水肿多同时存在，继而出现腹壁、腰背部及胸部浅表静脉曲张，临床表现为血流方向向上为该综合征区别于其他疾病的重要特征。黄疸和肝脾大仅见于1/3的患者，且多为轻至中度。

3. **慢性型** 病程可长达数年以上，多见于膈膜型阻塞的患者，病情多较轻，但多有引人注目的体征，如胸腹壁粗大的蜿蜒的怒张静脉，色素沉着见于足靴区，有的出现慢性溃疡。虽可有不同程度的腹水，但多数趋于相对稳定。此外，临床表现还包括颈静脉怒张、精索静脉曲张，巨大的腹股沟疝、脐疝、痔核等。晚期患者由于营养不良、蛋白丢失、腹水增多、消瘦，可出现典型的“蜘蛛人”状态。

三、辅助检查

（一）实验室检查

1. **血常规** 可有白细胞计数增多。慢性型的布-加综合征晚期病例，若有上消化道出血或脾大、脾功能亢进者，可出现贫血或血小板、白细胞计数减少。

2. **肝功能检查** 急性型患者可有血清胆红素增加，丙氨酸转氨酶、天门冬氨酸转氨酶、碱性磷酸酶升高，凝血酶原时间延长和人血清白蛋白减少。慢性型病例的肝功能检查多无明显变化。

3. **腹水检查** 蛋白浓度常低于30 g/L，若不伴有自发性细菌性腹膜炎，细胞数亦不明显增多。

4. **免疫学检查** 血清免疫球蛋白A（immunoglobulin A，IgA），免疫球蛋白M（immunoglobulin M，IgM），免疫球蛋白E（immunoglobulin E，IgE）和C3等无明显特征性变化。

（二）影像学检查

1. **超声检查** 具有较高的诊断价值，其符合率可达95%以上。因此，腹部超声检查是布-加综合征首选、有价值、非创伤性检查。

2. **CT检查** CT可见肝脏呈弥漫性、低密度肿大且伴有大量腹水。增强CT扫描对布-加综合征的诊断具有重要意义。

3. **MRI检查** MRI可见肝实质的低强度信号，提示肝脏淤血，组织内自由水增加，MRI可清晰显示肝静脉和下腔静脉的开放状态，还可显示肝内侧支循环呈现的蛛网样变化，同时对肝外侧支循环也可显示。

4. **肝静脉、下腔静脉、门静脉及动脉造影** 血管造影是确立布-加综合征诊断的最有价值的方法，常用的有4种：①下腔静脉造影及测压；②经皮肝穿肝静脉造影；③经皮脾穿刺门静脉造影；④动脉造影。

四、治疗

1. **介入治疗** 布-加综合征的治疗首选介入治疗，其创伤小，效果好。下腔静脉或肝静脉合并血栓者，可先插管溶栓治疗，待血栓完全溶解后可行球囊扩张治疗，将狭窄段血管扩张，球囊扩张效果差者可行肝静脉或下腔静脉支架置入治疗。

2. **非手术治疗** 非手术治疗包括低盐饮食、利尿、营养支持、自体腹水回输等。起病1周内的单纯血栓形成急性期患者，可给予抗凝血药治疗，但大多数病例于血栓形成后数周或数月才确诊。大多数病例应用非手术治疗后虽可以赢得侧支循环形成的时间，但患者最后仍需手术治疗。非手术治疗可以改善患者全身情况，降低手术死亡率，有利于患者术后康复。

3. **外科手术治疗** 外科手术治疗包括：①隔膜撕裂术，经右心房隔膜撕裂术方法是经右前第4肋外胸切口或经胸骨切口进入胸腔，于右膈神经前纵行切开心包；②下腔静脉－右心房分流术，肠系膜上静脉－右心房分流术；④根治性手术，根治性手术可以直接去除原发病灶，若患者同时伴有下腔静脉炎症则仍有复发的可能。

五、护理

（一）护理评估

1. 评估患者年龄、性别、职业、婚姻状况、健康史、心理、自理能力、是否有腹水及腹水量。

2. 评估患者生命体征，意识状态、精神状态及营养状况。

3. 评估患者及家属对布－加综合征的认识程度，是否具备相关知识，在患者做出生活方式与饮食习惯改变时给予鼓励和支持。

（二）护理诊断/问题

1. **营养失调，低于机体需要量** 与能量摄入不足、营养物质丢失过多有关。

2. **潜在并发症** 上消化道出血。

3. **焦虑** 与病程长、担心治疗效果有关。

4. **知识缺乏** 缺乏布－加综合征相关知识。

（三）护理措施

1. **术前护理**

（1）做好心理护理：患者因病程较长，医疗费用负担大，以及以往治疗效果欠佳，非常关心疗效。由于对手术效果不了解，患者顾虑较多。应向患者充分解释手术治疗的目的、操作步骤、预期效果，并邀请手术治疗成功的患者给予鼓励，消除患者的紧张情绪，以轻松的心态迎接手术。

（2）密切观察肝肾功能及免疫功能：患者有无肝损害，转氨酶升高，黄疸、牙龈易出血，凝血酶原时间延长等。为确保手术安全，定时监测各项生化指标。每天测量腹围，准确记录尿量，密切观察利尿药的效果，观察患者有无牙龈出血及消化道出血，观察黄疸变化。

（3）改善营养：摄入高热量、优质蛋白、低脂、易消化的软质饮食，限制水、钠的摄入，根据病情可给予护肝、利尿，纠正低蛋白血症及电解质紊乱的药物，如输入新鲜血液、血浆、白蛋白等，改善患者营养状况，提高患者对手术的耐受力。

2. **术后护理**

（1）按肝胆外科术后一般护理常规实施护理。

（2）监测生命体征，介入手术治疗的患者穿刺点压迫止血后予以加压包扎。观察穿刺部位有无皮下出血，穿刺的患肢末梢循环情况，足背动脉搏动是否触及。穿刺侧肢体制动6 h，不能弯曲和过度用力，患者需卧床24 h。注意饮食的清淡，应避免吃辣椒、生姜等辛辣刺激性食物，也应避免炸鸡、汉堡等油脂含量较高的食物；可以吃对身体恢复有帮助的食物，如小米粥、蔬菜汤等补充体内所需要的营养物质。

（3）观察患者伤口部位的变化，应避免经常用手触摸，也不要用手抓挠，以免导致伤口部位红肿、刺痛，影响术后的恢复。

（4）患者需要在医师的指导下合理使用华法林、阿司匹林肠溶胶囊等抗凝血药，预防血栓的形成，阻止病情持续发展。

（5）患者需要定期到医院进行复查，观察身体的变化情况，阻止病情持续发展，影响正常的生活。

（6）患者可以根据自身的实际情况适当地进行体育锻炼，如慢走、打太极拳等，促进体内的新陈代谢，这对疾病的恢复有一定的帮助。但要避免剧烈运动。

六、健康教育

1. **饮食指导**　多食高蛋白、高维生素、易消化的清淡食物，以提高机体抵抗力，促进伤口愈合；多食富含粗纤维的新鲜蔬菜、水果，保持排便通畅，防止便秘；避免进食过硬、辛辣等刺激性食物；高血压、糖尿病、心脏病患者要严格按照饮食要求进食。

2. **保持室内温湿度适宜**　室内每天通风，保持生活作息规律，注意劳逸结合，适当锻炼。

3. **用药指导**　告知患者用药的目的、重要性，以及药物可能引起的不良反应和特殊注意事项，切忌私自改药、停药，一旦出现用药异常，立即就诊。

4. **安排复诊**　复诊时间一般安排在出院后1个月，出现任何不适及时就诊，有内科并发症患者，请根据自身情况，定期内科门诊就诊。

第九节　门静脉高压

门静脉高压是指各种原因导致的门静脉压力持续升高，从而出现门静脉曲张出血、脾大（伴或不伴脾功能亢进）、腹水、肝性脑病等严重并发症的一种临床综合征。门静脉压力相对于体循环血压升高超过5 mmHg即被定义为门静脉高压。门静脉高压的基本病理、生理特征：门静脉系统血流受阻和/或血流量增加，门静脉及其属支血管内静水压持续升高并伴侧支循环形成。肝静脉压力梯度（hepatic venous pressure gradient，HVPG）是门静脉高压评估的“金标准”，当HVPG＞10 mmHg，或者影像学上门静脉主干内径≥1.3 cm，脾静脉内径≥1 cm，临床提示门静脉高压。临床上肝硬化性门静脉高压占80%，另外20%为非肝硬化性门静脉高压（non-cirrhotic portal hypertension，NCPH）。非肝硬化性门静脉高压属于罕见疾病，且有门静脉高压的表现，临床上极易误诊、漏诊，耽误患者诊治。

一、病因

根据血流阻塞发生的部位门静脉高压分为肝前型、肝内型和肝后型，其中以慢性肝病引起肝硬化所致的肝内型最常见。多数专家认为门静脉高压的发病机制主要有3种学说：①前向血流学说认为，内脏高动力血液循环是门静脉高压发生和维持的一个重要因素；②后向血流学说认为，肝小叶病变使门静脉血流进入小叶中央静脉受阻；③液递物质学说认为，肝功能下降导致肝脏对内脏及外周血管活性物质的灭活能力下降，使液递物质浓度异常增加，导致体循环和内脏循环的一系列改变，如内脏血流量增加、肝内血管阻力增加等。

二、临床表现

临床表现主要是脾大和脾功能亢进、呕血或黑便、腹水及非特异性全身表现（主要为肝功能不良的表现，如疲乏、嗜睡、厌食、肝病面容、蜘蛛痣、肝掌、男性乳房发育、睾丸萎缩等）。曲张的食管、胃底静脉一旦破裂，立刻发生急性大出血，呕吐鲜红血液，由于肝功能损害引起凝血功能障碍，又因脾功能亢进引起血小板减少，因此出血不易自止。由于大出血引起肝组织严重缺氧，容易导致肝性脑病。

三、辅助检查

1. **钡剂检查** 钡剂检查时，胃底静脉曲张表现为黏膜皱襞粗大、扭曲、充盈缺损或黏膜形态扭曲，沿大曲率向贲门方向发展，这些改变缺乏特异性，有时会被误诊为胃癌、淋巴瘤、多发性息肉及Menetrier病。钡剂对静脉曲张准确率为14%～74%。因技术的不断进步和创新，近年来，钡剂检查在临床上的应用已逐渐减少。

2. **内镜检查** 内镜检查对诊断胃底静脉曲张有重要意义，可直观看到曲张的食管胃静脉，可区分食管和胃底静脉曲张，孤立的胃底静脉曲张对诊断RPH有重要提示作用。随着内镜技术的不断进步，静脉曲张诊断的准确率也越来越高。超声内镜可以在内镜基础上提供内部解剖结构、黏膜血流改变等诸多细节，从而提高在病程早期时的诊断率。

3. **超声检查、CT检查和MRI检查** 超声因简单无创常作为首选检查项目，可了解肝、脾、胰等的情况，能准确评估门静脉系统，提供有关血流速度和方向等信息，既能发现原发病，也能检查血流情况，且经济、无创。但超声对诊断静脉血栓的准确率并不高，且常依赖观察者的技术水平。增强CT检查可短时间内显示门静脉系统，发现原发病、静脉曲张和静脉血栓，其灵敏度高，缺点是存在辐射，且需要大量造影剂。MRI成为越来越有价值的评估门静脉系统的工具，可清晰完整显示门静脉，更易发现曲张静脉，准确性高。

4. **血管造影** 门静脉系统造影是诊断RPH的“金标准”，其既能显示脾静脉阻塞部位及侧支血流，又能测量门静脉压力，但该检查是一种有创检查，存在一定危险性，不能作为临床一线检查工具。

四、治疗

门静脉高压的治疗旨在预防食管胃静脉曲张破裂出血。治疗策略分为3个方面：①预防食管胃静脉曲张患者的首次出血（一级预防）；②控制急性食管胃静脉曲张破裂出血；③预防静脉曲张再出血（二级预防）。明确门静脉高压原因类型，评估门静脉高压的程度。目前，治疗门静脉高压主要通过保肝、抗纤维化、改善血流动力学等，力求将HVPG降低至12 mmHg以下。采取药物治疗、内镜下治疗（内镜治疗包括内镜下食管曲张静脉套扎、食管曲张静脉硬化剂注射和组织黏合剂等）、介入治疗、外科手术。

1. **一般治疗** 门静脉高压患者病情稳定而无明显其他并发症时，以休息、饮食、病因治疗，支持治疗、护肝、降酶、退黄等为原则进行综合治疗。

2. **药物治疗** 药物治疗可降低门静脉及其曲张静脉压力，需要早期、持续和终身治疗，以减少其并发症和降低病死率。降低门静脉压力的药物主要有血管收缩药、血管扩张药等。

3. **内镜治疗** 胃镜对门静脉高压导致的食管胃底静脉曲张的诊断及曲张静脉破裂出血的紧急救治均有显著疗效。

4. **介入治疗** 主要术式包括：①经颈静脉肝内门体静脉支架分流术；②经皮肝穿刺门静脉分支栓塞术；③经皮经肝门静脉栓塞术；④经回结肠静脉栓塞术；⑤脾动脉栓塞术；⑥经气囊导管闭塞法逆行性静脉栓塞术；⑦双重气囊闭塞下栓塞治疗术；⑧经肠系膜上动脉灌注垂体后叶素治疗术。

5. **外科治疗** 外科手术治疗的适应证：①食管胃底曲张静脉破裂出血；②严重的脾大伴明显的脾功能亢进；③肝硬化引起的顽固性腹水。可采用断流术、分流术、脾切除术、腹腔-静脉转流术及肝移植术等。

五、护理

（一）护理评估

评估患者意识状态、营养状况、皮肤和黏膜、呼吸状况、腹部体征、大小便量及颜色、个人饮食习惯等，以及心理-精神-社会状况等。

1. **健康史及相关因素**

（1）一般情况：患者的年龄、性别、职业、婚姻状况、营养状况等，尤其是与现患疾病相关的信息，有无肝炎、血吸虫病病史、用药史、过敏史、手术史、家族史、遗传病史及女性患者生育史等。

（2）发病特点：对于门静脉高压导致上消化道大出血患者，了解其有无劳累、进食坚硬粗糙食物、咳嗽、呕吐、用力排便、负重活动等诱发因素。

2. **身体状况**

（1）有无脾大和脾功能亢进，有无呕血和黑便，以及有无腹水征象，如腹部膨隆，叩诊移动性浊音。

（2）有无消化吸收功能障碍、营养不良、全身出血倾向，有无黄疸、蜘蛛痣、腹壁静脉曲张等。

3. **心理-精神-社会状况** 门静脉高压多由肝硬化导致，病程较长，反复发病，影响工作和生活，患者有不同程度的焦虑和悲观情绪。合并上消化道大出血时，患者常精神紧张，有恐惧感。评估家庭成员能否提供足够的心理和经济支持，以及患者和家属对疾病的认识程度。

（二）护理诊断/问题

1. **潜在并发症** 消化道出血。
2. **营养失调，低于机体需要量** 与肝损害及胃肠道消化吸收不良有关。
3. **体液过多** 与白蛋白减少，应用抗利尿激素过多有关。
4. **有体液不足的危险** 与腹腔放液及出血有关。
5. **知识缺乏** 缺乏门静脉高压的相关护理知识。

（三）护理措施

1. **术前护理**

（1）病情观察：监测生命体征变化，观察粪便颜色、性状和量，保持排便通畅，保持出入量平衡。监测血常规指标，观察血红蛋白的变化，如有出血指征尽快给予处理。

（2）改善营养状况，保护肝脏：①宜给低脂、高蛋白、高热量、高维生素饮食，肝损害严重者应限制蛋白质摄入量，应补充支链氨基酸，并限制芳香族氨基酸的摄入；②贫血及凝血机制障碍者可输注鲜血、肌内注射维生素K_1。

（3）防止食管胃底曲静脉破裂出血：术前保证充分的休息。避免引起劳累及恶心、呕吐、便秘、咳嗽等使腹压增高的因素，避免进食干硬食物或刺激性食物，饮食不宜过热，口服药片应研成粉末冲服。术前一般不放置胃管，必要时选细软胃管，插入时护士手法应轻巧。

（4）分流手术前准备：术前2～3天口服肠道不吸收的抗菌药物，可以减少肠道中氨的产生，防止手术后肝性脑病的发生；术前1天晚清洁灌肠，防止手术后肠胀气压迫血管吻合口；脾-肾静脉分流术前要明确肾功能是否正常。

2. **术后护理**

（1）观察病情变化，继续采取保肝措施。

（2）饮食护理：肠蠕动恢复后，可进食流质饮食，并逐渐过渡到正常饮食；分流术后应限制蛋白质的摄入；忌粗糙和过热的食物；禁烟、禁酒。

（3）防止分流术后血管吻合口破裂出血：术后48 h内平卧位或15°低半卧位，翻身动作宜轻柔；一般术后卧床1周，保持排尿、排便通畅。

（4）观察病情和预防并发症：①脾切除术后防止静脉血栓的形成。术后2周内每天或隔天复查1次血小板计数，如果超过（600×10^9）/L，考虑给予抗凝治疗，并观察用药前后凝血时间的变化。脾切除术后不用维生素K_1及其他止血药物。②分流术后易诱发肝性脑病，应限制蛋白质的摄入，减少血氨的产生，忌用肥皂水灌肠，减少肠道对氨的吸收，遵医嘱测定血氨浓度。如果患者出现神志冷淡、嗜睡、谵妄病症，应通知医师。

六、健康教育

1. **饮食护理** 有食管静脉曲张的患者应避免进食坚硬粗糙食物，终身进食软质饮食，避免过热、过冷、过酸刺激及粗纤维的食物。出血期间必须禁食，出血停止后，最初给予温凉流质饮食，逐渐过渡至软质饮食。少吃多餐，细嚼慢咽。

2. **活动与休息** 根据肝功能及体力耐受情况调整运动计划，以不疲劳不加重症状为度，避免过度劳累及突然用力的动作。肝功能稳定期间可适当锻炼身体，但不可剧烈运动。病情较重的患者以卧床休息为主。寒冷季节应注意保暖，避免感冒，咳嗽会使腹压增加导致出血。

3. **保持排便通畅** 便秘可使腹压骤增导致出血，多食水果蔬菜，养成定时排便的习惯。晨起饮水，口服蜂蜜，必要时在医师指导下口服乳果糖，如厕时须有人陪同，以免发生出血时晕倒未及时发现。

4. **避免服用损伤胃黏膜的药物** 如抗炎镇痛药（如阿司匹林）、激素等，必要时将片剂研碎后再口服。

5. **保持良好心态** 出血的发生与情绪相关，应保持情绪稳定，鼓励患者培养一些兴趣爱好，保持心情舒畅可以减少并发症的发生，从而提高生活质量。

6. **胃镜检查** 定期行胃镜检查可以明确有无静脉曲张及曲张程度，并对上消化道出血的可能性作出评估，有助于早期进行治疗，减少出血的发生。

第十节 胆囊结石

胆囊内发生结石即胆囊结石，按其主要成分可分为胆固醇类、胆色素类、混合型等。任何影响胆固醇与胆汁酸浓度比例改变和造成胆汁淤积的因素均可能导致结石形成。本病主要见于成年人，女性多于男性，男女之比约为1∶3，尤以经产妇和长期服用避孕药者常见。但随着年龄的增长，该病的性别差异缩小，50岁男女之比为1∶1.5，老年人中男女发病率基本相等，这可能与雌激素在胆囊形成中的作用有关。

一、病因

胆囊结石的成因十分复杂，由综合性因素导致。目前认为，胆囊结石形成的基本因素是胆汁的成分和理化性质发生改变，导致胆汁中的胆固醇呈过饱和状态，易于沉淀析出和结晶形成结石。其他因素，如成核因子、雌激素及其水平也可能与胆囊结石的形成有关。

二、临床表现

胆囊结石形成尚未阻塞胆道时，大多数患者可无临床症状，一般是在健康体检、手术时偶然发现，称为“无症状胆囊结石”或“静止性胆囊结石”。胆囊结石的典型症状为胆绞痛，临床表现具体如下。

（一）症状

1. **胆绞痛** 饱餐、进食油腻食物后胆囊收缩，或者睡眠中体位改变时，结石移位并嵌顿在胆囊颈部或壶腹部，导致胆囊排空受阻使其强力收缩，胆囊内压力升高发生绞痛。胆绞痛严重者大汗淋漓、辗转不安，持续数分钟至数小时后有的患者可自然缓解或在应用解痉药后缓解。疼痛部位位于右上腹或上腹部，可向右肩胛部和背部放射，呈阵发性或持续疼痛伴阵发性加剧，可伴恶心、呕吐，多数患者上述症状可反复出现。

2. **上腹隐痛** 多数患者是在进食过多或油腻食物后，或者工作强度大或休息欠佳时感到右上腹或上腹部隐痛，或者有消化不良、饱胀不适、呃逆、嗳气等，常被诊断为慢性胃病。少数患者仅有右肩及背部酸痛，易被误诊为关节肌肉疾病。

3. **胆囊积液** 由胆囊结石长期嵌顿或阻塞胆囊管口导致，但未合并继发感染或胆绞痛。为了保持胆囊内压力平衡，胆囊黏膜会吸收胆汁中的胆色素并分泌透明无色的液性物质，即胆囊积液，又称“白胆汁”。

4. **Mirizzi综合征** 较大的结石持续嵌顿和压迫胆囊壶腹部或颈部，可引起肝总管狭窄或胆囊胆管瘘，临床可出现胆囊炎、胆管炎或梗阻性黄疸，称为Mirizzi综合征。

（二）常见体征

1. **腹部体征** 单纯性胆囊结石无特殊体征，仅有上腹部胆囊区域压痛，有时右上腹可触及增大的胆囊。合并胆囊炎时右上腹可有明显压痛、反跳痛或肌紧张，墨菲征为阳性。

2. **黄疸** 常见于胆囊炎症反复发作合并Mirizzi综合征的患者。

三、辅助检查

1. **腹部超声检查** 可发现结石并明确其部位和大小，以及提供胆囊大小、胆总管粗细、胰腺等资料，腹部超声检查可作为胆囊结石的首选检查手段，确诊率接近100%。

2. **CT检查** 能显示胆囊壁厚度，但不能显示X线检查阴性的结石。

3. **MRI检查** 在评估胆囊壁纤维化、缺血及周围组织水肿和脂肪堆积方面具有优势，主要用于鉴别急性与慢性胆囊炎。

4. **磁共振胰胆管造影** 可发现腹部超声和CT检查不易发现的胆囊和胆总管小结石，但CT、MRI、磁共振胰胆管造影不作为常规检查手段。

四、治疗

（一）非手术治疗

针对无症状的胆囊结石患者，一般无须立即行胆囊切除术，只需观察和随诊。还可通过口服、注射等方式给予抗炎利胆、解痉、镇痛药。

（二）手术治疗

1. 适应证

（1）结石数量多及结石直径≥2 cm。

（2）胆囊壁增厚（>3 mm）。

（3）胆囊壁钙化或瓷性胆囊。

（4）伴有胆囊息肉>1 cm。

（5）胆绞痛反复发作的胆囊结石。

2. 手术方式　对于有手术适应证的患者，胆囊切除术是首选方法，根据病情选择开腹或腹腔镜胆囊切除术。行胆囊切除时，如有下列情况应同时行胆总管探查术：①术前已证实或高度怀疑有胆总管结石或临床表现；②术中触及胆管内有结石、蛔虫或肿块；③术中发现胆管扩张或管壁明显增厚；④术中胆道造影证实有胆总管结石；⑤行胆管穿刺抽出脓性、血性胆汁或泥沙样色素颗粒；⑥有胰腺炎表现者。

腹腔镜胆囊切除术是指在电视腹腔镜窥视下，通过腹壁的3～4个小戳孔，将腹腔镜手术器械插入腹腔行胆囊切除术。该术式为微创手术，具有创伤小、恢复快、瘢痕小等优点。其手术适应证与开腹胆囊切除术基本相同，但还不能完全替代开腹胆囊切除术，尤其当腹腔镜探查发现胆囊周围严重粘连时，应及时转为开腹手术。

3. 禁忌证　①疑有胆囊癌者；②合并原发性胆管结石及胆道狭窄时；③肝硬化合并门静脉高压者；④有凝血机制障碍及出血倾向者；⑤腹腔严重感染者；⑥妊娠合并胆石症者；⑦严重心肺功能障碍者；⑧既往有手术史，有腹腔粘连者。

五、护理

（一）护理评估

1. 健康史及相关因素　了解该疾病诱因，了解初次发病的时间及有无合并其他疾病，如高血压、糖尿病、肝炎、冠状动脉粥样硬化性心脏病（以下简称“冠心病”）等。

2. 身体状况

（1）局部状况：了解胆囊结石疼痛的部位、性质、持续时间、诱因和缓解因素，疼痛的伴随症状，有无恶心、呕吐等，根据VAS评分评估患者疼痛的程度；有无反跳痛和腹肌紧张，是否有墨非征阳性体征。

（2）全身状况：是否出现发热、黄疸，有无意识、尿量及生命体征的变化；了解营养状况；患者对手术的承受能力；患者的饮食习惯和生活习惯。

（3）辅助检查：影像学检查，如肝、胆、胰超声检查，静脉胆管造影；超声检查显示疑有胆总管结石或其他病变者，应行内镜逆行胆胰管造影或磁共振胰胆管成像；一些重要脏器的检查。

3. **相关因素** 家族中有无类似疾病史。

4. **心理反应和认知程度** 了解患者的情绪反应，有无焦虑、恐惧，判断其心理适应能力，促进患者的适应性；患者对疾病的转归及手术方式的了解程度；了解患者的手术经历。

（二）护理要点

1. **疼痛** 与结石嵌顿引起Oddi括约肌痉挛有关。
2. **营养失调，低于机体需要** 与摄入不足有关。
3. **有感染的危险** 与手术创伤有关。
4. **知识缺乏** 缺乏自我保健知识。
5. **潜在并发症** 出血、胆漏/瘘。

（三）护理措施

1. **术前护理**

（1）入院前准备：首诊医师在门诊开具入院证及相应术前检查单，患者在入院前完善相关术前检查（如血液检查、超声检查等）后办理入院，日间手术患者在麻醉门诊进行麻醉风险评估。

（2）术前宣教：采用医护一体化入院及术前宣教，了解患者心理状态与需求，告知患者及家属围手术期管理方案、住院流程及术后康复配合知识等，发放健康宣教资料，通过口头、书面和展板等多种形式向患者及家属进行加速康复外科相关知识宣教，从而增加患者及家属相关知识储备，提高其治疗和护理的依从性，减少焦虑、恐惧的情绪，保证睡眠质量。具体内容包括：①告知腹腔镜手术技术特点、方式及麻醉方式；②告知治疗方案、预期目标、术中可能出现中转开腹情况、术后并发症及处理方案和预后等；③告知加速康复外科围手术期管理措施、目的和主要流程，鼓励患者术后早期进食、活动。

（3）呼吸道准备：术前患者应戒烟，避免感冒。指导患者进行呼吸功能锻炼，以减少呼吸道分泌物，有利于术后早日康复。

（4）术前营养：低脂清淡饮食，以防诱发急性胆囊炎。术前无须常规禁食、禁水，无肠道准备，术前2 h饮用12.5%糖类饮品（推荐由营养科配制）200 ml。

2. **术后护理**

（1）病情观察：给予持续心电监护及低流量吸氧（2 ～ 3 L/min），严密监测并记录生命体征，观察切口有无渗血渗液及腹部体征，如有无腹痛、腹胀及腹膜刺激征等，低半卧位休息，并用床挡保护以防坠床。

（2）疼痛护理：围手术期采用预防性、多模式及个性化结合镇痛策略。采用VAS评估疼痛的程度，推荐使用非甾体抗炎药和选择性环氧合酶-2抑制剂，术后遵医嘱给予药物镇痛。同时动态观察患者的疼痛评分，制定个性化镇痛方案。注意检查患者自控镇痛泵的管路是否通畅，评价镇痛效果是否满意。

（3）术后营养：推荐术后早期经口进食，麻醉清醒后可饮少量水，若无不适可于术后4 h饮用200 ～ 400 ml营养制剂（推荐由营养科配制）。咀嚼口香糖可促进肠蠕动，缓解术后口干、口苦等不适。术后6 ～ 8 h进流质饮食，并逐渐由半流质饮食、软质饮食等过渡到正常饮食。少量多餐，进食低脂、高维生素、富膳食纤维的食物，忌辛辣刺激性食物，多食蔬菜和水果。

（4）液体管理：采用个性化目标导向性补液治疗，术后一般输注的液体量在1000 ml左右。

（5）管道护理：胆囊切除术后一般不放置腹腔引流管；若放置，则应在术后无胆漏/瘘、无感染的情况下早期拔除。

（6）早期下床活动：麻醉清醒后，若无头晕、头痛、恶心、呕吐等不适，患者可在家属协助下进行床边活动及自解大、小便。

（7）并发症的护理

1）出血：可能与术中血管结扎松脱或凝血功能障碍有关。临床表现为心率增快、血压下降，腹部压痛、腹胀、腹围增大，甚至休克。密切观察患者的意识、生命体征、腹部体征和切口渗血的情况。有腹腔引流管者，观察引流液的颜色、性状及量。保持补液通道畅通，遵医嘱补充血容量及使用止血药。准确记录24 h出入量。如果患者出现面色苍白、冷汗，需做好手术止血的准备。

2）胆漏/瘘：术中胆道损伤、胆囊管残端破漏是胆囊切除术后发生胆漏/瘘的主要原因。临床表现为发热、腹胀、腹痛、腹膜刺激征等。腹腔引流液呈黄绿色胆汁样，常提示发生胆汁渗漏；严重者可出现心率增快、血压下降、休克。应密切观察腹部体征及引流液情况，一旦发现异常，要及时报告医师并协助处理，具体措施如下。①充分引流胆汁，协助患者取半卧位，放置腹腔引流管并保持引流通畅，将漏出的胆汁充分引流至体外（治疗胆漏/瘘最重要的措施）；②准确使用抗生素；③维持水、电解质平衡：长期大量胆漏/瘘者，应补液并维持水、电解质平衡；④防止胆汁刺激和损伤皮肤，及时更换引流管周围被胆汁浸湿的敷料，给予氧化锌软膏或皮肤保护膜涂敷局部皮肤。

3）胆心反射（迷走神经反射）：是指胆道手术时由于牵扯胆囊，或者胆道探查时所引起的心率减慢，血压下降，严重者可因反射性冠状动脉痉挛导致心肌缺血、心律失常，甚至心搏骤停等现象。胆心反射是胆囊手术中的潜在风险，具体处理措施如下，如果发现心律不齐、心跳减慢或血压明显下降，尤其是出现特异性的心脏缺血表现，应当警惕胆心反射的发生。此时应暂缓手术操作，针对性静脉注射硫酸阿托品注射液，肌内注射盐酸麻黄碱注射液，同时给予镇静药物，如肌内注射盐酸哌替啶注射液，合理补充液体，维持正常血液循环，待病情平稳后再进行手术操作，若患者发生心搏骤停，应及时行心肺复苏。

六、健康宣教

1. 饮食指导　腹腔镜胆囊切除术术后，人体消化能力需一段时间的调整和适应，忌油腻食物，宜少量多餐，避免过饱。

2. **指导切口护理** 术后7～10天保持伤口干燥，淋浴时可用塑料薄膜覆盖。

3. **活动与休息** 合理安排作息时间，劳逸结合，适当从事体力劳动，避免过度劳累及精神高度紧张，术后1个月内不做重体力劳动。

4. **就诊指导** 注意门诊随访，告知患者复诊的时间，嘱患者定期复查。

5. **自我护理** 腹腔镜术中需将二氧化碳（CO_2）气体注入腹腔形成气腹，以达到和维持术中视野清晰及保证腹腔镜手术操作所需空间，但腹腔中CO_2也可聚集于膈下产生碳酸，并刺激膈肌及胆囊床创面而引起术后不同程度的腰背部、肩部不适或疼痛等，无须特殊处理，术后2～3天可自行缓解。

第十一节 胆囊炎

胆囊炎是急性胆囊炎和慢性胆囊炎的统称，是指由胆囊结石或其他原因引起的胆囊内发生急、慢性炎症反应的过程。胆囊炎是较常见的消化系统疾病，一旦急性起病，上腹痛症状剧烈，病情发展迅速，需要急诊就医；慢性胆囊炎常与胆囊结石长期并存，虽症状不严重，但可影响生活质量。

一、病因

1. **胆囊管梗阻** 结石阻塞或嵌顿于胆囊管或胆囊颈导致胆汁排出受阻、胆汁淤积。胆汁中的胆汁酸刺激胆囊黏膜而引起水肿、炎症，甚至坏死。结石直接损伤受压部位的胆囊黏膜引起炎症。

2. **细菌感染** 致病菌（细菌多来源于胃肠道）通过胆道逆行、直接蔓延或经血液循环和淋巴途径入侵胆囊。

3. **多因素相互作用** 严重创伤、化学性刺激、肿瘤压迫等；也可由结石以外的梗阻原因引起，如蛔虫、胆囊管扭曲等。

二、临床表现

（一）急性胆囊炎

1. **症状**

（1）腹痛：多数患者表现为右上腹阵发性绞痛，常在饱餐、进食油腻食物后或夜间发作，疼痛可放射至右肩及右肩胛下。

（2）消化道症状：腹痛发作时，常伴有恶心、呕吐、厌食等消化道症状。

（3）发热：根据胆囊炎症反应程度，患者可出现不同程度的发热和脉搏加速。

2. **体征**

（1）腹部压痛：右上腹可出现不同程度和不同范围的压痛、反跳痛和肌紧张，墨菲征为阳性。

（2）黄疸：多见于胆囊炎症反复发作合并Mirizzi综合征患者。

（二）慢性胆囊炎

主要表现为上腹部饱胀不适、厌食油腻和嗳气等消化不良的症状，以及右上腹和肩背部隐痛。多数患者有典型胆绞痛病史。

三、辅助检查

（一）急性胆囊炎

1. **实验室检查** 血常规检查可见白细胞计数及中性粒细胞百分数升高，部分患者可有血清胆红素、谷丙转氨酶和谷草转氨酶、碱性磷酸酶及淀粉酶升高等。

2. **影像学检查** 腹部超声显示胆囊增大、胆囊壁增厚，大部分患者可见胆囊内有结石光团。

（二）慢性胆囊炎

腹部超声显示，胆囊壁增厚，胆囊腔缩小或萎缩，排空功能减退或消失，常伴胆囊结石。

四、治疗

原则上争取择期手术治疗，手术时机和方式取决于患者的病情。急性非结石性胆囊炎因易发生坏疽、穿孔，一经诊断，应尽早手术治疗。

（一）非手术治疗

非手术治疗可作为手术治疗的术前准备，方法包括禁食、抗感染、解痉、补液、营养支持、纠正水电解质及酸碱平衡失调等。大多数患者经非手术治疗后病情缓解，可再行择期手术；若病情未缓解或继续恶化，如胆囊穿孔、弥漫性腹膜炎、并发急性化脓性胆管炎等，应行急诊手术。

（二）手术治疗

急性期手术应力求安全、简单、有效，对于年老体弱、合并多个重要脏器疾病者，选择手术方法应慎重。

1. **胆囊切除术** 首选腹腔镜胆囊切除术，也可采用开腹胆囊切除术。

2. **胆囊造口术** 高危患者或局部粘连解剖不清者，可先行胆囊造口术减压引流，3个月后再行胆囊切除术。

3. **超声引导下经皮经肝胆囊穿刺引流术** 可以降低胆囊内压，待急性期后再行择期手术，适用于病情危重且不宜手术的化脓性胆囊炎患者。

五、护理

（一）护理评估

1. **健康史及相关因素**

（1）是否为突然发病，有无起病急、症状重、进展快等特点，评估患者有无胆汁瘀滞、细菌感染，是否处于妊娠期，有无免疫功能降低、细菌感染病史。

（2）本次发病与饮食、活动等的关系，有无肝内、外胆管结石或胆管炎反复发作史，有无类似疼痛史等。

（3）患者是否表现为急性病容，有无神经精神症状。

（4）有无胆道手术史，有无服药史、过敏史及其他腹部手术史。

2. **身体状况**

（1）是否在发病初期出现畏寒、发热，体温持续升高至39～40 ℃或以上。

（2）有无伴呼吸急促、出冷汗、脉搏细速及血压在短时间内迅速下降等；有无巩膜及皮肤黄染及黄染的程度；有无意识改变的表现，如意识淡漠、谵妄或嗜睡、意识不清，甚至昏迷等；有无感染、中毒的表现。

（3）腹痛的部位、性质、程度及有无放射痛等；腹部有无不对称性肿大；肝区有无压痛及叩击痛；腹膜刺激征是否为阳性等。

（4）白细胞计数是否增多及中性粒细胞百分数是否明显升高，细胞质内是否出现中毒颗粒；尿常规检查有无异常；血生化检查是否提示肝损害、电解质紊乱、代谢性酸中毒及尿素氮升高等；血气分析检查是否出现血氧分压降低等。

3. **术后评估**

（1）术中胆总管探查及解除梗阻、胆道减压、胆汁引流情况；术中患者生命体征是否平稳，肝内、外胆管结石清除及引流的情况；有无多发性肝脓肿及处理情况，各引流管放置的位置及目的等。

（2）术后生命体征是否平稳，T形管及其他引流管是否通畅及引流的情况。

（3）患者及其家属对手术的认知及对术后康复的期望程度。

（二）护理诊断/要点

1. **疼痛** 与结石嵌顿致胆道梗阻、感染及Oddi括约肌痉挛有关。
2. **营养失调，低于机体需要量** 与长时间发热及营养摄入不足有关。
3. **潜在并发症** 出血、胆漏/瘘、皮下气肿、高碳酸血症。

（三）护理措施

1. 术前护理

（1）控制疼痛：评估疼痛的部位、性质、程度、发作时间、相关因素；评估疼痛与饮食、体位、睡眠的关系，为进一步治疗和护理提供依据。剧烈疼痛者，遵医嘱给予抗炎、利胆、解痉、镇痛药物。

（2）合理饮食：低脂饮食，以防诱发急性胆囊炎影响手术治疗。

（3）皮肤准备：腹腔镜手术入路多在脐周，指导患者用肥皂水清洗脐部，脐部污垢可用松节油或液状石蜡清洁。

（4）呼吸道准备：腹腔镜胆囊切除术中需将CO_2注入腹腔形成气腹，达到术野清晰并保证腹腔镜手术操作所需空间的目的。CO_2弥散入血可致高碳酸血症及呼吸抑制，故患者术前应进行呼吸功能锻炼；避免感冒并戒烟，以减少呼吸道分泌物，利于术后早日康复。

2. 术后护理

（1）病情观察：观察并记录生命体征，观察腹部体征，了解有无腹痛、腹胀及腹膜刺激征等，有引流管者，观察并记录引流液的颜色、性状和量。

（2）疼痛护理：围手术期采用预防性、多模式及个性化结合的镇痛策略。目前，常用疼痛评分法为VAS，推荐使用非甾体抗炎药和选择性环氧合酶-2抑制剂，术后静脉注射帕瑞昔布40 mg，缓解痛。同时动态观察患者疼痛评分，帮助选择个性化镇痛方案。有患者自控镇痛者，注意检查管道是否通畅，评价镇痛效果是否满意。

（3）体位：清醒且血压稳定者可取半卧位，指导患者有节律地深呼吸，达到放松和减轻疼痛的效果。

（4）饮食护理：腹腔镜术后禁食6 h，术后24 h内饮食以无脂流质、半流质饮食为主，逐渐过渡至普通低脂饮食。

3. 并发症的护理

（1）出血

1）原因：可能与术中血管结扎松脱或凝血功能障碍有关。

2）表现：心率增快、血压下降，腹部压痛、腹胀、腹围增大、休克。

3）护理：密切观察患者的意识、生命体征、腹部体征和切口渗血情况；有腹腔引流管者，观察引流液的颜色、性状及量。保持补液通道畅通，遵医嘱补充血容量，准确使用止血药。准确记录24 h出入量。如出现面色苍白、冷汗、脉搏细弱、血压下降，腹腔引流管引流出大量血性液等情况，及时报告医师并做好抢救准备。必要时行开腹手术止血。

（2）胆漏/瘘

1）原因：术中胆道损伤、胆囊管残端破漏是胆囊切除术后胆漏/瘘发生的主要原因。

2）表现：患者出现发热、腹胀、腹痛、腹膜刺激征等表现，或者腹腔引流液呈黄绿色胆汁样，常提示发生胆汁渗漏。

3）护理：观察腹部体征及引流液情况，一旦发现异常，及时报告医师并协助处理。①充分引流胆汁。患者取半卧位，放置腹腔引流管，保持引流通畅，将漏出的胆汁充分引流至体外是治疗胆漏/瘘最重要的措施。②维持水、电解质平衡。长期大量胆漏/瘘者应补液并维持水、电解质平衡。③防止胆汁刺激和损伤皮肤。及时更换引流管周围被胆汁浸湿的敷料，给予氧化锌软膏或皮肤保护膜涂敷局部皮肤。

（3）CO_2气腹相关并发症：常见并发症包括高碳酸血症与酸中毒、皮下气肿、气胸、心包积气、气体栓塞、心律失常、下肢静脉淤血、静脉血栓、腹腔内器官缺血及体温下降等。

1）原因：CO_2气腹使腹腔压力增加，导致膈肌上抬、肺顺应性降低、有效通气减少、心排血量减少、心率减慢、下肢静脉淤血及内脏血流减少，从而对心肺功能产生影响。人体对CO_2的吸收与术中气腹压力呈正相关。当腹腔内CO_2气压较高时，CO_2逸入组织间隙并经腹膜大量吸收入血。CO_2在血浆中有较高的弥散性和溶解度，引起高碳酸血症及酸中毒，多为可逆性。如果手术持续时间过长，高碳酸血症导致酸中毒时，交感肾上腺兴奋性增加，机体受CO_2压力和化学因素的影响会出现心动过速、高血压、颅内压增高等严重后果，甚至会引起全身重要脏器损伤和生理功能紊乱。

2）表现：腹胀、皮下捻发音，呼吸困难、气促，低体温，心律失常、下肢静脉淤血、血压增高、颅内压增高等。

3）护理：①预防。术后6 h取半卧位，保持呼吸道通畅、低流量给氧、深呼吸，促进体内CO_2排出。②处理措施。皮下气肿者取半卧位，症状轻者延长吸氧时间，CO_2可自行吸收；症状严重者应及时报告医师，准备穿刺排气用物。监测呼吸状态和血氧饱和度，必要时做血气分析，纠正酸中毒。

六、健康宣教

1. **合理作息** 合理安排作息时间，劳逸结合，避免过度劳累及精神高度紧张。
2. **合理饮食** 进食低脂饮食，忌油腻食物；宜少量多餐，避免暴饮暴食。
3. **复查指导** 非手术治疗或行胆囊造口术者，遵医嘱服用抗炎利胆药物；按时复查，以确定是否需行胆囊切除手术；出现腹痛、发热和黄疸等情况，及时就诊。

第十二节 胆管结石

胆管结石是指胆管内发生结石的疾病，多数为慢性起病、急性发作，病因比较复杂，多在进食油腻食物后发作。根据结石所在部位，胆管结石分为肝外胆管结石和肝内胆管结石。位于胆总管的结石称为“肝外胆管结石”；分布于肝叶内胆管的结石称为“肝内胆管结石”。胆管内形成的结石统称为“原发性胆管结石”，而胆囊结石由于各种原因排至胆总管称为“继发性胆管结石”。临床主要症状以慢性、反复发作的腹部疼痛，最常见疼痛部位为上腹部，可呈胀痛或绞痛，部分患者还伴有发热。胆管梗阻时，可出现黄疸。重者可导致感染性休克。

一、病因

肝胆管结石病的病因和形成机制尚未完全明确。肝内结石的形成与胆道慢性炎症、细菌感染、胆道蛔虫、胆汁淤滞、营养不良等因素有关。胆管内慢性炎症是导致结石形成的重要因素，胆汁淤积是结石形成的必要条件，胆道慢性炎症伴胆汁引流不畅最易形成肝内胆管结石。

二、临床表现

胆管结石的临床表现取决于胆道有无梗阻、感染及感染的程度。当结石阻塞胆管并继发感染时，可致典型的胆管炎症状——腹痛、寒战高热和黄疸，即Charcot三联征。

（一）肝外胆管结石

1. **腹痛**　发生于剑突下或右上腹，呈阵发性绞痛或持续性疼痛阵发性加剧，疼痛可向右肩背部放射，常伴恶心、呕吐等症状。

2. **寒战、高热**　多发生于剧烈腹痛后，体温可达39～40 ℃，呈弛张热。

3. **黄疸**　由胆管梗阻后胆红素反流入血导致。黄疸的程度取决于胆管梗阻的程度及是否并发感染等，若梗阻不完全或结石有松动，则黄疸程度轻，且呈波动性；完全性梗阻者，黄疸呈进行性加深，可有尿色变黄和皮肤瘙痒等症状。

4. **消化道症状**　多数患者有上腹隐胀不适、呃逆、嗳气、厌油腻食物等。

（二）肝内胆管结石

常与肝外胆管结石并存，其临床表现与肝外胆管结石相似。当胆管梗阻和感染局限在部分肝叶、段胆管时，患者可无症状或仅有轻微的肝区和患侧胸背部胀痛。若合并感染而未能及时治疗发展为叶、段胆管积脓或肝脓肿时，可出现消瘦、体弱、乏力等表现。部分患者可有肝大、肝区压痛和叩击痛等体征。

三、辅助检查

1. **实验室检查**　血常规可见白细胞计数增多及中性粒细胞比例明显升高；尿常规检查可见尿胆红素升高、尿胆原降低，甚至消失；粪常规可见粪中尿胆原减少。血清胆红素、转氨酶和碱性磷酸酶升高。

2. **影像学检查**　腹部超声显示，胆管内结石影，近端胆管扩张。经皮穿刺肝胆道成像（percutaneous transhepatic cholangiography，PTC）、内镜逆行胆胰管成像（endoscopic retrograde cholangiopancreatography，ERCP）或磁共振胆胰管成像（magnetic resonance cholangiopancreatography，MRCP）等检查可以显示梗阻部位、程度、结石大小和数量等。

四、治疗

有明显临床症状的胆管结石需要治疗。对于症状不明显的静止型结石是否需要治疗，目前尚未统一。治疗方式主要以手术治疗为主，原则是尽量取尽结石，解除胆道梗阻，去除感染病灶，通畅引流胆汁，预防结石复发。

（一）手术治疗

1. 肝外胆管结石的手术治疗

（1）胆总管切开取石、T形管引流术：用于单纯性胆管结石，胆管上、下端通畅，无狭窄或其他病变；若有胆囊结石，同时行胆囊切除术。

（2）胆总管空肠Roux-en-Y吻合术：适用于胆总管扩张≥2.5 cm，下端梗阻且难以用手术治疗解除；胆管内泥沙样结石，不易手术取尽者。

（3）Oddi括约肌成形术：适应证同胆总管空肠吻合术，尤其是胆总管扩张程度较轻不宜行胆肠内引流术者。

（4）经内镜Oddi括约肌切开取石术：适用于胆石嵌顿在壶腹部或胆总管下端良性狭窄及Oddi括约肌功能障碍者，特别是已行胆囊切除者。

2. 肝内胆管结石手术治疗

（1）肝叶切除术：用于反复发作的肝内胆管结石，病变局限于某一肝叶且已萎缩而结石无法取出者。

（2）高位胆管切开取石：用于远离肝门又可在肝表面触及的浅表结石及泥沙样结石。

（3）胆肠内引流：用于高位胆管切开取石术后，以引流残留结石、预防结石复发及胆管再度狭窄。

（二）非手术治疗

1. 一般治疗 胆管结石并发感染症状较轻时，遵医嘱给予禁食、胃肠减压、静脉补液，应用抗生素。

2. 取石、溶石 术后胆管内残留结石者，可经T形管窦道行纤维胆道镜取石。

五、护理

（一）护理评估

1. 术前评估

（1）健康史：了解患者的年龄、性别、饮食习惯及营养状况等；疼痛发生的时间、部位、性质，与进食的关系；有无反酸、嗳气、饱胀或因此引起腹痛的发作史；既往有无胆石症、胆囊炎、黄疸或蛔虫病史；有无麻醉史、其他腹部手术史。

（2）身体状况

1）局部状况：了解腹痛的时间、右上腹有无压痛、反跳痛或肌紧张。

2）全身状况：有无恶心、呕吐、腹胀等消化系统症状，有无体温升高、血压下降及脉搏加快等感染中毒症状。

3）辅助检查：了解胆道系统特殊检查、重要脏器功能检测的结果，以判断病情与预后。

（3）心理和社会支持状况：了解患者有无因疼痛、黄疸等造成焦虑、恐惧的心理状况，评估患者和家属对疾病相关知识的认知程度，家属对患者关爱、理解与支持的程度。

2. 术后评估

（1）手术情况：了解麻醉类型、手术方式，术中胆总管探查、胆道减压、补液及各引流管放置的目的、部位和数量。

（2）身体状况：评估体温、脉搏、呼吸、血压和尿量等变化，观察切口愈合及引流情况，是否出现切口出血、感染、胆漏/瘘等并发症。

（3）心理和社会支持状况：了解患者和家属对手术治疗的期望程度，对术后康复计划的认知程度，家庭和社会对患者的支持程度。

（二）护理诊断/问题

1. **焦虑/恐惧**　与担心病变程度、病理性质及疾病预后等有关。
2. **疼痛**　与Oddi括约肌痉挛、手术创伤等有关。
3. **体温过高**　与胆道感染、炎症反应有关。
4. **知识缺乏**　缺乏疾病预防、术后康复的相关知识。
5. **潜在并发症**　切口出血、胆漏/瘘、感染、下肢深静脉血栓等。

（三）护理措施

1. 术前护理

（1）心理护理：护士应主动与患者交谈，解释说明手术的必要性和重要性，鼓励患者表达自身感受，并根据实际情况给予针对性的心理疏导，使其积极配合治疗与护理。同时，取得家属的理解与支持，帮助患者树立战胜疾病的信心。

（2）疼痛护理

1）指导患者进食清淡饮食，忌油腻食物；病情严重者，禁饮食，并给予胃肠减压，以减轻腹痛和腹胀。

2）协助患者取半卧位，以放松腹部肌肉；指导患者进行有节律性的深呼吸，减轻或缓解疼痛。

3）注意观察疼痛的部位、性质、程度、诱因、缓解和加重的因素，注意观察疼痛与饮食、体位、睡眠的关系。

4）遵医嘱应用解痉药，以扩张胆管，使胆汁得以引流，从而减轻梗阻，降低胆道压力；明确诊断后，遵医嘱应用镇痛药。

（3）高热护理：给予物理降温或药物降温，并评估降温效果；多饮水或静脉补充液体，以防脱水；遵医嘱及时、规范地应用抗生素，注意观察药物疗效与不良反应。

（4）病情观察：注意观察患者的意识、生命体征、腹部体征及皮肤黏膜情况；监测血常规、电解质及血气分析等检查结果；若病情加重，立即通知医师，并积极配合处理。

（5）纠正凝血功能障碍：遵医嘱为肝功能受损患者肌内注射维生素K_1，以纠正凝血功能，预防术后出血。

（6）营养支持：禁食期间，静脉补充水、电解质及各种营养素；必要时，遵医嘱静脉输入血浆或人血白蛋白，改善患者的营养状况，提高对手术的耐受力。

（7）皮肤护理：因胆盐沉积刺激皮肤引起瘙痒，应告知患者相关知识，不可用手抓挠，避免抓破皮肤，可用温水清洗或炉甘石洗剂擦拭局部皮肤。必要时，遵医嘱应用抗组胺药。

（8）术前准备拟行胆肠吻合术者，术前应进行肠道准备，常规留置胃管。

2. 术后护理

（1）一般护理

1）卧位与活动：麻醉清醒，血压平稳后取半卧位，以利于引流、改善呼吸和循环功能。若病情允许，术后应尽早下床活动，以促进肠道功能恢复。

2）营养支持：禁食期间，遵医嘱静脉补充水、电解质及各种营养素，维持体液平衡；恢复进食后，指导患者从流质饮食逐步过渡到高蛋白质、高热量、高维生素、低脂肪的饮食。

3）对症护理：切口疼痛者，遵医嘱应用镇痛药；高热者，给予物理降温或药物降温。

（2）病情观察

1）监测生命体征：定时监测血压、脉搏、体温和呼吸，特别是术后3 h内，应每30 min测量血压1次，之后视具体情况而定。

2）监测腹部体征：观察腹部体征的变化，如有无腹痛、腹胀及腹膜刺激征。

3）切口护理：保持切口敷料清洁、干燥；观察局部敷料有无渗血、渗液，若敷料湿透及时更换；切口正常愈合，可在术后7～9天拆线。

4）观察和记录粪便的颜色，监测胆红素的含量，以了解黄疸消退情况。

（3）T形管引流的护理：留置T形管的目的是引流胆汁、残余结石。管妥善固定T形管于腹壁，不可将管道固定在床上，避免患者在活动或翻身时被牵拉而脱出；躁动或不合作的患者，应有专人守护或适当加以约束，防止T形管意外脱出。

1）保持有效引流：病情平稳时患者可取半坐卧位，以利于引流，防止膈下脓肿的发生。平卧时引流管高度不能高于腋中线，T形管不可受压、扭曲、折叠，经常挤捏T形管，保持引流通畅。

2）观察与记录：定期观察T形管引流出胆汁的颜色、性状和量。正常成人每天胆汁的分泌量为800～1200 ml，呈金黄色或黄褐色、清亮、无渣，具有一定黏性。术后24 h内的引流量为300～500 ml，恢复进食后，每天引流量可达600～700 ml，之后逐渐减少至200 ml左右。若胆汁引流量突然减少，甚至无胆汁引出，提示引流管可能受压、扭曲、折叠、阻塞或脱出，应及时查找原因，并通知医师处理。若胆汁引出量过多，常提示胆道下端有梗阻的可能。

3）预防感染：站立或活动时引流袋应低于腹部切口，以防胆汁逆流引起感染；每天清洁、消毒管周皮肤，覆盖无菌纱布，保持局部干燥，防止胆汁浸润皮肤引起炎症反应。

4）拔管：当T形管引流出的胆汁颜色正常，且引流量逐渐减少，可在术后10～14天，试行夹管1～2天，夹管期间注意观察病情，若无发热、腹痛、黄疸等症状，可经T形管做胆道造影，造影后持续引流24 h以上，如胆道通畅，无结石或其他病变，再次夹闭T形管24～48 h，患者仍无不适，可拔管。年老体弱、低蛋白血症、长期使用激素者可适当延长T形管留置时间，待窦道成熟后再拔除，避免胆汁渗漏至腹腔引起胆汁性腹膜炎。拔管后，残留窦道用凡士林纱布填塞，1～2天可自行闭合。若胆道造影发现仍有结石残留，则T形管需保留6周以上，之后再做取石或其他处理。

（4）并发症的观察和护理

1）出血：术后早期发生出血，多由止血不彻底或结扎血管线脱落导致。应严密观察患者生命体征、引流液的颜色、性状和量，若发现患者面色苍白、血压下降、脉搏细速等休克征象，应立即通知医师，并积极配合进行抢救；肝部分切除者，术后应卧床3～5天，以防过早活动致肝断面出血。

2）胆漏/瘘：由胆管损伤、胆总管下端梗阻、T形管脱出所致。注意观察腹腔引流情况，若切口处有黄绿色液体流出，且每小时超过50 ml，提示胆漏/瘘的可能，应立即通知医师，并协助处理。长期大量胆漏/瘘者，可影响脂肪的消化、吸收，导致营养障碍和脂溶性维生素缺乏，遵医嘱静脉补充水、电解质及各种营养物质。

3）感染：机体抵抗力降低、腹腔渗液积聚、胆汁逆流所致。术后应加强对患者的营养支持，提高机体抵抗力；加强T形管的护理，以免并发胆漏/瘘和腹腔感染；病情允许时，协助患者取半坐卧位，以利于引流，防止腹腔渗液积聚而诱发感染。

4）下肢深静脉血栓形成：腹腔镜手术时间较长、人工气腹及头高足低位易导致下肢静脉回流障碍、血流淤滞、内皮细胞受损，此外，腹腔镜手术后的血液处于高凝状态，故易发生下肢深静脉血栓形成。因此，术后需指导并协助患者在床上进行肢体的主动或被动运动，穿抗血栓弹力袜及行气压治疗，并早期下床锻炼。同时，尽量避免双下肢接受静脉输液治疗。

六、健康宣教

1. **活动与休息**　合理安排作息时间，劳逸结合，适当从事体力劳动，避免过度劳累及精神高度紧张。

2. **饮食指导**　指导患者合理膳食，应选择低脂肪、高蛋白、高维生素易消化食物，避免肥胖。向患者解释说明定时进餐对预防结石形成的重要性。

3. **就诊指导**　一旦出现腹痛、发热、黄疸等异常情况，应及时就诊。

4. **自我护理**　患者带T形管出院时，应告知留置T形管引流的目的，并指导其进行自我护理。①妥善固定引流管和放置引流袋，以免受压或打折；②沐浴时，用塑料薄膜覆盖引流管处，降低感染的概率；③避免举重物或过度活动，以免牵拉T形管而致其脱出；④引流管伤口每天换药1次，周围皮肤涂氧化锌软膏加以保护；⑤定期更换引流袋，并记录引流液的颜色、性状和量。一旦出现引流液异常、身体不适等状况，应及时就诊。

第十三节 胆管扩张症

胆管扩张症（biliary dilatation，BD），又称“先天性胆管囊肿”或“先天性胆管囊状扩张症”，临床表现为局部胆管的原发性异常扩张。病变可发生在胆道系统的任何部位，其中，胆总管病变最常见。其胆管扩张的形态，除最常见的囊状扩张外，还有部分呈纺锤形或柱状扩张。此类胆道疾病统称为BD。BD约占所有良性胆道病变的1%，亚洲地区相对高发，发病率可达1∶1000，女性与男性发病的比例为（3～4）∶1。BD通常在婴幼儿时期发病，但约20%病例在成年后发现。有明显症状的BD患者需要进行治疗，以手术治疗为主。

一、病因

BD病因复杂，主要有遗传学因素、胰胆管合流异常（pancreaticobiliary maljunction，PBM）、胃肠道神经内分泌、胆管上皮异常增殖及其他因素（如病毒感染、妊娠、胆管炎症等）。先天性肝内BD又称“卡罗利病”，是一种罕见的常染色体隐性遗传病，由位于染色体6p12的*PKHD1*基因变异所致。先天性肝内BD分为2种类型：①单纯性肝内胆管扩张型，仅在扩张的胆管壁上有纤维组织增生；②静脉周围纤维化型，又称“卡罗利综合征”，除肝内的胆管节段性扩张外，常伴有肝脏先天性纤维化，严重可导致肝硬化及门静脉高压。30%～96%的BD患者合并有PBM。胆总管与胰管汇合于十二指肠壁外，形成过长的胰胆合流共同管，Oddi括约肌失去对胰胆合流部的控制，胰液反流入胆管导致胰液激活，损伤胆管上皮，破坏胆管壁结构，使其薄弱而发生扩张。

2013年日本PBM研究小组制定的PBM临床实践指南和诊断标准将PBM分为3种类型：①胆总管垂直汇入主胰管（C-P）型；②主胰管呈锐角汇入胆总管（P-C）型；③复杂型。

二、临床表现

腹痛、上腹部包块和黄疸为BD的三大主要临床表现，但三者同时出现较为少见。不同年龄段患者临床表现的差异明显。婴幼儿及儿童患者的主要临床表现为明显腹部包块和梗阻性黄疸，成人患者的主要表现为腹痛。此外，BD患者临床表现的差异性与PBM类型有关：C-P型PBM胆总管呈明显囊状扩张，患者主要表现为腹部包块或梗阻性黄疸；P-C型PBM患者主要表现为腹痛。

BD患者常见并发症包括胆道结石、胰腺炎和胆道癌变，其他并发症，包括复发性胆管炎、门静脉高压、自发性囊肿破裂等。

三、辅助检查

（一）影像学检查

1. **彩色多普勒超声检查** 是筛查BD的主要手段。
2. **多排螺旋CT检查** 在评估病变胆管周围解剖关系和是否存在并发症上具有优势。
3. **MRCP检查** 可作为诊断BD的首选方法。
4. **ERCP、PTC检查** 术中胆道造影、术中胆道镜检查可作为补充诊断或治疗手段，有助于更加精确、全面地评估病变情况。
5. **三维可视化及三维打印立体成像技术** 有助于精准定位，判定病变胆管与相邻脉管的关系，并可行术前虚拟手术，制定精准手术治疗方案，指导临床手术操作。

（二）实验室检查

胆汁淀粉酶含量检测对判断PBM具有辅助诊断意义。血清淀粉酶、胆红素、胆道酶谱（ALP、γ-GGT）和肿瘤标志物［糖类抗原19-9（carbohydrate antigen 19-9，CA19-9）、癌胚抗原（carcinoembryonic antigen，CEA）］均有助于评估BD的并发症。

四、治疗

胆管扩张症的治疗原则是切除病变胆管、处理继发病变、重建胆肠通路。

（一）非手术治疗

1. **胆汁引流术** 合并急性化脓性炎症、严重阻塞性黄疸及病变胆管穿孔等紧急情况，无法耐受复杂手术的患者，建议在超声引导下行经皮经肝病变胆管置管引流术或行胆管外引流术，以缓解急性梗阻及感染造成的感染性休克等危重情况。待全身情况改善后，行病变胆管切除和胆道重建术。
2. **药物治疗** 主要通过改善胆汁的排泄和改善胆道的张力达到减轻和预防胆管扩张的目的。常用的药物有胆道减压药和胆道扩张药等。
3. **改变生活方式** 养成良好的生活习惯，如戒烟、戒酒、控制饮食等，可以预防胆管扩张的发生。

（二）手术治疗

1. **标准术式** 切除病变胆管后重建胆肠通路的标准手术方式是胆管空肠Roux-en-Y吻合术。此外，根据病情还可选择行胆囊切除术、肝切除术、胰十二指肠切除术及肝移植等。
2. **腹腔镜手术** 随着科技的进步，近年来已开展腹腔镜或达·芬奇机器人手术系统手术治疗BD，但以下患者应慎行腹腔镜手术：①存在严重心、肺疾病，不能耐受人工气腹或长时间全身麻醉；②既往有腹上区手术史，腹上区粘连严重；③合并中、晚期妊娠；④并发肝硬化门静脉高压；⑤近期反复发作胆管炎或有胰腺炎病史；⑥影像学检查高度怀疑癌变；⑦合并其他需行开腹手术治疗的疾病。

五、护理

（一）护理评估

1. **健康史及相关因素**

（1）一般情况：年龄、性别、出生地、居住地、饮食习惯、营养状况及妊娠史（女性患者）等。

（2）发病特点：有无胆道手术史，有无用（服）药史，过敏史，有无腹痛，腹泻，畏寒，发热，上腹部疼痛及放射痛等。

（3）相关因素：家族中有无类似疾病史。

2. **身体状况**

（1）局部状况：肿块位置、大小，肿块有无触痛、活动度情况。

（2）全身状况：重要脏器的功能状况。

（3）辅助检查：包括特殊检查及有关手术耐受性检查的结果。

（二）护理诊断/问题

1. **疼痛** 与胆道梗阻、感染及Oddi括约肌痉挛有关。

2. **体温过高** 与胆道梗阻导致急性胆管炎有关。

3. **营养失调，低于机体需要** 与疾病引起摄入不足有关。

4. **皮肤完整性受损的风险** 与胆道梗阻导致皮肤、巩膜黄染、瘙痒及术后胆汁渗漏有关。

5. **潜在并发症** 出血、胆漏/瘘及感染等。

（三）护理措施

1. **术前护理**

（1）病情观察：注意生命体征变化。腹痛急性发作的患者应禁食，必要时行胃肠减压，遵医嘱使用镇痛药。

（2）降低体温：根据患者的体温情况，采取物理降温和/或药物降温。遵医应用足量有效的抗菌药物，以有效控制感染。

（3）营养支持：禁食患者通过肠外营养支持补充足够的热量、氨基酸、维生素、水、电解质等。可以进食的患者指导和鼓励患者进食高蛋白、高热量、高维生素和低脂饮食。

（4）防止皮肤破损：由黄疸引起皮肤瘙痒的患者，做好相关宣教和指导，告诉患者勿抓挠皮肤，可用温水擦洗皮肤，减轻瘙痒，及时更换病号服，保持床单位整洁。

（5）做好术前指导

1）皮肤清洁：范围一般为上至乳头连线、下至耻骨联合，两侧至腋中线。手术切口紧靠脐部，该处易积垢，术前应彻底清洁。可用松节油棉签清洁该处，动作要轻柔，避免损伤皮肤而影响手术。

2）胃肠道准备：术前1天中午嘱患者口服泻药。如果在晚7时前粪便尚未排干净，应于晚8时进行清洁灌肠。晚10时通知患者禁食、水。

3）指导患者床上翻身、排便，并掌握有效咳痰的方法：患者保持情绪稳定，避免过度紧张焦虑，备皮后洗澡、更衣，准备好术后需要的各种物品，如一次性尿垫、浴巾等，术晨取下义齿，贵重物品交由家属保管。

2. 术后护理

（1）病情监测：术后常规监测患者的生命体征，意识，皮肤温度、色泽，尿量及血氧饱和度。全身麻醉未清醒者，取去枕平卧位，头偏向一侧，给予低流量氧气吸入及心电血氧监护，并保持呼吸道通畅。意识清醒者，可采取低半卧位休息。

（2）切口的观察及护理：观察切口有无渗血、渗液，若有渗血、渗液应及时通知医师处理并更换敷料。

（3）各种管道的护理：保持输液管路通畅，妥善固定留置针。观察穿刺部位有无红肿、渗液；不常规留置胃管，麻醉后留置尿管，术后第1～2天视患者情况拔除尿管，鼓励患者自行排尿；注意腹腔引流管的护理，告知患者引流管留置目的及其重要性；指导患者学会保护引流管的方法及导管滑脱后的应急措施，妥善固定引流管于床旁；严密观察引流情况，保持引流通畅，防止导管扭曲、受压、折叠；观察并记录引流液的颜色、性质及量；观察腹腔引流管是否流出含胆汁液体；观察腹部体征并听取患者主诉；观察有无发热、腹胀，严密观察有无胆漏/瘘的发生，根据引流情况评估拔除引流管的时机。

（4）疼痛护理：可采用数字分级评分法（numerical rating scale，NRS）、VAS和Wong-Baker面部表情疼痛量表等对患者静息与运动时的疼痛程度进行评估。疼痛评估时需关注患者对疼痛的主诉，了解疼痛的部位和性质，并根据患者的主诉进行动态评估及记录，评估术后疼痛治疗的效果，观察并积极治疗恶心、呕吐、瘙痒、肠麻痹等不良反应。围手术期采用预防性、多模式及个体化镇痛方案，首选非甾体抗炎药。

（5）术后营养：遵医嘱给予营养支持治疗，纠正水、电解质紊乱及酸碱平衡失调，推荐术后早期经口进食，术后第1天视患者的情况适量饮水，待肛门排气后进流质食物，并逐渐由半流质饮食、软质饮食过渡至正常饮食。以清淡低脂饮食为主，少食多餐，勿进食过多、过饱。可根据营养风险筛查结果和患者进食情况，由营养科开具个性化营养制剂。肛门未排气前可通过咀嚼口香糖促进肠蠕动，缓解术后口干、口苦等不适。术后早期避免饮用牛奶、豆浆、碳酸饮料等易导致腹胀的食物。

（6）静脉输液管理：提倡目标导向液体治疗，对高龄、心肺功能不佳患者使用输液泵匀速滴入药物，准确记录24 h出入量。

（7）术后早期活动管理

1）手术当天，麻醉清醒即可于床上进行翻身活动，鼓励患者及家属配合，每2 h翻身1次，教会患者进行足背屈伸及内旋外绕运动。

2）按床上活动、床旁活动、病房内活动、科室走廊活动等循序渐进开展术后活动。

3）术后24 h视患者情况，在护士指导下开始尝试下床活动，活动时做好切口保护，采用行走距离、步数、活动时间等评估患者早期活动的情况，同时关注患者的主观疲劳及耐受力。

4）推荐老年人，特别是伴有心肺功能障碍、具有静脉血栓高风险的患者早期开展下床活动。

3. 术后并发症的预防及护理

（1）出血：成人BD的病程较长，囊肿易反复发生感染导致囊壁瘢痕增厚，与周围血管粘连较为紧密。若术后24 h内从腹腔引流管流出大量新鲜血液，应考虑术中可能损伤门静脉或肝动脉引起迟发性血管破裂、出血。若患者出现口干、烦躁、脉搏快、血压下降，应严密观察生命体征，观察引流液的颜色、性质和量，遵医嘱运用止血药和输血，维持良好的静脉通道，必要时做好二次手术的准备。若术后第4～10天患者呕吐大量新鲜血液或出现黑便，并伴血红蛋白进行性降低，应考虑应激性溃疡出血的可能。一旦发生应激性溃疡，可通过输血，给予止血药、抑酸药、生长抑素类药物和胃黏膜保护药，以及给予肾上腺素冰盐水洗胃等措施对症治疗，大多可治愈。应做好患者及家属的心理护理，消除患者及家属的恐惧及焦虑情绪。

（2）胆漏/瘘：术后3～5天为高发期，应特别注意切口渗血、渗液的情况，如引流出胆汁样液体，出现腹痛、腹胀、黄疸等症状考虑为胆漏/瘘，应及时报告医师。术中胆管周围分离过多导致局部管壁缺血、坏死，胆管保留过短、吻合口有张力、吻合口过小导致胆汁排泄不畅或吻合技术不过关均可引起胆漏/瘘。肝总管开口异位、术中未能将异位的肝胆管进行内引流也可引起胆漏/瘘。胆漏/瘘患者腹腔引流管有胆汁样液体流出，有腹膜炎体征（如畏寒、发热），严重时晚期可发生感染性休克。治疗上应以非手术治疗为主，大部分胆漏/瘘在2周内可以自愈，如果术后1个月胆漏/瘘仍未愈合，应行胆道造影，确诊后可行手术探查。护理上应观察腹部体征，保持引流通畅，遵医嘱合理使用抗生素及营养支持。

（3）胰瘘：术中伤及胰管，反复发生炎症可引起胆总管下端瘢痕样狭窄，胆管囊肿的远侧残端关闭后可导致胰瘘。若引流量不多或逐渐减少，大多数患者可在3～6个月自愈；如主胰管损伤，引流量常增多，大多需再次手术治疗。患者表现为发热、腹痛、腹腔引流量增多，腹腔引流液淀粉酶升高，高于血清淀粉酶。给予患者禁食、胃肠减压、胰酶抑制剂、抗感染及营养支持治疗。

（4）胆汁反流、胆道感染：是术后常见并发症，甚至可引起胆源性休克，选择合适的手术方式是预防其发生的关键。临床表现为腹痛，发热，黄疸，严重者可进展至感染性休克。应保持引流通畅，观察引流液的颜色、性状和量，严格遵医嘱使用抗生素。

（5）吻合口狭窄：多发生于术后6个月，是内引流术后最常见的并发症。随着手术方式的改进，其发生率明显降低。主要临床表现为腹部疼痛、畏寒、发热、恶心、呕吐，严重者可进展至有感染性休克。要严密观察生命体征和腹部体征，保持引流通畅，遵医嘱合理使用抗生素。出现吻合口狭窄时，须再次手术治疗。

（6）急性肝衰竭：患者病程长，反复发生胆管炎和梗阻性黄疸而引起胆汁性肝硬化，肝功能的代偿能力降低，加上手术创伤、术中出血和输血及抗生素的应用，均可加重肝细胞的损伤程度，导致急性肝功能衰竭。因此，在围手术期一定要注意保护肝功能，避免使用对肝脏有损害的药物，应适当地应用保肝药物和营养支持疗法，尽量减少术中的创伤并缩短手术时间。术后密切观察患者的意识、尿量、肝功能指标。根据患者的病情遵医嘱补足血容量、纠正低蛋白血症、防止感染、给予止血药物、纠正水、电解质紊乱和酸碱平衡失调，以及进行营养支持治疗。

六、健康宣教

1. **饮食指导**　指导患者选择低脂、高热量、高蛋白、高维生素、易消化的食物，忌食油腻食物及饱餐，肥胖患者应科学减重，糖尿病患者应遵医嘱坚持药物治疗和饮食护理，养成良好的生活规律，避免劳累及精神紧张。

2. **指导切口护理**　行腹腔镜手术，出院后1周可自行去除敷料。开腹手术的切口每3～4天换药1次，术后10～12天拆线。

3. **就诊指导**　注意门诊随访，告知患者复诊的时间，嘱其定期复查。

4. **自我护理**　向留置T形管出院的患者解释T形管的重要性，重点指导预防T形管脱落的方法，告知患者出院后需定期伤口换药并更换引流袋，以预防感染；告知患者或家属正确的夹管方法，以及出现不良反应时的观察和处理方法；确定拔管日期，交代拔管后的注意事项。

5. **延续性护理**　出院后护理人员通过电话、网络等方式进行定期随访，及时了解术后康复情况，修改延续性护理方案，提高患者生活质量。

6. **活动指导**　适当进行户外活动，并逐渐增加活动量，3～6个月内避免重体力活动。

第十四节　胆　管　炎

胆管炎是指胆管不同程度的梗阻合并不同程度的感染的临床综合征。急性梗阻性化脓性胆管炎是胆道感染疾病中的严重类型，又称“急性重症胆管炎”，是由急性胆管梗阻并继发化脓性感染导致。急性梗阻性化脓性胆管炎是急性胆管炎的严重阶段。

一、病因

胆管炎多是在胆汁淤积的基础上继发细菌感染，细菌经淋巴道或血道到达胆道，也可从肠道经十二指肠乳头逆行进入胆道。胆管炎可分为急性和慢性两种类型。致病菌主要为革兰氏阴性杆菌，以大肠埃希菌最多见。胆总管结石是最常见的梗阻原因，其他原因还有胆道蛔虫、胆道良性狭窄、吻合口狭窄或肿瘤等。任何导致胆管排泄胆汁不顺畅的病症均会引起胆管炎，如胆道狭窄和感染等。

二、临床表现

1. **慢性胆管炎**　慢性胆管炎一般无特异性症状，可表现为中、上腹不适和胀痛，有时可有绞痛发作，进食油腻食物会加重上腹疼痛，一般很少有发热和黄疸，腹部体征也不明显，可仅有上腹轻压痛。

2. **急性胆管炎** 急性胆管炎的临床主要症状为上腹痛、寒战高热、黄疸（Charcot三联征）。腹痛常在发热前数小时发生，表现为右上腹持续性腹痛伴阵发性加剧，并向右肩、背部放射，常伴恶心、呕吐；寒战高热时体温常高达39 ℃以上，呈弛张热，少数危重者体温可低于正常；黄疸主要表现为皮肤巩膜黄染，尿色变深，粪色变浅，皮肤瘙痒等。

3. **原发性硬化性胆管炎** 患者临床表现多样，起病隐匿，15%～55%的患者诊断时无症状，仅在体检时因发现碱性磷酸酶升高而诊断，大多数有胆道狭窄或肝硬化，常有乏力、体重减轻、瘙痒和黄疸。黄疸呈波动性、反复发作，伴有低热、高热及寒战，且可伴有反复发作的右上腹痛，酷似胆石症和胆道感染。

4. **急性梗阻性化脓性胆管炎** 当胆管梗阻和感染进一步加重时，其临床表现将继续进展，在Charcot三联征（上腹痛、寒战高热、黄疸）基础上，出现休克和精神症状，如谵妄、烦躁、嗜睡、昏迷等，称为“Reynolds五联征”。

三、辅助检查

（一）实验室检查

白细胞计数增多和中性粒细胞百分数均明显升高；尿胆红素阳性；血胆红素、直接胆红素升高，肝功能改变，多数患者出现代谢性酸中毒。寒战时做血培养，多有细菌生长。

（二）影像学检查

1. **超声检查** 可以定位胆管结石，检查胆管形态及其内壁状态，是诊断胆管炎的首选初步检查。

2. **CT或MRI检查** 可以更加准确地评估胆管内结石及炎症情况，明确提示存在持续性胆汁淤积的患者是否有胆管梗阻。

3. **MRCP、ERCP检查** 可更清晰地了解胆道情况，对明确引起胆管炎的原因和评估胆管炎的严重程度有较大帮助。

四、治疗

应用解除痉挛、镇痛、抗感染和利胆药物治疗，及时手术解除梗阻。急性梗阻性化脓性胆管炎的治疗原则是，立即手术解除胆道梗阻并减压引流胆汁，控制感染，预防中毒性休克和胆源性败血症。当胆管压力降低后，患者情况能暂时改善，有利于争取时间进一步治疗。

（一）非手术治疗

非手术治疗既是治疗手段，又是术前准备。中毒性休克是导致死亡的主要原因。应积极采取措施，防止中毒性休克的发生。

1. 补液，尽快恢复血容量。

2. 联合应用足量抗生素，应先选用针对革兰氏阴性杆菌及厌氧菌的抗生素。

3. 纠正水、电解质紊乱和酸碱平衡失调。

4. 对症治疗，如降温、镇痛。

5. 如果短时间治疗后患者病情仍不好转，应考虑使用血管活性药物，以提高血压、肾上腺皮质激素保护细胞膜和对抗细菌毒素。

6. 经上述治疗病情仍未改善，应在抗休克的同时紧急行胆道引流治疗。

（二）手术治疗

应针对患者胆道狭窄的部位和范围分别处理。

1. 胆总管切开减压、T形管引流，紧急减压后，病情有可能会立即趋于稳定。经内镜鼻胆管引流术，此手术创伤小，能有效地降低胆道内压，并能根据需要放置引流管≥2周。

2. 肝外胆管狭窄置入支撑管可获得短暂的疗效，手术治疗的目的在于缓解梗阻，胆道引流，减轻黄疸和感染，延缓病情进展。采用扩张、支撑引流或胆管空肠吻合并U形管支撑治疗，可延长患者生存期，但不适用于弥漫性狭窄。

五、护理

（一）护理评估

1. 术前评估

（1）健康史：脂类代谢是否异常，是否有胆汁淤滞、细菌感染和蛔虫病史；腹痛的病因、诱因及性质；有无消化性溃疡及类似疼痛发作史；有无服药史、过敏史。

（2）诱发因素：饱餐及进食油腻食物后，或者睡眠时体位改变导致结石移动并嵌顿。

（3）症状和体征：评估患者有无恶心、呕吐、厌食、腹胀、腹部不适等消化道症状。评估腹痛的部位、性质。

（4）辅助检查：常规行超声检查，根据病情行PTC、ERCP等检查了解梗阻部位、程度、结石大小和数量等，必要时做CT及MRI检查。

（5）实验室检查：评估血常规、血生化、肝功能、尿胆红素、尿胆原等的变化。

（6）心理及社会支持状况：评估患者及其家属对本病检查和治疗的认知、家庭经济状况、心理承受度。

2. 术后评估

（1）术中情况：了解患者手术、麻醉方式与效果、病变组织切除情况、术中出血及引流情况、引流管放置的位置及目的、补液情况、术后诊断等。

（2）身体状况：评估生命体征是否平稳，有无高热、脉搏快、呼吸急促、低血压等情况，患者是否清醒，末梢循环、体温是否正常等；评估患者腹部体征，如剑突下及右上腹是否有明显压痛、反跳痛、肌紧张；评估患者意识情况，如有无烦躁不安、表情淡漠、嗜睡、昏迷；若提示有感染性休克，密切观察患者的每小时尿量；评估患者伤口是否干燥，有无渗液；引流管是否通畅，引流液的颜色、性状及量等。

（3）心理-社会状况：了解患者有无焦虑，康复训练和早期活动是否配合，对出院后的继续治疗是否清楚。

（二）护理诊断/问题

1. **疼痛** 与胆汁引流不畅、炎症刺激、胆道平滑肌痉挛有关。
2. **体温过高** 与胆道感染、炎性反应有关。
3. **体液不足** 与感染性休克、高热后多汗及禁食、禁饮有关。
4. **营养失调，低于机体需要量** 与发热、感染、恶心、呕吐等有关。
5. **知识缺乏** 缺乏胆道疾病的预防、饮食调节方面的知识。
6. **潜在并发症** 胆道出血、胆漏/瘘等。

（三）护理措施

1. 术前护理

（1）病情观察：观察患者意识、生命体征、腹部体征及皮肤黏膜情况，监测血常规、电解质、血气分析等的变化。若患者出现意识淡漠、黄疸加深、少尿或无尿、肝功能异常、动脉血氧分压（partial pressure of oxygen in arterial blood，PaO_2）降低、代谢性酸中毒及凝血酶原时间延长等，提示发生多器官功能障碍综合征（multiple organ dysfunction syndrome，MODS），要及时报告医师并做相应处理。

（2）维持体液平衡

1）观察指标：严密监测生命体征，特别是体温和血压的变化；准确记录24 h出入量，必要时监测中心静脉压及每小时尿量，为补液提供可靠依据。

2）补液扩容：迅速建立静脉通路，使用晶体液和胶体液扩容，尽快恢复有效循环血量；必要时使用肾上腺皮质激素和血管活性药物，改善组织器官的血流灌注及氧供。

3）纠正水、电解质紊乱及酸碱平衡失调：监测电解质、酸碱平衡情况，确定补液的种类和量，合理安排补液的顺序和速度。

（3）维持有效气体交换

1）呼吸功能监测：密切观察患者的呼吸频率、节律和幅度；动态监测PaO_2和血氧饱和度，了解患者的呼吸功能状况；若患者出现呼吸急促、PaO_2下降、血氧饱和度降低，提示呼吸功能受损。

2）改善缺氧状况：非休克患者取半卧位，使腹肌放松，膈肌下降，利于改善呼吸状况；休克患者取仰卧中凹位。根据患者呼吸形态及血气分析结果，选择给氧方式和确定氧气流量或浓度，可经导管、面罩、呼吸机辅助等方法给氧，改善缺氧症状。

（4）维持正常体温

1）降温：根据体温升高的程度，采用温水擦浴、冰袋冷疗等物理降温方法，必要时遵医嘱使用药物降温。

2）控制感染：联合应用足量有效的抗生素，控制感染，使体温恢复正常。

（5）营养支持：禁食和胃肠减压期间，通过肠外营养途径补充能量、氨基酸、维生素、水及电解质，维持和改善营养状况。

（6）完善术前检查及准备：积极完善术前相关检查，如心电图、腹部超声、血常规、凝血功能、肝肾功能等检查。凝血功能障碍者，补充维生素K_1。

2. **术后护理**

（1）病情观察：给予持续心电监护及低流量吸氧（2～3 L/min），严密监测和记录生命体征、切口有无渗血渗液及腹部体征，了解有无腹痛、腹胀及腹膜刺激征等。患者采取低半卧位休息，给予床挡保护，防止坠床。

（2）疼痛护理：围手术期采用预防性、多模式及个性化结合镇痛策略。目前常用的疼痛评分方法为VAS，推荐使用非甾体抗炎药和选择性环氧合酶-2抑制剂，术后静脉注射帕瑞昔布40 mg，以缓解疼痛。同时动态观察患者疼痛评分，帮助选择个性化镇痛方案。有患者自控镇痛者，注意检查管道是否通畅，评价镇痛效果是否满意。

（3）术后营养：推荐术后早期经口进食，麻醉清醒后可少量饮水，可通过咀嚼口香糖促进肠动，缓解术后口干、口苦等不适。术后根据肠道功能恢复情况进流质饮食，并逐渐由半流质、软质饮食等过渡到正常饮食。少量多餐，进食低脂、高维生素、富含膳食纤维的食物，忌辛辣、刺激性食物，多食蔬菜和水果。

（4）液体管理：采用个性化目标导向液体治疗，术后一般输注液体量为1000 ml左右。

（5）管道护理：胆囊切除术后一般不放置腹腔引流管，若放置，应在术后无胆漏/瘘、无感染的情况下早期拔除。

（6）早期下床活动：麻醉清醒后，若无头晕、头痛、恶心、呕吐等不适，患者可在家属的陪伴下进行床边活动及自行排大小便。

（7）并发症的护理

1）出血：可能与术中血管结扎松脱或凝血功能障碍有关。临床表现为心率增快、血压下降；腹部压痛、腹胀、腹围增大；休克。密切观察患者的意识、生命体征、腹部体征和切口渗血情况；有腹腔引流管者，观察引流液的颜色、性状及量。保持补液通道畅通，补充血容量，准确使用止血药。准确记录24 h出入量。若出现面色苍白、冷汗、脉搏细弱、血压下降，腹腔引流管引流出大量血性液等情况，及时报告医师并做好抢救准备。必要时行开腹手术止血。

2）胆漏/瘘：术中胆道损伤、胆囊管残端破漏是术后发生胆漏/瘘的主要原因。临床表现为发热、腹胀、腹痛、腹膜刺激征等，或者腹腔引流液呈黄绿色胆汁样，常提示发生胆汁渗漏；严重者可出现心率增快、血压下降、休克。应密切观察腹部的体征及引流液情况，一旦发现异常，及时报告医师并协助处理。①充分引流胆汁，患者取半卧位，放置腹腔引流管，保持引流通畅，将漏出的胆汁充分引流至体外，这是治疗胆漏/瘘最重要的措施；②准确使用抗生素；③维持水、电解质平衡，长期大量胆漏/瘘者应补液并维持水、电解质平衡；④防止胆汁刺激和损伤皮肤，及时更换引流管周围被胆汁浸湿的敷料，给予氧化锌软膏或皮肤保护膜涂敷局部皮肤。

六、健康宣教

1. **活动与休息** 注意休息，避免过度劳累。

2. **用药指导** 遵医嘱用药，避免漏服或多服，避免擅自停药。

3. **饮食指导** 宜清淡低盐低脂饮食，避免高脂肪、高胆固醇及油腻的食品，忌辛辣刺激及烟、酒，可多食用含维生素B丰富的食物，如小麦、高粱、芡实、蜂蜜、豆腐等；宜多食水果和新鲜蔬菜。

4. **及时体检** 如有胆道疾病应及时治疗。

第十五节 胆囊息肉样变

胆囊息肉样变（polypoid lesion of gallbladder，PLG）是形态学的名称，泛指向胆囊腔内突出或隆起的病变，可以是球形或半球形，有蒂或无蒂，多为良性。

一、病因及分型

（一）病因

通常认为，胆囊息肉样变与胆固醇代谢失调、慢性炎症关系较为密切。

1. **胆固醇代谢失调** 人体内胆固醇代谢失调会刺激胆囊壁乃至整个胆囊，从而造成胆固醇性息肉的出现。

2. **慢性炎症** 长期慢性炎症的刺激会使胆囊黏膜增生，而大量增生的胆囊黏膜在突出之后会形成炎性息肉。

（二）分型

从病理学角度常将胆囊息肉样变分为非肿瘤性息肉样变和肿瘤性息肉样变两大类。肿瘤性息肉样变包括腺瘤和腺癌两类。胆囊腺瘤是胆囊常见的良性肿瘤，约占胆囊切除标本的1.1%，多见于中老年女性，可单发或多发，最大者可充满胆囊。腺瘤表面可破溃、出血、坏死、感染。胆囊腺瘤的恶变率约为1.5%，一直被认为是胆囊癌的癌前病变，一经确诊宜手术切除。应将术中切除的胆囊连同腺瘤送冷冻切片或快速切片病理学检查，术后还应做常规石蜡切片检查。非肿瘤性息肉样变又可分为4类。①胆固醇息肉：由胆固醇沉着引起，其实质是胆固醇代谢失调引起巨噬细胞吞噬胆固醇后的堆积，不会发生癌变。②炎性息肉：由胆囊炎症刺激导致，胆囊壁多发生明显炎症。③腺瘤样息肉：此类息肉为黄色的质地较软的疣状物，有癌变的可能。④腺肌增生：有弥漫型、节段型和局限型3类，可能发生癌变。

二、临床表现

大部分患者是在体检行腹部超声检查时发现，多无症状。少数患者可有右上腹部疼痛或不适，偶尔有恶心、呕吐、食欲减退等消化道症状；极个别患者可引起阻塞性黄疸、无结石性胆囊炎、胆道出血等。由于少数胆囊息肉可发生癌变，临床上应予以重视。

三、辅助检查

1. **腹部超声检查** 腹部超声检查是诊断本病的首选方法，能准确显示病变的大小、位置、数量、囊壁的情况，但很难分辨其良、恶性。

2. **三维超声成像** 通过三维超声成像可以观察胆囊息肉样变的大小、形态，分清息肉样变与胆囊壁的关系，通过不同切面的旋转观察病变的连续性及病变表面的情况等，有助于胆囊息肉样变与胆囊腺瘤或癌肿的鉴别。

3. **超声内镜** 观察息肉样变与胆囊壁的关系，有助于鉴别胆囊息肉样变与胆囊癌。

4. **其他** 通过CT增强扫描和超声引导下经皮细针穿刺活检能判断胆囊息肉样变是否为恶性。

四、治疗

（一）手术适应证

1. 多发性胆囊息肉样变，多为胆固醇息肉，如果有症状，不论息肉大小均应进行手术治疗。
2. 单发息肉多为胆囊腺瘤，带蒂或瘤体直径＞1 cm，有恶变可能者。
3. 胆囊颈部息肉，影响胆囊排空者。
4. 胆囊息肉样变伴胆囊结石者，疑有恶性病变者。
5. 多发病变，伴有胆囊结石，有症状，年龄＞50岁者。

（二）非手术治疗适应证

1. 无症状的胆囊息肉样变，直径＜0.5 cm。
2. 无症状的胆囊息肉样变，直径在0.5～1.0 cm，可定期观察（3～6个月复查）。

（三）手术治疗

1. 无恶变者，仅行胆囊切除术。
2. 已经恶变者，按照胆囊癌处理。

五、护理

（一）护理评估

1. 术前评估

（1）健康史、既往史和家族史：包括年龄、性别、婚姻、职业、饮食习惯、劳动强度、有无吸烟史等；了解有无胆绞痛史，有无上腹隐痛不适；有无反酸、嗳气、餐后饱胀等消化道症状；有无胆囊炎和黄疸病史；有无过敏史及其他腹部手术史；了解患者家族中有无胆囊结石、胆囊炎等患者。

（2）身体状况

1）症状与体征：评估腹痛的诱因、部位、性质及有无肩背部放射痛等；有无肝大、肝区痛和叩痛等；是否触及肿大的胆囊，有无腹膜刺激征等；有无食欲减退、恶心、呕吐、黄疸、寒战高热等症状。

2）辅助检查：了解白细胞计数、中性粒细胞百分数、肝功能、腹部超声检查及其他影像检查结果等。

（3）心理－社会状况：了解患者对疾病的认知程度，对手术有何顾虑和思想负担；了解朋友及家属对患者的关心、支持程度，家庭对手术的经济承受能力。

2. 术后评估

（1）术中情况：了解患者手术、麻醉方式与效果、病变组织切除情况、术中出血及引流情况、引流管放置的位置及目的、补液情况及术后诊断等。

（2）身体状况：评估生命体征是否平稳，患者是否清醒，末梢循环、呼吸状态如何，体温是否正常等；伤口是否干燥，有无渗液、渗血；引流管是否通畅，引流液的颜色、性状及量等。

（3）心理－社会状况：了解患者有无焦虑；康复训练和早期活动是否配合；对出院后的继续治疗是否清楚。

（二）护理诊断/问题

1. **急性疼痛**　与胆囊结石突然嵌顿、胆汁排空受阻致胆囊强烈收缩有关。
2. **知识缺乏**　缺乏胆囊结石和腹腔镜手术的相关知识。
3. **潜在并发症**　出血、皮下气肿、高碳酸血症。

（三）护理措施

1. 术前护理

（1）控制疼痛：评估疼痛的部位、性质、程度、发作时间、诱因及缓解的相关因素；评估疼痛与饮食、体位、睡眠的关系，为进一步治疗和护理提供依据。对诊断明确且剧烈疼痛者，遵医嘱予抗炎利胆、解痉、镇痛药物，以缓解疼痛。

（2）合理饮食：术前可给予低脂、清淡饮食，无须常规禁食、禁水，无须肠道准备，术前2 h饮用200 ～ 400 ml的12.5%糖类饮品（推荐由营养科配制）。

（3）皮肤准备：腹腔镜手术入路多在脐周，指导患者用肥皂水清洗脐部，脐部污垢可用松节油或液状石蜡清洁。

（4）呼吸道准备：腹腔镜胆囊切除术中需将CO_2注入腹腔形成气腹，使术野清晰并保证腹腔镜手术操作所需空间。CO_2弥散入血可致高碳酸血症及呼吸抑制，故患者术前应进行呼吸功能锻炼，避免感冒，戒烟，以减少呼吸道分泌物，有利于术后早日康复。

（5）心理准备：采用医护一体化术前宣教方式，了解患者心理状态与需求，通过口头、书面和展板等多种形式向患者及家属介绍手术方式、手术前后注意事项、出院注意事项等，增加患者及家属相关知识储备，提高依从性，减少焦虑、恐惧的情绪，保证睡眠质量。

2. 术后护理

（1）病情观察：观察并记录生命体征；观察腹部体征，了解有无腹痛、腹胀及腹膜刺激征等；有引流管者，观察并记录引流液的颜色、性状和量。

（2）体位护理：清醒且血压稳定者，改为半卧位，指导患者有节律地深呼吸，以达到放松和减轻疼痛的效果。

（3）疼痛护理：围手术期采用预防性、多模式及个性化结合镇痛策略。进行疼痛评估，根据评估结果进行处理，推荐使用非甾体抗炎药和选择性环氧合酶-2抑制剂。根据医嘱给予镇痛药。同时动态观察患者疼痛评分，选择个性化镇痛方案。

（4）饮食护理：腹腔镜术后禁食6 h，术后24 h内饮食以无脂流质饮食、半流质饮食为主，逐渐过渡至低脂饮食。

（5）液体管理：术前无须静脉补液，采用个性化目标导向液体治疗，术后一般输注1000 ～ 1500 ml的液体。

（6）早期下床活动：若患者麻醉清醒后无头晕、头痛、恶心及呕吐等不适，患者可在家属陪伴下进行床边活动及自行排大小便。

（7）并发症的护理

1）出血：观察生命体征、腹部体征和伤口渗血情况；有腹腔引流管者，观察引流液的颜色、性状及量。如出现面色苍白、冷汗、脉搏细弱、血压下降，腹腔引流管引流出大量血性液体等情况，及时报告医师并做好抢救准备。

2）胆漏/瘘

A. 原因：术中胆道损伤、胆囊管残端破漏是胆囊切除术后发生胆漏/瘘的主要原因。

B. 临床表现：患者出现发热、腹胀、腹痛及腹膜刺激征等表现，或者腹腔引流液呈黄绿色胆汁样，常提示发生胆汁渗漏。

C. 护理措施：观察腹部体征及引流液情况，一旦发现异常，及时报告医师并协助处理。①充分引流胆汁。患者取半卧位，安置腹腔引流管，保持引流通畅，将漏出的胆汁充分引流至体外是治疗胆漏/瘘最重要的措施。②维持水、电解质平衡。长期大量胆漏/瘘者应补液并维持水、电解质平衡。③防止胆汁刺激和损伤皮肤。及时更换引流管周围被胆汁浸湿的敷料，给予氧化锌软膏或皮肤保护膜涂敷局部皮肤。

3）CO_2气腹相关并发症：常见并发症包括高碳酸血症与酸中毒、皮下气肿、气胸、心包积气、气体栓塞、心律失常、下肢静脉淤血、静脉血栓、腹腔内器官缺血及体温下降等。

A．原因：CO_2气腹使腹腔压力增加，导致膈肌上抬、肺顺应性降低、有效通气减少、心排血量减少、心率减慢、下肢静脉淤血、内脏血流减少，从而对心肺功能产生影响。人体对CO_2的吸收与术中气腹压力呈正相关，当腹腔内CO_2气压较高时，CO_2逸入组织间隙并加速经腹膜吸收入血。CO_2在血浆中有较高的弥散性和溶解度，引起高碳酸血症及酸中毒，多为可逆性。如果手术持续时间过长，高碳酸血症导致酸中毒时，交感肾上腺兴奋性增加，机体受CO_2压力和化学因素的影响会出现心动过速、高血压及颅内压增高等严重后果，甚至会引起全身重要脏器损伤和生理功能紊乱。

B．临床表现：腹胀、皮下捻发音、呼吸困难、气促、低体温、心律失常、下肢静脉淤血、血压增高及颅内压增高等。

C．护理措施：①预防措施。术中发生高碳酸血症及酸中毒时，立即通知医师将气腹压力降至12 mmHg；患者头胸部抬高20°，减轻CO_2挤压膈肌对心肺的压迫，促进体内CO_2排出，术毕缝合腹部切口前，在患者腹壁轻轻加压促使体内和皮下CO_2气体排出，减少体内残留。术后6 h取半卧位，保持呼吸道通畅、低流量给氧、深呼吸，促进体内CO_2排出。②处理措施。皮下气肿者取半卧位，症状轻者延长吸氧时间，CO_2可自行吸收；症状严重者须及时报告医师，准备穿刺排气用物。监测呼吸状态和血氧饱和度，必要时做血气分析，纠正酸中毒。

六、健康宣教

1. **合理饮食** 少量多餐，进食低脂、高维生素、富含膳食纤维的饮食，忌辛辣刺激性食物，多食新鲜蔬菜和水果。

2. **疾病指导** 告知患者胆囊切除后出现消化不良、脂肪性腹泻等情况的原因；出院后如有腹痛、黄疸、陶土样粪便等情况，应及时就诊。

3. **活动与休息** 避免劳累及精神紧张；适当进行户外活动，并逐渐增加活动量，术后3～6个月避免重体力活动。

4. **就诊指导** 暂不手术者定期复查，每6个月复查1次腹部超声，有助于判断是否需要手术治疗。

第十六节 胆囊癌

胆囊癌是指发生于胆囊（包括胆囊底部、体部、颈部及胆囊管）的恶性肿瘤。中国胆囊癌的发病率占同期胆道疾病的0.4%～3.8%，居消化道肿瘤发病率第6位，患者5年总生存率仅为5%。胆囊癌发病隐匿，易扩散转移，多数患者发现时已属晚期，90%患者的发病年龄超过50岁，女性的发病率是男性的3～4倍。

一、病因、病理及分期

（一）病因

胆囊癌的确切发病机制目前仍不明确，多认为其与环境，遗传因素有关。

1. 危险因素

（1）胆囊结石：约85%的胆囊癌患者合并胆囊结石。胆囊结石患者患胆囊癌的风险是无胆囊结石人群的13.7倍。胆囊结石直径和数目与胆囊癌的发生呈正相关，胆固醇和混合性胆囊结石危险度更高。

（2）胆囊息肉样变：具有恶变倾向的胆囊息肉有以下特征：①直径≥10 mm；②合并结石伴胆囊炎；③单发息肉或无蒂息肉，息肉生长速度快（生长速度为每6个月大于3 mm）；④腺瘤样息肉。

（3）胆囊慢性炎症：胆囊慢性炎症伴有黏膜腺体内的不均匀钙化或点状钙化被认为是癌前病变。胆囊壁钙化可形成瓷性胆囊，约25%的瓷性胆囊与胆囊癌发生高度相关。

（4）保胆取石术后胆囊：保胆取石术后，导致结石形成的危险因素和胆囊炎症未消除。

2. 可能的危险因素

（1）先天性胰胆管汇合异常：胰胆管汇合异常是一种先天性畸形，胰液逆流入胆囊，长期慢性炎症刺激引起黏膜反复再生和修复，最终导致胆囊恶变。约10%的胆囊癌患者合并胰胆管汇合异常。

（2）胆囊腺肌瘤：约6%的胆囊腺肌瘤患者合并胆囊癌，特别是当胆囊壁厚度＞10 mm时，建议尽早手术。

（3）胆道感染：胆道系统慢性感染会增加胆囊癌发生的风险。常见致病菌有沙门菌和幽门螺杆菌。

（4）肥胖与糖尿病：肥胖症引起的代谢综合征可增加胆囊癌的发生风险。糖尿病是胆囊结石形成的危险因素，糖尿病与胆囊结石协同作用会促进胆囊癌的发生。

（5）年龄和性别：胆囊癌的发病率随年龄增长呈上升趋势。女性胆囊癌发病率是男性的3～4倍，可能与雌激素促进胆汁淤积、结石形成有关。

（6）原发性硬化性胆管炎：原发性硬化性胆管炎合并胆囊结石、胆囊炎、胆囊息肉样变的患者，胆囊癌的发生风险增加。

（7）遗传学和基因突变：有胆囊癌、胆囊结石家族史者，其发生胆囊癌的风险也会增加。

（8）吸烟：吸烟是胆囊癌的独立危险因素，胆囊癌的发生与吸烟剂量、吸烟时间呈线性正相关。

（9）化学暴露：胆囊癌患者外周血中黄曲霉毒素、重金属（镍、镉、铬等）水平高于健康人群，这可能与细菌释放β-葡糖醛酸糖苷酶或化学性游离毒素直接接触胆囊黏膜，诱导癌变发生有关。伴有胆囊癌高危因素的胆囊良性疾病患者，应择期行胆囊切除术，未手术者应定期到医院行超声和肿瘤标志物等检查，密切进行随访。

（二）病理

1. **临床分型** 根据肿瘤起源部位及侵犯方向分为4型：Ⅰ型，腹腔型；Ⅱ型，肝脏型；Ⅲ型，肝门型；Ⅳ型，混合型。

2. **组织病理学分型** 胆囊癌多发生在胆囊体部和底部，腺癌占82%，包括硬癌、乳头状癌、黏液癌，未分化癌占7%，鳞状细胞癌占3%，混合性癌占1%；其他还有淋巴肉瘤、横纹肌肉瘤、网状组织细胞瘤、纤维肉瘤、类癌及癌肉瘤等。胆囊癌可经淋巴、静脉、神经、胆管腔内转移，以及腹腔内种植和直接侵袭。

（三）分期

胆囊癌可分为5期：Ⅰ期，黏膜层内原位癌；Ⅱ期，侵入黏膜和肌层；Ⅲ期，侵袭胆囊壁全层；Ⅳ期，侵袭胆囊壁全层和胆囊淋巴结；Ⅴ期，侵袭或转移到肝和其他部位。

二、临床表现

胆囊癌的临床表现缺乏特异性，主要临床表现具体如下。

1. **右上腹疼痛** 由于胆囊癌多与胆囊结石、胆囊炎并存，故疼痛性质与胆囊结石、胆囊炎相似。开始为右上腹不适，继而出现持续性隐痛或钝痛，有时伴阵发性剧痛并向右肩放射。

2. **消化不良、厌油腻、嗳气、胃纳不佳** 是由于胆囊不足以对含有脂肪的物质进行消化导致。

3. **黄疸** 常在病程晚期出现，当癌组织侵袭胆管会引起黄疸，同时伴有消瘦、乏力，甚至出现恶病质，皮肤、巩膜黄染伴皮肤瘙痒。

4. **发热** 部分患者会出现发热。

5. **右上腹或上腹部包块** 由于肿瘤增长迅速，阻塞胆管使胆囊增大；肿瘤侵袭十二指肠也可以引起梗阻；肿瘤侵袭肝、胃、胰，也可引起相应部位包块。

三、辅助检查

（一）实验室检查

血清CA19-9和/或CEA是最常用的诊断胆囊癌的肿瘤标志物，其他还有糖类抗原125（carbohydrate antigen 125，CA125）、糖类抗原724（carbohydrate antige 724，CA724）等，合并梗阻性黄疸时，CA19-9的诊断特异度低。

（二）影像学检查

1. **超声检查** 筛查胆囊癌最常用的方法。

2. **超声内镜检查术**　采用超声内镜检查术（endoscopic ultrasonography，EUS）可精确显示胆囊腔内的肿块、浸润囊壁结构及深度，以及肝、胆道受侵袭的情况。

3. **多层螺旋CT检查**　可以显示胆囊壁被侵袭程度、毗邻器官是否受累及淋巴结转移情况。

4. **MRI检查**　可清晰显示胰胆管解剖关系，胆管梗阻的程度。动态增强MRI联合血管成像可明确肿瘤大小、肝侵袭程度、血管侵袭、腹腔淋巴结转移等。

5. **正电子发射体层成像**　正电子发射体层成像（positron emission tomography，PET）对胆囊癌的灵敏度高，可发现胆囊癌早期病变，检出最大径≤1.0 cm的转移淋巴结和转移病灶。CT或MRI检查可疑时，建议行此检查。

四、治疗

（一）手术治疗

手术切除是胆囊癌唯一有效的治疗。但仅少部分患者可行手术，包括肿瘤局限于胆囊，肿瘤转移至邻近肝组织或肝十二指肠韧带的淋巴结。腹腔镜微创手术可用于胆囊癌的治疗，在严格遵循“无瘤原则”的前提下，腹腔镜胆囊癌根治术具有较好治疗效果。

1. **单纯胆囊切除术**　适用于癌肿仅限于黏膜层者。多见于胆囊结石、胆囊炎行胆囊切除术后经病理学检查发现。

2. **胆囊癌根治性切除术**　适用于Ⅱ～Ⅳ期胆囊癌。除胆囊外，还包括肝Vb段（方叶）和Ⅴ段切除或亚肝段切除，要清扫胆囊引流区域的淋巴结。

3. **姑息性手术**　适用于不能行手术切除的胆囊癌，方法包括胆管-空肠Roux-en-Y吻合内引流术，经皮肝穿刺或经内镜在胆管狭窄部位放置内支撑管引流术及胃-空肠吻合术等，其目的是减轻或解除肿瘤引起的黄疸或十二指肠梗阻。

（二）化疗及放疗

研究证实，与单纯行胆囊切除术相比，胆囊癌根治术后行放疗、化疗患者的总生存率显著提高，且放疗结合单药或双药化疗均具有可行性，患者耐受良好。

（三）免疫治疗与靶向治疗

免疫治疗是指使用免疫检查点抑制剂、肿瘤疫苗、过继性细胞免疫疗法等方式重新激活机体的免疫系统，恢复对肿瘤的免疫应答，从而有效抑制肿瘤。相关研究认为，许多与DNA损伤修复相关的蛋白质可被用作靶向药物，通过抑制同源重组机制，增加对化疗、放疗和其他治疗的灵敏度。

五、护理

（一）护理评估

1. 健康史及相关因素

（1）一般资料：年龄、性别、出生地、居住地、饮食习惯、营养状况及妊娠史（女性患者）等。

（2）发病特点：有无反酸、嗳气、厌油感或因此引起的腹痛；部分患者是在胆囊切除时意外发现，合并胆囊结石或慢性胆囊炎者，早期多表现为胆囊结石、胆囊炎的症状；胆囊癌晚期患者，可出现右上腹触及肿块，并出现腹胀、体重减轻或消瘦、贫血、黄疸、腹水及全身衰竭等症状。

（3）体格检查：患者有无胆囊肿大、肝大等体征。

2. 身体状况

（1）局部状况：肿块位置、大小、数量，肿块有无触痛、活动度情况。

（2）全身状况：重要脏器的功能状况，有无转移灶的表现及恶病质。

（3）辅助检查：包括特殊检查及有关手术耐受性检查的结果。

（二）护理要点

1. **疼痛** 与肿瘤侵袭周围组织有关。
2. **皮肤完整性受损** 与黄疸导致的皮肤瘙痒、留置引流管有关。
3. **营养失调，低于机体需要量** 与食欲缺乏有关。
4. **潜在并发症** 吻合口瘘、出血等。
5. **乏力** 与久病体虚，气血不足有关。
6. **焦虑** 与患者担心病情变化，担心预后有关。

（三）护理措施

1. 术前护理

（1）心理护理：护理人员应耐心、主动地向患者和家属介绍胆囊癌的治疗方法及过程，消除患者恐惧、紧张、焦虑的心理，坚定战胜疾病的信心，从而使患者积极配合治疗。

（2）疼痛护理：针对术前疼痛，应评估疼痛的性质和程度，遵医嘱给予镇痛药，并观察药物的疗效和不良反应。

（3）营养支持：术前能进食者，可给予患者高热量、富含维生素、低脂、易消化饮食，肝功能较好者，给予高蛋白饮食。若患者不能进食或进食量过少，可给予肠外营养支持。

（4）黄疸的护理：①向患者解释原因及预防皮肤完整性受损的方法；②每天用温水擦洗皮肤，并剪短指甲，避免因搔抓而损伤皮肤；③必要时遵医嘱使用止痒外用药物；④遵医嘱给予退黄护肝药物。

（5）术前胃肠道准备：术前1天中午嘱患者口服泻药，2 h内饮温开水1500 ～ 2000 ml，如果在晚7时前大便尚未排干净，应于晚10时进行清洁灌肠，并通知患者禁食、禁水。

2. 术后护理

（1）疼痛护理：针对术后疼痛，应指导患者正确使用镇痛泵或遵医嘱给予镇痛药。

（2）营养支持：术后24 h内，给予肠外营养支持，必要时输入白蛋白及全血，以促进康复。待胃肠功能恢复排气拔除胃管后，可从流质饮食、半流质饮食逐渐过渡到普通饮食，饮食以清淡、易消化为主。

（3）引流管护理：患者术后常放置有多个引流管（如胃管、导尿管、腹腔引流管等），回病房后应连接并妥善固定各种引流装置，保持引流管通畅，做好标记并记录各种引流液的量、性质、颜色，若引流管脱出，应及时处理。

（4）并发症护理

1）吻合口瘘：常出现于术后4～6天，腹腔引流管的引流量突然增多，引流液中胆红素上升，部分表现为右上腹突然剧痛及腹膜刺激征，应注意观察患者腹痛及体温的变化，一旦出现异常，应及时通知医师。

2）出血：术后密切观察患者的生命体征，若患者出现血压下降、腹痛、引流管流出血性液体，应考虑为出血，立即通知医师并做好抢救的准备。

（5）心理护理：患者由于担心术后恢复，通常较为焦虑，术后应告知患者疾病的恢复进程。当患者做出有利于疾病恢复的行为或身体机能恢复时，应及时给予鼓励，增强患者的自信心。调节情绪，保持心情愉快。

六、健康宣教

1. 饮食指导　养成良好的饮食习惯，少食多餐，宜进食低脂、高热量、高蛋白、高维生素、易消化食物。

2. 心理护理　嘱患者避免不良刺激，保持乐观情绪，树立战胜疾病的信心。

3. 活动与休息　嘱患者规律生活、勿熬夜，避免过度劳累和受凉。6个月内勿从事重体力活动，可适当体育锻炼和轻体力劳动，如散步、打太极拳等，忌长时间坐、卧，以促进机体功能恢复。

4. 就诊指导　遵医嘱定期复查，如出现腹痛、恶心、呕吐，以及伤口出现红、肿、热、痛等症状时，应及时就诊。

第十七节　胆　管　癌

胆管癌是起源于胆管上皮的恶性肿瘤，是指发生在肝内、外胆管的恶性肿瘤。胆管癌包括肝内胆管细胞癌、肝门胆管癌和胆总管癌，占所有消化道肿瘤的3%。

一、病因

胆管癌的病因尚不明确，多发于50～70岁，男女比例约为1.4∶1。本病的发生可能与下列因素有关：①肝胆管结石原发性硬化性胆管炎；②先天性胆管囊性扩张症；③肝吸虫感染；④慢性伤寒带菌者；⑤溃疡性结肠炎等。

二、临床表现

1. **黄疸** 90%～98%患者会出现黄疸，且逐渐加深，粪便多为灰白色。可伴有厌食、乏力、贫血。约50%的患者伴皮肤瘙痒和体重减轻。

2. **胆囊肿大** 病变在中、下段的胆管癌可触及肿大的胆囊，墨菲征可呈阴性，而病变在上段的胆管癌，胆囊常缩小且不能触及。

3. **肝大** 肋缘下可触及肝脏，质硬。黄疸时间较长者可伴有腹水或双下肢水肿。肿瘤侵袭或压迫门静脉，可造成门静脉高压导致上消化道出血；晚期患者可并发肝肾综合征，出现尿少、无尿。

4. **胆道感染** 典型的胆管炎表现为右上腹疼痛、寒战高热、黄疸，甚至休克，感染细菌常见为大肠埃希菌、粪链球菌及厌氧菌。

三、辅助检查

（一）实验室检查

血清总胆红素、直接胆红素、ALP和γ-GGT均明显升高，谷丙转氨酶和谷草转氨酶轻度异常。

（二）影像学检查

1. **超声检查** 腹部超声为首选检查项目，可见肝内胆管扩张或可见胆管肿物。
2. **ERCP检查** 仅对下段胆管癌诊断有帮助。
3. **CT和MRI检查** 能显示胆道梗阻部位、病变性质等。
4. **放射性核素肝胆动态显像、血管造影** 有助于了解癌肿与血管的关系。

四、治疗

胆管癌一经发现应争取早期手术治疗。由于放疗和化疗的效果不确定，主要用于胆管癌的姑息性治疗或外科手术前后的辅助治疗。

1. **胆管癌切除术** 包括根治性切除术和姑息性切除术。胆管癌切除术适用于早期发现、无远处转移的局限性肿瘤。手术的主要目的是尽可能完整切除肿瘤和恢复胆肠连续性。

2. **姑息性胆道内引流术**　对于不能切除的胆管癌，为解除胆道梗阻，可行各种胆管-空肠吻合术。

3. **胃空肠吻合术**　胆管癌侵袭或压迫十二指肠造成消化道梗阻时，可行胃空肠吻合术恢复消化道通畅。

4. **非手术胆道引流**　不能切除或不能耐受外科手术的胆管癌可通过经皮经肝胆管引流术（PTBD）或内镜治疗解除胆道梗阻，以提高患者的生存质量。

五、护理

（一）护理评估

1. **健康史及相关因素**　包括家族中有无胆管癌发病者，初步判断胆管癌的发生时间，有无对生活质量的影响，发病特点。

（1）一般资料：年龄、性别、出生地、居住地、饮食习惯、营养状况及妊娠史（女性患者）等。

（2）发病特点：有无反酸、嗳气、厌油感及因此引起的腹痛发作史；既往有无类似发作史，有无黄疸病史。

（3）相关因素：家族中有无类似疾病史。

2. **身体状况**

（1）局部状况：肿块位置、大小、数量，肿块有无触痛、活动度情况。

（2）全身状况：重要脏器的功能状况，有无转移灶的表现及恶病质。

（3）辅助检查：包括特殊检查及有关手术耐受性检查的结果。

（二）护理诊断/问题

1. **疼痛**　与肿瘤压迫和手术有关。
2. **发热**　与胆道感染、梗阻、炎症反应有关。
3. **皮肤完整性受损**　与黄疸所致的皮肤瘙痒、留置引流管有关。
4. **有体液不足的危险**　与高热后多汗及术后禁食、禁饮有关。
5. **营养失调，低于机体需要量**　与患者进食差，疾病消耗大有关。
6. **潜在并发症**　胆漏/瘘、腹腔出血、消化道出血、肝肾综合征、感染、胸腔积液等。
7. **预感性悲哀**　与患者担心疾病预后及生存期限有关。

（三）护理措施

1. **术前护理**

（1）护理评估

1）评估腹痛、腹胀的程度、部位、性质、持续时间、腹部体征及其他伴随症状。

2）评估心理状态，如患者是否焦虑、紧张、恐惧。

3）观察患者的意识，监测生命体征、尿量，皮肤、巩膜有无黄染，有无皮肤瘙痒，食欲、排便情况，实验室检查结果及有无腹水等，以判断病情发展程度。

4）了解有无其他疾病及其治疗情况，如高血压、冠心病、糖尿病等，术前应做相应的处理和控制，减少手术的危险性，提高手术的安全性。

5）肺功能评估。通过肺功能测试、心肺功能运动试验等方法评估肺功能。指导年龄≥40岁、吸烟＞400支/年、肺功能临界状态或肺功能降低的患者每天使用呼吸训练器训练8～10次，每次10 min左右，指导患者深呼吸，教会患者有效咳嗽、咳痰的方法。

6）血栓风险评估。通过Caprini评估表对术前血栓风险进行评估，根据评分结果对患者深静脉血栓风险进行分级。指导患者术前戒烟、酒，低脂饮食，有血栓高风险患者可使用抗凝血药。

（2）心理护理

1）入院时对患者进行心理状态评估，对存在焦虑、抑郁的患者进行心理疏导；待患者情绪稳定后再行手术。围手术期给予全程心理管理，缓解患者的焦虑及抑郁情绪，促进患者康复。

2）向患者解释各种治疗的必要性、注意事项，鼓励患者表达自身感受。

3）教会患者自我放松的方法，针对个体情况进行心理护理。

4）选择合适的时机，有策略地介绍疾病的性质及预后，使患者消除顾虑、放松精神，积极配合治疗与护理。鼓励患者家属和朋友给予患者关心和支持。

（3）病情观察

1）腹部症状及体征。观察腹痛的部位、性质、持续时间、有无诱发因素，以及面部体征的变化情况。

2）观察黄疸程度、消退情况，观察和记录粪便颜色，检测胆红素含量。

3）准确记录24 h出入量。

（4）营养支持及饮食护理

1）术前运用营养风险筛查量表对患者进行营养风险筛查，根据筛查结果制定营养治疗方案，首选肠内营养，必要时辅以肠外营养。

2）无胃肠动力障碍者，术前给予低脂饮食或半流质饮食。无须肠道准备，术前6 h禁食固体食物，无糖尿病或血糖控制良好者，可根据医嘱术前2 h饮用200～400 ml含12.5%糖类的饮品（推荐由营养科配制）。

3）维持水电解质平衡，监测生化指标。

4）从入院起即补充维生素K_1，同时进行保肝治疗。

5）控制糖尿病：伴有糖尿病的患者，应定期测定血糖，控制血糖在7.2～8.9 mmol/L。

（5）卧位及休息：由于疼痛、腹水、腹胀、消瘦等可导致患者睡眠质量差、精神差，肝功能下降，合并门静脉高压等，应嘱咐患者多休息，根据病情选择舒适的体位。在卧床休息期间要注意预防压力性损伤，长期卧床者要加强四肢的功能锻炼，防止静脉血栓形成。

（6）对症护理

1）黄疸患者的皮肤护理：胆盐沉积刺激皮肤会引起瘙痒，应指导患者用温水清洗，保持皮肤清洁；嘱咐患者勿用手搔抓皮肤，并剪短指甲，以防抓破皮肤：严重者可用炉甘石洗剂或遵医嘱应用抗组胺药物止痒。夜间入睡困难者，必要时可给予镇静药。

2）疼痛护理：疼痛难忍时，教会患者放松的方法，分散其注意力，按医嘱给予镇痛药，保证患者得到充分休息。

3）黄疸和凝血功能障碍患者应注射维生素K_1。

4）腹水患者应严格按医嘱使用利尿剂，关注患者主诉腹胀的情况，观察腹围、尿量、肝肾功能。

2. **术后护理**

（1）全身麻醉术后常规护理：全身麻醉未清醒前，患者去枕平卧，头偏向一侧，给予持续低流量吸氧（2～3 L/min），持续心电监护，床挡保护，防止坠床。严密监测生命体征，患者意识清醒后，可取低半卧位。

（2）切口观察及护理：观察切口有无渗血、渗液，若有上述情况，应及时通知医师并更换敷料；观察腹部体征，有无腹痛、腹胀，必要时进行腹腔穿刺，观察有无出血。

（3）疼痛评估：可采用NRS、VAS和Wong-Baker面部表情疼痛量表等对患者静息与运动时的疼痛程度进行评估。评估疼痛时需关注患者对疼痛的主诉，了解疼痛的部位和性质，并根据患者的主诉对疼痛进行动态评估并记录。评估术后镇痛的效果，并积极治疗恶心、呕吐、瘙痒、肠麻痹等不良反应。围手术期采用预防性、多模式及个体化镇痛方案，首选非甾体抗炎药。

（4）管道观察及护理

1）胃管：根据加速康复外科的理念，待患者肠道功能恢复后尽早拔除。

2）导尿管：术后1～2天拔除导尿管。保留导尿管期间，按照导尿管护理常规进行护理，以减少尿路感染。

3）腹腔引流管：①妥善固定，引流管给予二次固定，防止意外滑脱或拔管；②严密观察引流液的量、颜色和性状，及时查看腹部体征及引流管口周围皮肤情况，保持引流管口皮肤完好、无引流液渗出与腐蚀；③妥善固定各个引流管，避免扭曲、折叠、受压，保持引流通畅；④协助医师做好拔管后引流管口的护理工作，保持敷料完好无渗液，观察患者拔管后的病情变化，是否有腹痛等。

4）胰腺引流管：①妥善固定并严防脱落、扭曲、堵塞，定时挤压引流管，保持引流通畅；②观察引流液的颜色、性状及量，并做好记录；③警惕胰瘘的发生（如胰管周围有清水样引流液，胰淀粉酶明显增高则表明有胰瘘）；④维持深部引流，保持胰液引流通畅，以免胰液积存于腹膜腔内或外溢，引起组织消化及糜烂；⑤注意补充水分及电解质，应用抑制胰液分泌的药物，如生长抑素6 mg，24 h持续微量泵输入，禁饮食，行肠外营养。

5）T形引流管、胆道引流管：①妥善固定，进行二次固定，测量外露管道的长度，防止因翻身、活动、搬动时牵拉而脱出。②保持有效引流，平卧时引流管的高度不能高于腋中线，站立或活动时，应低于腹部切口，防止胆汁逆流引起感染。若引流袋的位置太低，可使胆汁流出过量，影响脂肪的消化和吸收。③防止引流管受压、扭曲、折叠，应经常挤捏管道，保持引流通畅。若胆汁突然减少甚至无胆汁流出，则引流管可能受压、扭曲、折叠、阻塞或脱出，应立即检查，并通知医师及时处理。若引流量过多，提示胆道下端有梗阻的可能。若发现阻塞，应用0.9%氯化钠溶液低负压冲洗。④观察并记录引流液的颜色、量和性状，正常成人每天的胆汁分泌量为800～1200 ml，颜色呈金黄色或黄褐色，清亮无沉渣。

6）空肠营养管：①严格无菌操作；②妥善固定，防牵拉、折叠；③每次喂养前后用温水冲洗；④使用喂养泵控制速度，从低速开始；⑤如果管腔有堵塞，切勿用力冲洗。

（5）饮食护理

1）推荐术后早期给予营养支持，优先考虑肠内营养，当肠内营养不足时，再给予肠外营养。术中留置空肠营养管的患者，可于术后24 ～ 48 h开始肠内营养，尽快使食物与肠道绒毛接触。当血流动力学不稳定时，进食时间相应延迟。肠内营养时应该监测肠内营养耐受性，并需评估误吸的风险。采用连续肠内营养输注方式，必要时可使用胃肠动力药。喂养时床头抬高30° ～ 45°，患者出现腹泻时应积极寻找病因并给予对症处理。

2）术后患者应尽快恢复经口进食，根据耐受情况逐步增加摄入量，进食顺序为清流质饮食（以清水和茶水为主）、半流质饮食（以粥类和糊类为主）、固体饮食（以米饭、面条、馒头等为主）。不建议早期选择牛奶、富油食物及辛辣食物。术前存在营养不良的患者，建议早期给予口服营养制剂，以达到目标摄入量。出院时仍存在营养不良的患者，推荐出院后遵医嘱持续口服营养制剂。

3）血糖监测。肠内、肠外营养期间注意监测患者的血糖水平，建议血糖控制在8 ～ 10 mmol/L。

4）有吻合口瘘的患者，应禁食，并给予肠外营养，待瘘口愈合、炎症控制及腹部体征消失后方可试进食或管饲喂养营养液。

5）合并有门静脉高压、食管－胃底静脉曲张的患者，要避免辛辣刺激、粗糙、带骨食物，少食多餐，保持排便通畅。

（6）静脉输液管理

1）提倡给予目标导向液体治疗，在患者生命体征平稳、无脱水表现时，主张限制液体输入。

2）如果患者能正常进食肠内营养液，可根据病情逐步停止补液。

3）高龄、心肺功能不佳患者在补液时，需输液泵匀速滴注，超过2500 ml/d补液量的患者，需评估术后肺水肿、肠道水肿、胃肠动力下降及腹腔潜在感染的风险。

（7）术后早期活动管理

1）手术当天，麻醉清醒后即可指导患者进行床上翻身等活动，鼓励患者及家属配合，每2 h翻身1次；教会患者进行足背屈伸及内旋、外旋运动。

2）术后24 h指导患者开始尝试下床活动，活动时要有效保护切口并有家属陪伴。

3）活动应按床上活动、床旁活动、病房内活动、科室走廊活动等顺序，循序渐进增加活动量，采用行走距离、计步数、活动时间等评估患者的早期活动情况，同时关注患者的主观疲劳及耐受力。

4）老年人特别是伴有心肺功能障碍、静脉血栓高风险的患者，推荐早期下床活动，同时做好安全指导工作。

（8）深静脉血栓形成的预防：对术后患者进行深静脉血栓形成风险的相关评估，根据结果进行分级。对低、中、高风险患者分别采取阶梯式预防策略。①低风险患者，采用基础预防，即术前戒烟、酒，低脂饮食，术后早期下床活动；②中风险患者，采取基础预防和间歇性充气加压装置、弹力袜等机械预防，必要时采用药物治疗；③高风险患者，排除出血风险，遵医嘱使用抗凝血药，同时配合基础预防和机械预防。观察用药效果及有无出血等不良反应。

3. 并发症的处理及护理

（1）胆漏/瘘：胆管癌术后最常见的并发症，多由肝叶切除术创面胆管处理不当、缝合技术存在缺陷、肝胆管细薄或部位深而吻合困难、术中结扎不彻底、结扎的胆管断端因胆道压力升高而脱落等导致。应密切观察切口渗血、渗液的情况，如引流出胆汁样液体，并出现腹痛、腹胀，腹部压痛、反跳痛及肌紧张，发热，应警惕胆漏/瘘的发生。

处理：①密切观察患者的病情变化，如生命体征、意识、腹部体征、引流量等；②保持各种管路引流通畅；③准确记录24 h出入量；④先给予非手术治疗，在床旁充分引流，必要时开腹行腹腔引流术；⑤注意补充水和电解质，准确使用抗生素；⑥给予营养支持，早期行肠外营养，待病情稳定后改为肠内营养，再逐步过渡到经口进食，应进食富含蛋白质、高维生素、高热量、低脂肪的食物。

（2）腹腔出血：多发生于合并肝叶切除及术中门静脉损伤者，也见于胆肠吻合口出血者。临床表现为心率增快、血压下降、尿少、面色苍白及意识障碍；腹腔引流管有鲜血引流出；腹部压痛、腹胀，腹围增大；血红蛋白水平和血细胞比容缓慢降低，腹腔穿刺抽出不凝血。

处理：①密切观察患者的病情变化，如生命体征、意识、腹部体征、尿量等，关注实验室检查结果；②保持补液通道畅通，补充血容量，准确使用止血药；③保持腹腔引流管引流通畅；④准确记录24 h出入量；⑤必要时做好开腹手术止血的准备。

（3）消化道出血：是梗阻性黄疸患者术后严重并发症。其发病机制尚未完全清楚，一般认为与高胆红素血症、高胆盐血症破坏胃黏膜屏障，减少胃黏膜血流有关。患者临床表现为，胃管中流出鲜血、呕吐血性胃液或鲜血；粪便呈柏油样或粪便隐血试验阳性；心率增快，血压下降，甚至出现休克。

处理：①密切观察患者的病情变化，如生命体征、意识、腹部体征及出血量等；②密切观察胃管引流情况，如引流液的颜色、性状及量，以及粪便的颜色、性状及量；③胃管内注入止血药（云南白药、凝血酶、去甲肾上腺素等）；④保持胃管引流通畅；⑤保持补液通道畅通，补充血容量，准确使用止血药和生长抑素；⑥准确记录24 h出入量；⑦必要时做好介入动脉栓塞止血的准备。

（4）肝肾综合征：肝衰竭是胆管癌围手术期死亡的常见原因，多见于肝储备功能差的患者。急性肾衰竭多继发于重度黄疸，常由有效循环血容量不足、交感神经兴奋、肾素血管紧张素系统活动增强、肾前列腺素减少、血栓素A2增加及内毒素血症导致。患者临床表现为精神症状（昏迷）、胆汁减少或变稀薄、尿少、腹水、水肿、黄疸及白蛋白水平低下，凝血功能障碍等。

处理：①密切观察患者的病情变化，包括意识、腹围、水肿、皮肤黏膜、尿量、胆汁等，检测血氨水平；②慎用有损肝功能的药物（如巴比妥类），给予保肝（精氨酸）、利尿及营养支持治疗；③纠正水、电解质紊乱，口服肠道抗生素，白醋或乳果糖灌肠；④监测肝肾功能；⑤补充凝血因子和输血；⑥当患者意识改变时，注意保护患者的安全；⑦准确记录24 h出入量。

（5）其他：①腹腔内感染。患者表现为发热，腹部压痛、反跳痛，腹膜刺激征，腹腔引流液浑浊甚至脓性，以及呃逆。②切口感染。切口红、肿、有脓性分泌物，切口不愈合；③肺部感染。咳嗽、咳浓痰、肺部湿啰音、呼吸音低；④尿路感染。尿频、尿急、尿痛；白细胞计数、中性粒细胞百分数增多等。

处理：①密切观察患者生命体征、腹部体征、切口情况及咳痰情况、排尿情况等，以及血常规结果；②尽可能取半卧位，床头抬高30°～45°，保持引流通畅；③鼓励患者有效咳嗽，定时给予雾化吸入，叩击患者背部，使痰栓松动易于咳出；④保持室内空气清新，定时开窗通风及进行紫外线照射消毒，避免交叉感染；⑤准确使用抗生素；⑥积极处理感染切口。

（6）胸腔积液：肝门部胆管癌肝切除的常见并发症，国内文献报道，胸腔积液的发生率为6.0%～47.1%。临床表现为体温波动、呼吸困难、血氧饱和度低、自诉气短胸闷、肺部可闻及湿啰音。

处理：①观察生命体征的变化，注意有无气促、胸闷及体温波动；②胸腔积液少、不影响呼吸的患者，不做常规胸腔穿刺检查，协助患者早期下床活动，避免长时间卧床，促进胸腔积液的吸收；胸腔积液较多的患者，需进行胸腔穿刺抽液；留置引流管的患者，需妥善固定引流管，保持引流通畅，并密闭观察引流液的颜色、量及性状；③协助患者取半坐卧位，指导患者深呼吸、呼吸训练、有效咳痰、雾化吸入及振动排痰的方法。

六、健康宣教

1. **饮食指导** 指导患者选择低脂、高热量、高蛋白、高维生素易消化饮食，忌油腻食物及饱餐。肥胖者应适当减重，糖尿病者应遵医嘱坚持药物治疗和饮食治疗。

2. **活动与休息** 根据患者自身情况，指导其循序渐进，逐步过渡到正常活动，养成良好的工作、休息和饮食规律，避免劳累及精神过度紧张。

3. **心理疏导** 指导肿瘤患者保持乐观向上的态度，学会自我调节情绪的方法。

4. **自我护理** 胆管癌行PTCD的患者常需带管出院，要向患者解释引流管的重要性，告知护理知识：①尽量穿着宽松、柔软的衣服，以防引流管受压；②忌盆浴，淋浴时用塑料薄膜覆盖引流管处，以防感染；③日常生活中避免提取重物或过度活动，以免牵拉引流管使其脱出；④测量引流管外露长度并做好标识，以便观察；⑤每天记录引流液的颜色、量及性状，引流液浑浊或为血性液体伴腹痛时，应及时就诊；⑥定期更换穿刺点敷料，每周1～2次，以防感染；⑦定期复查肝功能、血常规及凝血功能；⑧若出现黄疸加剧、腹痛、发热，应及时就诊。向带T形引流管、胆道引流管出院的患者解释留置引流管的重要性，告知出院后的注意事项。

5. **指导患者及家属学会自我护理** ①妥善固定引流管，保持引流通畅，活动时注意防折叠、扭曲及脱落，定期检查引流管缝线有无滑脱；②按无菌原则每周更换引流袋和引流管敷料1～2次；③若发现胆汁引流量减少或增多，引流液浑浊或为血性并伴腹痛，应及时就诊。

6. **定期复查** 指导患者出院后定期复查。

7. **延续性护理服务**　建议出院后30天、3个月、6个月、1年、2年等时段按时进行随访，方式包括电话、微信、门诊随访等，患者可通过图片、语音、视频等形式及时向医务人员反馈出院后的情况。

第十八节　梗阻性黄疸

梗阻性黄疸是指多种原因导致的胆管梗阻使胆汁不能正常排泄至肠道而引起的黄疸。梗阻部位可位于肝外胆管或肝内胆管。常伴有全身皮肤、巩膜黄染，皮肤瘙痒、尿液颜色变深等表现。恶性梗阻性黄疸是指胆管癌、肝癌、胆囊癌或转移性淋巴结侵犯或压迫胆管致胆管狭窄或闭锁，引发胆汁淤积、肝损伤、感染等一系列的症状和体征。

一、病因

1. **肝内胆管梗阻**　常见于肝内胆管泥沙样结石、原发性硬化性胆管炎、急性化脓性胆管炎、华支睾吸虫病或肝癌的癌栓阻塞胆管等病变。

2. **肝外胆管梗阻**　可见于胆总管结石、胆道蛔虫病、术后胆道狭窄、胆管癌及先天性胆道闭锁等疾病。此外，还可由胰头癌、肝胰壶腹癌、胆总管癌、肝癌及肝门部或胆总管周围肿大淋巴结（癌肿转移）等压迫胆管导致。

二、临床表现

梗阻性黄疸的主要表现包括全身皮肤、巩膜黄染，血胆红素明显升高；其症状包括皮肤色泽改变、皮肤瘙痒，腹痛，发热、寒战，尿、粪颜色改变。

三、辅助检查

（一）实验室检查

实验室检查是诊断梗阻性黄疸最重要的手段，包括肝功能检查、尿常规检查、肿瘤标志物检查等。

1. **肝功能检查**　可见血清胆红素明显增高，以结合胆红素增高为主；谷丙转氨酶和谷草转氨酶、ALP、γ-GGT、胆固醇、胆汁酸等均有显著增高。

2. **尿常规检查**　可见尿胆红素阳性，尿胆原减少，在胆道完全梗阻时，尿胆原可消失。

3. **肿瘤标志物检查**　CEA、CA19-9、铁蛋白等有助于癌性梗阻的病因诊断。

（二）影像学检查

1. **腹部超声检查**　明确是否有胆管扩张，并可对梗阻部位进行定位、定性。

2. **腹部CT检查** 梗阻部位的腹部CT呈低密度、条状的树枝样分布，扩张胆管的形态有残根状、枯枝状等。

3. ERCP、**经皮肝穿刺肝胆道造影**（percutaneous transhepatic cholangiography，PTC） 患者在确诊之后，应积极配合医师进行治疗。

四、治疗

1. **一般治疗** 梗阻性黄疸合并中/重度贫血、凝血功能或肾功能异常的患者，需积极给予输血、补充凝血因子和护肾治疗。

2. **药物治疗** 根据个体差异和个人情况选择药物，如镇痛药、退黄药、驱虫药、抗生素和化疗药等。

3. **手术治疗** 根据患者病情选择手术治疗的方式。

五、护理

（一）护理评估

1. 术前评估

（1）一般情况：①健康史，包括年龄、性别、婚姻、职业、饮食习惯、劳动强度、有无吸烟史及妊娠史（女性患者）等。②既往史：了解既往是否有胆绞痛病史，有无上腹隐痛；有无反酸、嗳气、餐后饱胀等消化道症状；有无胆囊炎和黄疸病史；有无过敏史及其他腹部手术史。既往有无肝炎，肝硬化，胆石症，胆道蛔虫病，胆囊炎，胆管手术及溶血性疾病病史；有无肝炎患者接触史；有无输血史；有无长期用药或饮酒史；评估黄疸的发生与饮食有无关系等。③家族史：了解有无胆囊结石、胆囊炎等家族史。

（2）身体状况

1）症状与体征：评估腹痛的诱因、部位、性质及有无肩背部放射痛等；有无肝大、肝区压痛和叩痛等；是否触及肿大的胆囊，有无腹膜刺激征等；有无食欲减退、恶心、呕吐、黄疸、寒战高热等症状。

2）辅助检查：腹部超声检查及其他影像学检查结果。实验室检查，如白细胞计数、中性粒细胞百分数、肝功能，注意观察尿、粪便颜色及皮肤的色泽，以及是否伴有皮肤瘙痒等。

（3）心理-社会状况：了解患者对疾病的认知程度，对手术有何顾虑和思想负担；了解朋友及家属对患者的关心、支持程度，家庭对手术的经济承受能力。

2. 术后评估

（1）术中情况：了解患者手术、麻醉方式与效果、病变组织切除情况、术中出血及引流情况、引流管放置的位置及目的、补液情况、术后诊断等。

（2）身体状况：评估生命体征是否平稳，有无高热、脉搏快、呼吸急促、低血压等，患者是否清醒，末梢循环、体温是否正常等；评估患者腹部体征，剑突下及右上腹有无明显压痛、反跳痛、肌紧张；评估患者的意识情况，如有无烦躁不安、表情淡漠、嗜睡、昏迷；评估有无感染性休克发生，密切观察患者每小时尿量；评估患者伤口是否干燥，有无渗液、渗血；引流管是否通畅，引流液的颜色、性状及量等。

（3）心理-社会状况：了解患者有无焦虑，评估康复训练和早期活动患者是否配合，评估患者对出院后的继续治疗方案是否清楚。

（二）护理诊断/问题

1. **疼痛**　与梗阻性黄疸、急性胆囊炎及术后疼痛有关。

2. **焦虑**　与患者担心治疗效果及术后复发有关。

3. **皮肤完整性受损**　与黄疸所致的皮肤瘙痒、留置引流管有关。

4. **营养失调，低于机体需要量**　与进食差、消耗增加有关。

5. **知识缺乏**　缺乏疾病的相关知识和引流管的护理知识。

6. **潜在并发症**　逆行感染、出血、胆汁性腹膜炎、气胸、血胸、胆汁胸、压疮、坠积性肺炎。

（三）护理措施

1. **缓解疼痛**　给予心理安慰；术中嘱患者全身放松，平静呼吸，如有咳嗽等不适可用手示意，让操作者暂停，待患者平静呼吸后再继续操作；行梗阻胆道球囊扩张时，患者扩张部位会出现剧烈疼痛，扩张前20～30 min可肌内注射哌替啶50～100 mg，以减轻患者疼痛；操作中若患者疼痛剧烈可告知医师，并遵医嘱给予镇痛药。

2. **减轻患者焦虑，增加患者维护形象**　①与患者及家属说明黄疸形成的原因，告知随着疾病逐渐康复，黄疸会逐渐减轻；②以关心、接纳、温暖的态度去照顾患者，倾听患者的主诉；③分散患者的注意力，如与人交谈、听音乐、看书报。

3. **促进皮肤舒适，保持皮肤完整性**　①沐浴时使用中性、无刺激性香皂及温水清洗，沐浴后涂抹润滑液，保持皮肤湿润；②修剪指甲并磨平，必要时可戴棉布手套；③建议患者穿棉质、柔软舒适的衣物；④保持室内凉爽的温度（25～26 ℃）；⑤视患者活动程度，每2 h鼓励并协助患者翻身1次；按摩骨隆突处，每天2次；⑥保持床单位平整、清洁、干燥，必要时使用气圈、气垫床等减压设备。

4. **饮食护理**　加强营养，术后禁食6 h后鼓励患者进食低脂、高蛋白、高热量、富含维生素、易消化饮食，增强营养，忌食肥肉、油煎、油炸的高脂类食物及浓茶、咖啡、辛辣刺激性食物，避免食用高纤维食物，以防支架管腔堵塞；患者食欲较差者，遵医嘱可给予肠外营养。

5. **并发症护理**

（1）感染：表现为寒战、发热。观察患者的体温变化，发热时及时给予物理降温或遵医嘱给予药物降温；遵医嘱给予抗生素预防感染。

（2）胆道出血：穿刺时损伤肋下动脉、肝包膜、肝实质内供血区，主要表现为腹痛、引流液中带血，出血量大时有休克表现，应每小时监测血压1次，观察引流液的颜色及量，少量出血者给予止血药物，休克患者立即给予去枕平卧位，开放静脉通道补充血容量。

（3）气胸、血胸、胆汁胸：观察患者有无胸闷、憋气、呼吸困难、寒战、高热等症状，一旦发现立即报告医师。

（4）压疮、坠积性肺炎：嘱患者经常更换体位，更换体位时注意保持引流管固定在位，引流通畅，多翻身拍背，使痰液易于咳出，必要时应用化痰药物或做雾化吸入。

六、健康宣教

1. 养成良好的饮食习惯，合理膳食，适当运动，控制体重，保持心情舒畅。
2. 适当进行体育锻炼。
3. 遵医嘱定期复查，当出现疼痛、发热等症状时，应及时就诊。
4. 向患者及家属介绍疾病的相关知识，术前准备事项、治疗手段及预后，使患者积极配合治疗。
5. 指导患者采用非药物措施及时缓解疼痛，癌痛患者告知其用药方法等。
6. 嘱患者保持心情舒畅，注意休息、劳逸结合；保持皮肤的清洁干燥，每天擦浴、更衣，建议穿宽大、棉质的衣服，禁用肥皂等擦洗皮肤。

第十九节 胆道闭锁

胆道闭锁是以肝内外胆管进行性炎性阻塞和肝纤维化为特征的病变，是新生儿持续性黄疸的常见病因，病变可累及整个胆道，也可仅累及肝内或肝外的部分胆管，其中，以肝外胆道闭锁最常见，占85%～90%。女性的发病率高于男性。

一、病因

胆道闭锁是一种进展性的胆管硬化性病变，许多患儿出生时常能排泄胆汁，之后进展为完全性胆道闭锁。

胆道闭锁主要分为3种类型：1型，完全性胆道闭锁；2型，近端胆道闭锁，远端胆道通畅；3型，近端胆道畅通，远端胆管纤维化。临床以1型、2型常见。

二、临床表现

1. **黄疸** 患儿出生1～2周后，本该逐步消退的新生儿生理性黄疸加重，呈进行性加深。

2. **营养及发育不良** 患儿3～4个月时，出现营养不良、贫血、发育迟缓、反应迟钝等。

3. **肝脾大** 是本病特点，出生时患儿肝的大小正常，随病情发展，肝呈进行性增大，2～3个月即可发展为胆汁性肝硬化及门静脉高压。

三、辅助检查

（一）实验室检查

血清胆红素持续上升，其中以直接胆红素升高为主。

（二）影像学检查

1. **腹部超声检查** 可见肝外胆管和胆囊发育不良或缺如。
2. **^{99m}Tc-EHIDA扫描** 肠内无核素显示。
3. **ERCP和MRCP检查** 能显示胆管闭锁的长度。

本病需与新生儿胆汁浓缩相鉴别，腹部超声检查、MRCP或ERCP检查有助于鉴别诊断。

四、治疗

手术是唯一有效的治疗办法。胆道闭锁导致的进行性胆汁性肝硬化是儿童肝移植适应证中最常见的病种。

五、护理

（一）护理评估

1. **健康史及相关因素**

（1）一般情况：患儿的年龄、性别、营养状况及引流管情况等，尤其是与现患疾病相关的病史和用药史及过敏史、家族史、遗传病史等。

（2）发病特点：患儿是否有明显的皮肤、巩膜黄疸，有无腹痛，腹胀及出血倾向，是否伴有发热，患儿食欲如何。

（3）相关因素：是否有胆道先天发育畸形。

2. **身体状况**

（1）局部状况：是否有肝脾大。

（2）全身状况：是否有出血倾向及凝血功能障碍。

（3）辅助检查：包括特殊检查及有关手术耐受性检查的结果。

（二）护理诊断/问题

1. **体温过高** 与胆道梗阻导致急性胆管炎有关。
2. **皮肤完整性受损的风险** 与胆道梗阻导致皮肤、巩膜黄染及瘙痒有关。
3. **营养失调，低于机体需要量** 与疾病引起摄入不足有关。
4. **知识缺乏** 家长缺乏本病及并发症的护理知识。

5. **潜在并发症** 生长发育不良、肝硬化、肝衰竭。

（三）护理措施

1. **术前护理**

（1）了解患儿的生活习惯。加强与家长的沟通，认真采集患儿的相关信息，了解患儿的饮食、睡眠、大小便等情况。

（2）落实术前检查，保证术前评估顺利完成。做好各项检查的预约、标本采集、标本留取。妥善保管各种检查结果，保证术前评估的顺利进行。

（3）观察黄疸的程度，给予支持治疗。观察有无腹胀、腹泻等消化不良的症状，有无牙龈、皮下淤血等凝血障碍的表现。有无呕血、便血等消化道出血的表现。掌握实验室检查的相关指标，根据医嘱给予输注新鲜血浆、肠内、肠外营养治疗等支持治疗。

（4）加强基础护理，预防感染。保持皮肤的清洁、完整，及时为患儿剪短指甲避免抓伤皮肤，涂抹皮肤止痒剂。合理安排病房，及时对患儿的家属进行生活指导，预防呼吸道、消化道、皮肤感染。

（5）掌握儿科操作常规，完成术前准备。根据儿科操作常规进行灌肠、插胃管及尿管。应根据患儿的年龄选择适宜的型号的胃管，插管动作轻柔避免损伤鼻黏膜引起出血。经气管内麻醉后插尿管，按操作常规消毒置入相应型号的尿管，置入尿管时应注意勿损伤尿道。

2. **术后护理**

（1）加强管路的护理，妥善固定胃管、静脉导管、尿管、腹腔引流管和T形管。保持各引流管通畅，避免阻塞、扭曲、折叠、脱落，为防止患儿自行拔除引流管，必要时可适当约束患儿肢体。观察引流液的颜色、量、性质，并准确记录。腹腔引流管需不定时挤压，定期更换引流袋。根据患儿的病情，尽早拔除引流管。

（2）监测生命体征，观察有无排斥反应、出血、血栓等并发症，发现异常应及时报告医师。

1）应严密观察病情变化，监测生命体征。根据心率、血压、中心静脉压及时调整输液量，保持输液管路的通畅，保证药物及时输入。观察并记录每小时尿量及24 h出入量。协助患儿有效咳嗽及排痰，预防肺部感染及并发症的发生。

2）排斥反应的观察与护理：急性排斥反应一般发生在肝移植术术后1～2天内，主要表现为畏寒、发热、乏力、肝区胀痛、黄疸，血胆红素及谷丙转氨酶或谷草转氨酶急剧上升，胆汁量锐减、色淡等。按医嘱及时、准确抽取血标本送检，监测肝功能各项指标及免疫抑制剂的血浓度。

3）出血的观察护理：密切观察患者有无出血，观察有无出血点、瘀斑、牙龈出血等出血征象并及时复查凝血机制；注意观察胃管、尿管及腹腔引流管内引流液的量、颜色和性质。保证有效的胃肠减压和胃管通畅，遵医嘱给予能抑制胃酸分泌和保护胃黏膜的药物。

4）血栓的观察与护理：术后每天行彩色多普勒超声检查，观察肝动脉及门静脉血流情况。遵医嘱使用抗凝血药，定期复查凝血酶原时间，根据检查结果及时调整剂量，使凝血系统保持在稍低凝的状态。

（3）严格消毒隔离，避免感染。每天用含氯消毒液（浓度为每1000 ml水含有效氯

500 mg）拖地，擦拭室内物品；每天开窗通风（避免直吹患儿）3次，每次30 min。医护人员进入病房需更换无菌隔离衣及拖鞋，戴口罩，严格执行手消毒、无菌技术操作与消毒隔离制度。定期进行血培养、痰培养、咽拭子培养及各引流液的培养。

（4）给予合理营养，保证机体需要量。患儿肠蠕动恢复前，通过静脉补充足量的葡萄糖、支链氨基酸、脂肪乳剂、电解质，以保持水、电解质、酸碱平衡和正氮平衡。定时检测血糖，并及时调整胰岛素的用量，维持血糖稍高于正常值，促进肝糖原的合成。每天给予白蛋白静脉滴注。肠蠕动恢复后早期给予肠内营养。术后拔出气管插管后，可经口少量饮水，观察无不适后，给予低盐、低脂肪、高热量、高维生素易消化的流质饮食，应循序渐进、少量多餐的原则，逐步过渡至普通饮食。忌辛辣、油炸、刺激性食物。

六、健康教育

1. **活动与休息**　术后可取半卧位，在病床上适当活动，根据病情早期下床活动，并逐步增加运动量。恢复期可适当进行户外活动。

2. **饮食护理**　采用高蛋白、高热量和低脂饮食，根据患儿的饮食习惯制定食谱，避免生冷、刺激性食物及饮酒，进食过程中注意饮食及餐具的消毒。观察患儿的进食情况，如出现消化不良等情况，应积极寻找病因，同时每周需测量体重1次。

3. **指导患儿正确服药**　向患儿详细介绍用药的注意事项及药物不良反应，避免滥用药物造成对移植肝的损害。观察有无肝肾毒性、血压升高、神经毒性等不良反应，定期复查肝肾功能、血常规、血糖、尿糖。

4. **出院指导**　让患儿和家属了解肝移植术后的基本知识和出院后可能出现的问题，指导患儿自我保护的方法，详细介绍出院后的注意事项：①家庭护理用品的准备，如体温计、血压计、体重计等，并指导患儿家属正确使用和详细记录；②免疫抑制剂应按医嘱服药，切勿擅自更改剂量或停药，不随便服用其他药物；③定期来院复查，了解肝功能状况及免疫抑制剂在血液中的浓度，根据检查结果调整用药剂量；④尽量避免到公共场所，减少日光的过度照射，防止因服用免疫抑制剂诱发皮肤癌。禁止饲养宠物；⑤注意T形管的保护和清洁，定时换药，防止感染；⑥如有不适症状，如发热、疲乏、头痛、腹痛及高血压等，应及时来院就诊，以免延误病情。患儿要注意勿接种疫苗。学生在校期间有传染病流行时应暂时停止前往学校。

第二十节　胆道蛔虫病

胆道蛔虫病是由饥饿、胃酸降低或驱虫不当等因素导致肠道蛔虫上行钻入胆道引起的一系列临床表现。随着生活环境、卫生条件和饮食习惯的改善，本病的发生率已明显下降。

一、病因

肠道蛔虫有钻孔习性，喜碱性环境。当胃肠道功能紊乱、饥饿、发热、驱虫不当、妊娠等致肠道内环境发生改变时，蛔虫可窜行至十二指肠。如遇Oddi括约肌功能失调，蛔虫可钻入胆道机械性刺激括约肌痉挛，导致胆绞痛和诱发急性胰腺炎。蛔虫将肠道的细菌带入胆道，可造成胆道感染，严重者可引起急性化脓性胆管炎、肝脓肿；如蛔虫经胆囊管钻至胆囊，可引起胆囊穿孔。括约肌长时间痉挛导致蛔虫死亡，其尸骸日后可成为结石的核心。

二、临床表现

“症征不符”是本病的特点，即剧烈的腹痛与较轻的腹部体征不相称。胆道蛔虫病的临床表现为，突发剑突下钻顶样绞痛，并呈阵发性加剧，常放射至右肩胛或背部。疼痛时患者辗转不安、呻吟不止、大汗淋漓，可伴有恶心、呕吐，甚至呕出蛔虫。疼痛可突然平息，又突然再发，无规律。体征较少或轻微，当胆绞痛发作时，患者除剑突下方有深压痛外，无其他阳性体征。体温多不升高，少数患者可出现轻微黄疸，严重者表现为急性梗阻性化脓性胆管炎。

三、辅助检查

1. **腹部超声检查** 腹部超声检查是目前公认诊断胆道蛔虫病的首选方式。
2. MRCP 诊断胆道蛔虫病时高信号的胆汁内出现“三线征”。MRCP可作为超声检查较好的补充，尤其是临床怀疑为胆道蛔虫病而超声检查结果为阴性的病例。
3. ERCP 显示的“胆管树”可清晰地显示蛔虫的位置和数量，不仅有助于明确疾病的诊断，还有助于通过内镜快速有效的驱虫治疗。

四、治疗

解痉、镇痛、利胆、驱虫、控制感染和纠正水、电解质失衡是胆道蛔虫病的治疗原则。除患者有严重并发症外，大多数患者可采用非手术治疗。

（一）非手术治疗

1. **解痉镇痛** 疼痛发作时可注射阿托品、山莨菪碱等，必要时可加用哌替啶。
2. **利胆驱虫** 发作时口服食醋、乌梅汤、驱虫药、33%硫酸镁或经胃管注入氧气。
3. **控制胆道感染** 多为大肠埃希菌感染，选择合适的抗生素控制感染。
4. **十二指肠镜取虫** ERCP检查若发现虫体在十二指肠乳头外，可用钳夹住并取出。

（二）手术治疗

大多数患者经积极非手术治疗可治愈或缓解症状。若未缓解或者合并胆管结石、急性梗阻性化脓性胆管炎等可行胆总管切开探查、T形管引流术，应用胆道镜去除蛔虫残骸。术后仍需要服药驱除肠道蛔虫，防止复发。

五、护理

（一）护理评估

1. 术前评估

（1）一般情况：①健康史，包括年龄、性别、婚姻、职业、饮食习惯、劳动强度、有无吸烟史及妊娠史（女性患者）等；②既往史，了解是否发生过胆绞痛，有无上腹隐痛不适；有无反酸、嗳气、餐后饱胀等消化道症状；有无胆囊炎和黄疸病史；有无过敏史及其他腹部手术史。

（2）症状与体征：评估患者有无突发性剑突下的钻顶样剧烈绞痛，是否伴右肩或左肩部放射痛，是否有寒战、高热等感染症状。

（3）辅助检查：了解白细胞计数、中性粒细胞百分数、肝功能、腹部超声检查及其他影像学检查结果等。

（4）心理-社会状况：了解患者对疾病的认知程度，对手术有何顾虑和思想负担；了解朋友及家属对患者的关心、支持程度，家庭对手术的经济承受能力。

2. 术后评估

（1）术中情况：了解患者手术、麻醉方式与效果、病变组织切除情况、术中出血及引流情况、引流管放置的位置及目的、补液情况及术后诊断等。

（2）身体状况：评估生命体征是否平稳，患者意识是否清醒，末梢循环、呼吸，体温是否正常等；伤口是否干燥，有无渗液、渗血；引流管是否通畅，引流液的颜色、性状及量等。

（3）心理-社会状况：了解患者有无焦虑，对康复训练和早期活动是否配合，是否掌握出院后治疗和护理的注意事项。

（二）护理诊断/问题

1. **疼痛**　与蛔虫进入胆管引起Oddi括约肌痉挛有关。
2. **知识缺乏**　缺乏预防胆道蛔虫病、饮食卫生保健知识。

（三）护理措施

1. 术前护理

（1）病情观察

1）密切观察患者腹痛的部位、性质、持续时间及伴随症状。观察呕吐物的颜色、量，呕吐次数及是否吐出蛔虫。有无寒战、高热、黄疸等症状，若出现高热，提示继发感染。按医嘱给予抗生素治疗，若出现黄疸或疼痛不止，提示胆道梗阻，应及时通知医师。

2）严密观察生命体征、意识、面色、皮肤温度，有无出汗、有无大小便失禁，粪便中有无蛔虫排出等。若疼痛剧烈，持续时间长，出现面色苍白、大汗淋漓、脉微欲绝，应警惕休克的发生，应及时报告医师并给予处理。

（2）缓解疼痛：遵医嘱给予药物镇痛并观察镇痛效果。

（3）心理护理：本病发病急骤，患者疼痛剧烈，常出现紧张、恐惧心理。疼痛的反复发作使患者长时间处于精神紧张状态，使其精力和体力均消耗极大。因此，应充分理解、关心患者，多巡视，满足患者所需，消除其恐惧心理。

（4）饮食护理：饮食以清淡、易消化为原则。因蛔虫得酸则静、得辛则伏、得苦则下，故宜多食酸辛、苦味的食物或调味品，如食醋、西红柿、山楂等。频繁呕吐、病情较重者暂禁食，经静脉补充水、电解质。

（5）其他：完善各项检查，做好术前准备。

2. 术后护理

（1）生命体征的监测：术后常规监测患者的生命体征、意识，皮肤的温度、色泽，尿量及血氧饱和度。全身麻醉未醒者取去枕平卧位、头偏向一侧，给予低流量氧气吸入（2～3 L/min）及心电监护，保持呼吸道通畅。待患者意识清醒后可取低半卧位休息。

（2）切口观察及护理：观察切口有无渗血、渗液，若有渗血应及时通知医师处理及更换敷料。

（3）管路的护理：输液管保持通畅，妥善固定留置针，观察穿刺部位有无红肿、渗液。不常规安置胃管，麻醉后留置导尿管至术后第1天视患者的情况决定是否拔除导尿管，拔除尿管后鼓励患者自行排尿。告知患者腹腔引流管留置的目的和重要性，指导患者学会维护引流管的方法及导管滑脱后的应急措施，妥善固定引流管于床旁；严密观察引流情况，保持引流通畅，防止导管扭曲、受压、折叠，观察并记录引流液的颜色、性状及量。观察腹腔引流管是否流出含胆汁的液体，观察切口敷料处有无渗液；观察腹部体征，以及有无发热、腹胀，并听取患者主诉。严密观察有无胆漏/瘘的发生，根据引流量决定拔除引流管的时机。

（4）疼痛护理：围手术期采用预防性、多模式及个性化结合的镇痛策略。推荐使用非甾体抗炎药和选择性环氧合酶-2抑制剂，同时动态观察患者的疼痛评分。

（5）术后营养：遵医嘱给予营养支持治疗，纠正水、电解质紊乱及酸碱平衡失调，推荐术后早期经口进食，术后第1天视患者情况可少量饮水，肛门排气后可进流质食物，并逐渐由半流质饮食、软质饮食等过渡到正常饮食，以清淡、低脂饮食为主，少食多餐，勿进食过多、过饱。建议由营养科根据患者情况开具个性化营养制剂。肛门未排气前患者可通过咀嚼口香糖促进肠蠕动，缓解术后口干、口苦等不适。术后早期避免饮用牛奶、豆浆、碳酸饮料等易导致腹胀的食物。

（6）预防及控制感染：遵医嘱正确使用抗生素，防止切口感染。

（7）早期下床活动：患者麻醉清醒后若无头晕、头痛、恶心、呕吐等不适，可取低半卧位休息。术后第1天，以半卧位为主，增加床上运动，可在家属协助下下床沿床边活动。术后第2天，以半卧位为主，可在家属协助下适当进行室内活动。术后第3天，适当增加活动量。应根据患者个体化情况循序渐进地活动，对于年老或体弱的患者，应相应放慢活动进度。

（8）潜在并发症的观察及处理

1）胆囊穿孔：表现为患者腹痛加剧，腹痛的范围扩大，呈持续性上腹疼痛，应及时通知医师，完善相关术前准备，准备手术治疗。

2）急性胰腺炎：患者上腹部正中或偏左的部位呈持续性刀割样疼痛，有恶心、呕吐、腹胀及腹膜炎体征。治疗方法是禁食并给予胃肠减压，以抑制胰酶分泌，同时给予镇痛，纠正水、电解质代谢紊乱，并给予营养支持，必要时完善相关术前准备，准备手术治疗。

3）化脓性胆管炎：患者腹痛、寒战、高热、黄疸、休克、中枢神经系统抑制，应行紧急手术解除胆道梗阻并引流，及早、有效地降低胆管内压力。

4）蛔虫性肝脓肿：起病较急，表现为寒战、高热、肝区疼痛和肝大。治疗方法是及时给予全身支持治疗、抗生素治疗，行脓肿切开引流术。

5）胆汁性腹膜炎：有腹痛、恶心、呕吐、感染中毒的表现。此时，应尽快给予手术治疗并充分引流，术后配合禁食，补液、抗感染和营养支持治疗。

6）中毒性休克、败血症：患者临床表现为发热、心率快、血压低及意识障碍。此时，应积极补液，并给予抗感染治疗。

六、健康宣教

1. **饮食指导** 指导患者选择低脂、高热量、高蛋白、高维生素、易消化饮食，忌食油腻食物及饱餐。

2. **饮食及生活习惯** 养成良好的饮食及卫生习惯，不喝生水，蔬菜要洗净、煮熟，水果应洗净或削皮后吃；注意手卫生；避免劳累及精神紧张。

3. **正确服用驱虫药** 驱虫药一般在清晨或晚上睡前服用，指导患者根据药物类型观察疗效。

4. **引流管护理** 向患者及家属解释带T形管出院的重要性，告知其出院后留置引流管的注意事项，切勿牵拉引流管导致引流管脱出。保持T形管引流通畅，按无菌原则每周更换1次引流袋。保持敷料清洁、干燥，必要时更换。若引流管引流不畅或患者身体不适时，应及时就医。

5. **定期门诊随访** 遵医嘱定期复查，若出现疼痛、发热等症状，应及时就诊。

第二十一节 胆管损伤

胆管损伤（bile duct injury，BDI）是指外伤或腹部手术误伤导致肝内、外胆管损伤，可分为创伤性胆管损伤和医源性胆管损伤两大类，后者占绝大多数。创伤性胆管损伤较少见，多为交通事故、坠落、挤压及利器损伤等导致，且多为复合伤，常伴有其他内脏损伤，特别是肝破裂或肝门区结构的损伤，或者伴有胃和十二指肠、胰腺、右肾等损伤。医源性胆管损伤是指腹部手术、介入、穿刺治疗等造成的胆管损伤。

一、病因及分类

（一）胆囊切除引起胆管损伤的常见病因

1. 解剖因素

（1）胆囊变异：包括重复胆囊及异位胆囊。

（2）胆囊管变异：胆囊管表现为过短或缺如，胆囊管形成及汇入等，临床上后者较为多见。

（3）肝管变异：主要表现为异常肝管的出现及肝管汇合的变异。

2. 病理因素 各种胆道急、慢性炎症或胆道肿瘤致胆囊三角周围形成粘连和瘢痕。

3. 医源性因素 医源性胆管损伤90%以上由胆囊切除术造成，与术者的外科操作技术及对手术操作潜在的风险认识程度密切相关。

（二）分类

1. 机械性损伤 此类损伤最为常见，主要包括撕裂、钳夹、缝合、切割等。

2. 热源性损伤 电刀解剖、电凝止血、肝射频或微波治疗时，因电热传导效应造成胆管壁的热损伤。

3. 缺血性损伤和炎症反应 可导致迟发性胆管狭窄。

4. 医源性损伤 手术剥离胆管周围的组织过多，肝动脉结扎或栓塞等，引起胆管周围血管丛丢失或闭塞，造成胆管缺血，继发胆管狭窄。

5. 化学性损伤 应用甲醛、无水乙醇等药物进行消融治疗时，溶液进入胆道系统，可引起胆管组织变性、坏死等一系列损伤。

二、临床表现

（一）创伤性胆管损伤

胆管破裂的主要表现是胆汁外溢，创伤后早期，伤口处流出胆汁，出现胆汁性腹膜炎均为胆管损伤的典型表现。腹部创伤常为复合性损伤，特别是闭合性腹部挫伤。胆管损伤的表现常被休克、腹腔出血、腹膜炎或骨折等的显著症状掩盖。

胆管损伤的后期症状与胆管损伤部位、程度及合并伤相关，表现为胆道感染、胆管狭窄、梗阻性黄疸或胆漏/瘘等。当其他损伤得到治疗后，胆管损伤的症状才会相对显著和突出，此时较易诊断明确。

（二）医源性胆管损伤

1. 早期胆管损伤

（1）胆漏/瘘：多见于胆管部分或完全被切断或胆囊管残端瘘的患者。胆管损伤时，胆汁引流量大、持续时间长。若引流管放置不当、引流失败，常出现腹膜炎、肠麻痹，重者可出现腹腔脓肿。

（2）梗阻性黄疸：多见于胆总管或肝总管部分或完全结扎或缝扎的患者。患者常感到上腹部不适，尿液呈深黄色。

（3）胆总管十二指肠内瘘：术后T形管内引流出大量发臭液体，内含棕黄色浑浊絮状物，有时甚至出现食物残渣。患者可出现寒战、高热，但一般不出现黄疸或仅有轻度黄疸。

（4）感染：患者出现腹痛、发热、黄疸等症状。胆漏/瘘患者继发感染后也可引起弥漫性腹膜炎、膈下脓肿及盆腔脓肿等，甚至可出现肠麻痹等中毒症状。

2. 晚期胆管损伤　常于首次术后3个月至1年出现。临床表现为不明原因的梗阻性黄疸，黄疸程度持续加深，部分患者会出现右上腹痛、黄疸、发热等症状。

三、辅助检查

（一）实验室检查

白细胞计数增多及中性粒细胞百分数升高。胆道狭窄患者，其血清ALP升高，血清胆红素水平随症状波动。急性胆管炎发作时，血培养结果常为阳性。

（二）影像学检查

1. 腹部超声检查　可见肝内胆管扩张，肝外胆管连续中断，胆总管显示不清。出现胆漏时腹腔可见局部积液等。

2. MRCP　MRCP可见损伤近端胆管扩张、远端胆管正常，可以明确损伤的部位、范围等。

四、治疗

及时发现和处理医源性胆管损伤对患者的预后非常重要，特别是首次合理处理。应根据发现的时间、损伤程度、损伤胆管及周围组织的炎症情况、患者的肝功能及全身情况采取不同的治疗方法。

1. 非手术治疗　对于损伤不严重，引流量不多或逐渐减少，以及局部症状逐渐减轻或消失的患者，给予禁食、补液、抗感染、保肝支持治疗，保持腹腔引流通畅，进行有效的胃肠减压，密切观察患者的生命体征、腹部体征和引流液的情况，并为需要再次行手术的患者完善术前准备。

2. 手术治疗　术中根据胆管损伤的部位及范围大小，选择适宜的手术方式，如行损伤直接缝合修补、对端吻合术及胆管空肠Roux-en-Y吻合术等。

五、护理

（一）护理评估

1. **健康史及相关因素** 有无胆道手术史，有无用（服）药史，过敏史及其他腹部手术史，有无腹痛、腹泻、畏寒、发热、上腹部疼痛及放射痛等。

2. **身体状况** ①局部状况：有无触痛；②全身状况：重要脏器的功能状况，有无转移灶的表现及恶病质。

（二）护理诊断/问题

1. **体液不足** 与呕吐、禁食、胃肠减压有关。
2. **体温过高** 与胆管梗阻并继发感染有关。
3. **营养失调，低于机体需要** 与营养物质摄入不足有关。
4. **知识缺乏** 缺乏自我保健知识。
5. **潜在并发症** 胆漏/瘘、腹腔感染、合并血管损伤等。

（三）护理措施

1. **术前护理**

（1）心理护理：胆管损伤后多数患者需要再次手术，因此，针对患者及其家属的心理问题，由经验丰富的护理人员告知患者成功治愈的具体病例，增加患者再次手术的接受性，缓解其不良情绪，使其配合治疗，增强治愈的信心。对于在医院外发生的胆管损伤患者，首先要耐心倾听患者，与患者交流时要真诚，取得患者及其家属的信任。治疗过程疼痛敏感性较高的患者精神会高度紧张，拒绝在治疗或护理过程中配合，可在进行个体化心理护理的基础上，通过使用镇痛药物、转移注意力、交流等方式减少患者的痛苦，告知其拒绝治疗及各种不理性行为可能造成的后果，让患者逐渐接受和配合治疗和护理。对有抑郁倾向的患者进行心理评估，请心理医师会诊，给予专业的心理疏导。

（2）饮食及营养护理：运用营养风险筛查量表对患者进行营养风险筛查，根据筛查结果制定营养治疗方案。胆管损伤严重者在出现胆汁性腹膜炎、感染症状重、梗阻性黄疸时，应禁饮、禁食。待患者病情稳定、瘘口缩小后，逐渐给予流质、半流质饮食，同时密切观察进食后的反应。

（3）病情观察及护理

1）密切观察患者的生命体征、意识、黄疸，以及尿量的变化、腹水和腹胀的情况。

2）关注患者的主诉，观察和记录腹痛的性质、持续时间、严重程度，以及其他腹部体征的变化。

3）保持引流管的通畅，并注意引流液的颜色、性状和量。

4）保持有效补液，纠正水、电解质和酸碱失衡，准确使用抗生素并观察用药后的反应及效果。

5）关注患者及家属的心理状态。

6）了解相关辅助检查的结果。

7）准确记录患者24 h出入量。

（4）卧位及休息：患者取半卧位以利于引流，减少膈下脓肿的形成。卧床休息时应该注意压力性损伤、静脉血栓的预防。

（5）对症护理

1）疼痛的护理：对患者进行疼痛评估，必要时给予镇痛药。指导患者掌握放松方法，分散注意力，保证充分休息。

2）高热的护理：24 h动态监测体温变化情况，及时补充液体，给予物理降温或遵医嘱给予药物降温。

3）黄疸和凝血功能障碍的患者应补充维生素K。

4）腹水的护理：严格按医嘱给予利尿剂，关注患者是否主诉腹胀，观察腹围、尿量、肝肾功能的变化。

5）胆漏/瘘及皮肤的护理：保持引流通畅，保护瘘口周围皮肤，发生胆漏/瘘时及时清洗，瘘口周围皮肤处涂擦氧化锌软膏或皮肤保护膜。

2. 术后护理

（1）生命体征的监测：术后常规监测患者的生命体征，意识，皮肤温度、色泽，尿量及血氧饱和度。患者全身麻醉未醒时取去枕平卧位，头偏向一侧，给予低流量氧气吸入（2～3 L/min）及心电监护，保持呼吸道通畅。当患者意识清醒后，可取低半卧位休息。

（2）切口的观察及护理：观察切口有无渗血、渗液，若有渗血，应及时通知医师处理并更换敷料。

（3）管道的护理：输液管保持通畅，妥善固定留置针，观察穿刺部位有无红肿、渗液。告知患者留置腹腔引流管的目的和重要性。指导患者学会维护引流管的方法及导管滑脱后的应急措施，妥善固定引流管于床旁，保持引流通畅，防止导管扭曲、受压、折叠，观察并记录引流液的颜色、性状及量。观察切口敷料有无渗液，观察患者腹部体征并听取主诉，观察患者有无发热、腹胀。

（4）疼痛护理：进行疼痛评估，评估时关注患者对于疼痛的主诉，了解疼痛的部位、性质，进行动态评估并记录。同时积极治疗恶心、呕吐、瘙痒、肠麻痹等不良反应，采用预防性、多模式及个性化结合的镇痛策略。推荐使用非甾体抗炎药，同时动态观察用药后患者的疼痛评分。

（5）饮食护理

1）根据患者腹胀、腹痛、肠道功能恢复情况进行饮食护理，在腹膜炎症状未控制前禁食，并给予肠外营养；在腹膜炎症状得到控制，腹部体征消失后，可通过空肠营养管进行肠内营养，或者经口进食。应给予高热量，高蛋白，高维生素、低脂、易消化的流质饮食，少食多餐。若进食后无异常，可逐渐过渡至半流质饮食、软质饮食，早期应避免进食产气的食物，如牛奶、豆浆、含糖食物等。

2）营养风险筛查高风险的患者应进行营养科会诊，在综合营养评估后制定个体化的营养支持方案，首选肠内营养，必要时辅以肠外营养。对于无法实施肠内营养的患者，应尽早开展肠外营养，其间血糖应控制在8～10 mmol/L。

（6）静脉补液治疗：提倡目标导向液体治疗，如果患者能正常进食肠内营养液，可根据病情逐步停止静脉补液。高龄、心肺功能不佳的患者补液时需用输液泵匀速滴注。准确记录24 h出入量。

（7）术后早期活动

1）手术当天，患者麻醉清醒后即可在床上翻身活动，鼓励患者及家属配合，每2 h翻身1次；指导患者掌握足背屈伸及内旋/外旋运动的方法。

2）术后第2天视患者情况，指导其开始尝试床旁活动，活动时要做好切口的保护，并且要有家属陪同。

3）活动应按床上活动、床旁活动、病房内活动及科室走廊活动的顺序循序渐进，采用行走距离、计步数、活动时间等方法评估患者的早期活动情况，同时关注患者的主观疲劳及耐受力。

4）推荐老年人特别是伴有心肺功能障碍，以及有静脉血栓高风险的患者早期开展床旁活动。

（8）深静脉血栓的预防

1）根据Caprini评分结果对深静脉血栓形成风险进行分级，对低、中、高风险患者分别采取以下阶梯式预防策略。①低风险的患者采取基础预防措施，即术前戒烟、酒，低脂饮食，术后早期下床活动；②中风险的患者采取基础预防和机械预防措施，包含术后使用间歇性充气压缩泵或弹力袜等机械预防措施，必要时还可采用药物治疗；③高风险的患者在排除出血风险后，建议使用抗凝血药，持续用药直至患者能完全自主活动，同时还可采取基础预防和机械预防措施。

2）遵医嘱皮下注射抗凝血药的患者，需选择合适的注射部位，首选腹部及三角肌下缘，使用抗凝血药时，注意观察患者是否有出血的发生。

（9）胆道再次手术后的并发症及其处理

1）胆漏/瘘：再次胆道手术最常见、使病情更为复杂的并发症。因缝合技术、缝合材料及组织炎症、水肿等导致吻合口瘘时，术后均可能出现胆漏/瘘。护理上应观察腹部体征，保持引流通畅，按医嘱合理使用抗生素及给予营养支持。

2）腹腔感染：行胆道探查并清理胆道，切除局部炎症较重、造成萎缩的部分肝叶，胆管内放置支撑管，保持引流通畅，长期行胆道引流，按医嘱使用抗生素及给予营养支持。

3）合并血管损伤：再次手术时应该仔细检查手术野，判断是否存在肝动脉和门静脉损伤。术后密切观察患者的生命体征及腹部体征，以及观察引流液的颜色、性状和量。

六、健康宣教

1. **饮食指导** 指导患者选择低脂、高热量、高蛋白、高维生素、易消化饮食，少食油腻食物，忌饱餐。

2. **活动指导** 根据患者情况，循序渐进地开展康复训练，并逐步过渡至正常活动。患者卧床期间指导其进行床上活动，防止静脉血栓及压力性损伤的发生。

3. **心理指导**　指导患者保持乐观向上的心态，学会自我调节情绪的方法。

4. **自我护理**　向带T形管或支撑管出院的患者解释维护引流管的重要性、注意事项，指导患者学会自我护理：①妥善固定引流管，保持引流通畅，勿牵拉、扭曲、折叠及脱落，定期更换引流袋；②注意引流管周围的皮肤护理；③若发现胆汁引流量减少或增多，引流液浑浊或出血伴有腹痛，应及时就诊；④定期复查，若发现黄疸、发热、腹痛等症状，应及时就诊。

5. **延续性护理服务**　建议分别于出院后30天、3个月、6个月、1年进行随访，方式包括电话、微信、门诊随访等。患者可通过图片、语音、视频等形式及时向医务人员反馈出院后的情况，有助于提高医疗护理服务质量。

第二十二节　急性胰腺炎

急性胰腺炎（acute pancreatitis，AP）是多种病因导致胰酶在胰腺被激活后引起胰腺组织自身消化、水肿、出血，甚至坏死的化学炎症反应。临床以急性上腹痛、发热伴有恶心、呕吐及血尿淀粉酶增高为特点。

一、病因及发病机制

急性胰腺炎的发病机制迄今未完全明确。正常情况下，胰腺各种蛋白酶进入十二指肠前均处于无活性或微活性的酶原状态，各种胰酶原提前被激活是急性胰腺炎形成的主要始动因素。各种原因造成的胰液排出受阻，胰管内压增加均可引发急性胰腺炎。

1. **胆石症与胆道疾病**　国内胆石症、胆道感染、胆道蛔虫病是急性胰腺炎发病的主要原因，占50%以上，又称“胆源性胰腺炎”。

2. **胰管阻塞**　常见病因是胰管结石。

3. **大量饮酒和暴饮暴食**　大量饮酒是引发急性胰腺炎常见的病因之一。酒精对于胃壁细胞的刺激会导致胃酸分泌量增多，胃酸分泌量增多会促使缩胆囊素和胰泌素分泌量增多，进一步会致使胰液分泌量增加，使急性胰腺炎的发病率升高或加重急性胰腺炎的症状。暴饮暴食会刺激大量胰液和胆汁分泌，同时引起胰十二指肠乳头水肿和Oddi括约肌痉挛，导致大量胰液和胆汁分泌不畅，胰液中的各类胰酶会在胰腺内被激活，引起胰腺组织发生自身消化、水肿、出血，甚至坏死的炎性反应。

4. **其他**　急性传染病、外伤、手术、感染、某些药物、内分泌和代谢性疾病、十二指肠球后穿透性溃疡等均与胰腺炎的发病有关。

二、临床表现

急性胰腺炎临床表现的严重程度与病因、病理类型和治疗是否及时等有关。轻者以胰腺水肿为主，临床多见，病情常呈自限性，预后良好，称为“轻症急性胰腺炎”（mild acute pancreatitis，MAP）。少数重者常继发感染、腹膜炎和休克等并发症，病死率高，称为“重症急性胰腺炎”（severe acute pancreatitis，SAP）。

（一）症状

1. **腹痛** 为急性胰腺炎的主要表现和首发症状。多在暴饮暴食、进食高脂餐及饮酒后突然起病。疼痛程度轻重不一，表现为胀痛、钻痛、绞痛或刀割样痛，呈持续性，有时可呈阵发性加剧。疼痛部位多在上腹中部，可向腰背部呈带状放射，患者取弯腰抱膝位可减轻疼痛。

2. **消化道症状** 恶心、呕吐及腹胀多在起病后出现，有时颇频繁，吐出食物和胆汁，呕吐后腹痛不减轻，甚至出现麻痹性肠梗阻。

3. **发热** 多数患者有中度以上发热，一般持续3～5天。持续发热1周以上不退或逐日升高、白细胞计数增多者，应怀疑有胰腺脓肿或胆道炎症等继发感染。

4. **低血压或休克症状** 重症胰腺炎可导致患者出现低血压或休克，临床表现为焦躁不安、皮肤苍白，湿冷等，通常是因有效血容量不足，血管扩张引起的周围循环不足。

5. **水、电解质紊乱** 多数患者会出现不同程度的脱水，频繁呕吐可导致代谢性碱中毒。病情严重者可伴代谢性酸中毒，低钾血症、低镁血症、低钙血症，甚至出现糖尿病酮症酸中毒或高渗性昏迷。

（二）体征

MAP患者的主要体征是腹部深压痛，但常与患者自觉症状不成比例。SAP患者可出现腹膜刺激征、肠鸣音减弱或消失及移动性浊音，并发脓肿时可触及有明显压痛的腹部包块，伴麻痹性肠梗阻时有明显腹胀。

（三）并发症

1. **局部并发症** 胰腺脓肿和假性囊肿。

2. **全身并发症** 通常见于SAP，如急性肾衰竭、急性呼吸窘迫综合征、心力衰竭、消化道出血、肺炎、败血症、糖尿病、血栓性静脉炎及DIC等。

三、辅助检查

（一）实验室检查

血常规及生化检查可见白细胞计数增多及中性粒细胞核左移。血清淀粉酶在起病后6～12 h开始升高，超过正常值3倍可确诊为本病。血清脂肪酶常在起病后24～72 h开始上升，对就诊较晚的急性胰腺炎患者有诊断价值。血钙值明显下降提示胰腺有广泛脂肪坏死，有研究认为，血钙＜1.9 mmol/L可以作为SAP患者即将发生多器官功能障碍综合征（multiple organ dysfunction syndrome，MODS）的预测指标。

（二）影像学检查

1. **腹部超声检查**　应作为急性胰腺炎常规初筛检查。

2. **腹部X线检查**　“哨兵袢”和“结肠切割征”为胰腺炎的间接指征。

3. **CT检查**　可对急性胰腺炎进行诊断和鉴别诊断、评估病情的严重程度，特别是对鉴别轻症和重症胰腺炎及是否累及附近器官有重要价值。

4. **增强CT检查**　诊断胰腺坏死的最佳检查方法，可通过评估是否存在坏死部位及坏死区域的大小、面积占比判断胰腺炎的严重程度。疑有坏死合并肿瘤者可在CT引导下穿刺活检。

四、治疗

1. **轻症急性胰腺炎**　可采取禁食、胃肠减压等措施，以及给予抗胆碱药和镇痛药、生长抑素及类似药，抑制胰酶活性，减少胰腺分泌，也可给予H_2受体拮抗剂，如西咪替丁、雷尼替丁静脉滴注，以保护胃肠道黏膜。

2. **重症急性胰腺炎**　采取综合性措施治疗。非手术治疗包括给予广谱抗生素，纠正水、电解质代谢紊乱及酸碱平衡失调，以及抗休克及中药治疗。手术适应证：①胰腺坏死合并感染；②胰腺脓肿；③胰腺假性囊肿；④胆道梗阻或感染；⑤诊断未明确疑有腹腔脏器穿孔或肠坏死者行剖腹探查术。

五、护理

（一）护理评估

1. **一般情况**　年龄、性别、出生地、居住地、饮食习惯及营养状况等。

2. **既往史**　有无胆道疾病、外伤、手术及内分泌疾病等。

3. **生活习惯**　了解患者的饮食习惯，是否有大量饮酒史、暴饮暴食等。

（二）护理诊断/问题

1. **营养失调，低于机体需要量**　与禁食、持续胃肠减压有关。

2. **疼痛**　与胰腺及其周围组织炎症有关。

3. **体温升高**　与感染有关。

4. **焦虑**　与疾病导致的疼痛、担心疾病预后有关。

5. **知识缺乏**　缺乏疾病相关知识。

6. **潜在并发症**　休克、MODS、感染、出血、胰瘘或肠瘘。

7. **有体液不足的危险**　与炎性渗出、出血呕吐、禁食等有关。

（三）护理措施

1. **病情监护** 密切观察患者的生命体征、意识、皮肤和黏膜的温度和色泽。准确记录24 h出入量。如出现休克，在早期要迅速补充液体和电解质，备好抢救物品，建立2条静脉通道。

2. **疼痛的护理** 耐心倾听患者对疼痛的主诉，协助患者变换体位，可弯曲膝盖靠近胸部，以缓解疼痛，放松腹部肌肉，减轻患者对疼痛的敏感性。必要时遵医嘱使用镇痛药、抗胰酶药物。禁用吗啡，以防引起Oddi括约肌痉挛，加重病情。

3. **心理护理** 减轻患者焦虑、恐惧的情绪，做好心理支持，向患者和家属讲解有关急性胰腺炎的理论知识和治疗的大致过程，使其了解急性胰腺炎的预后，主动配合治疗和护理。

4. **引流管的护理** 各种引流管贴上标签并正确连接相应引流装置，防止引流管滑脱、扭曲、受压和堵塞，保持引流通畅。记录引流液的颜色、性质和量。必要时进行腹腔冲洗。

5. **控制感染、降低体温** 观察体温和血白细胞计数的变化，遵医嘱给予抗生素并评估治疗效果。大剂量应用抗生素时易并发真菌感染，可行血、尿、粪便、引流液等的真菌培养，及时调整用药方案。协助和鼓励患者多翻身、深呼吸、有效咳嗽和排痰，以预防肺部感染。加强口腔护理和尿道口护理。患者体温高于38.5 ℃时，补充适量液体、给予物理降温等措施，必要时按医嘱给予药物降温；患者出汗多时及时擦干汗液，更衣保暖。

6. **并发症的观察和护理**

（1）急性肾衰竭：详细记录患者每小时的尿量、尿比重及24 h出入量。遵医嘱静脉滴注碳酸氢钠和应用利尿剂。

（2）术后出血：遵医嘱给予止血药物，定时监测血压、脉搏，观察并记录患者的排泄物、呕吐物的颜色及量。及时清理血迹和倾倒胃肠引流液，避免不良刺激；完善急诊手术止血的准备。

（3）胰瘘：可从腹壁渗出或引流管引流出无色透明的腹腔液，合并感染时引流液可呈脓性。应保持负压引流通畅，保持瘘口周围皮肤干燥，涂以氧化锌软膏，保护创口周围皮肤，防止胰液对皮肤的浸润和腐蚀。

（4）肠瘘：腹部出现明显的腹膜刺激征，且有含粪便的内容物流出，即可明确诊断。应注意保持引流通畅，以及保持水、电解质平衡，加强患者的营养支持。

六、健康宣教

1. 积极治疗原发疾病，如胆石症、胆道炎症等胆道疾病或蛔虫病。

2. 向患者及家属讲解饮食管理的重要性，避免暴饮暴食及饱食，饮食应适量、有规律，禁酒、戒烟。

3. 保持心情舒畅，避免情绪激动。

4. 定期门诊随访。

第二十三节　慢性胰腺炎

慢性胰腺炎（chronic pancreatitis，CP）是指由各种原因所致的胰腺局部、节段性或弥漫性的慢性进展性炎症，造成胰腺组织和/或胰腺功能不可逆的损害。

一、病因及发病机制

慢性胰腺炎的发病机制尚未阐明。其致病因素较多，近年来在中国酒精因素逐渐成为导致慢性胰腺炎的主要因素之一，而胆道疾病的长期存在也是主要危险因素，在胆道系统疾病中胆囊结石最多见。其他因素，如高血钙和高血脂均可导致慢性胰腺炎。另外，自身免疫性疾病，如系统性红斑狼疮、干燥综合征，以及原发性胆管炎、原发性胆汁性肝硬化均可并发慢性胰腺炎。吸烟可显著增加慢性胰腺炎发病的风险。其他致病因素不明确者称为“特发性慢性胰腺炎”。

二、临床表现

慢性胰腺炎的病程常超过数年，临床表现为无症状期与症状轻重不等的发作期的交替出现，也可无明显症状而发展为胰腺功能不全的表现。典型病例可出现五联征，即腹痛、胰腺钙化、胰腺假性囊肿、脂肪泻及糖尿病。

（一）症状

1. **腹痛**　为最突出的症状，90%以上的患者有程度不等的腹痛，初为间歇性腹痛，后转为持续性腹痛，疼痛性质可为隐痛、钝痛、钻痛，甚至剧痛，多位于中上腹可偏左或偏右，可放射至背部。患者取坐位，弯腰屈膝侧卧位时疼痛可有所缓解；躺下或进食时疼痛加剧。

2. **胰腺功能不全**　慢性胰腺炎的后期可出现吸收不良综合征和糖尿病。胰腺外分泌功能障碍引起腹胀、食欲减退、恶心、嗳气、厌食油腻、乏力、消瘦、腹泻，甚至脂肪泻。常伴有维生素A、维生素D、维生素E、维生素K缺乏症，如夜盲症、皮肤粗糙，肌肉无力和出血倾向等。约50%的慢性胰腺炎患者可因胰腺内分泌功能不全而发生糖尿病。

（二）体征

腹部压痛与腹痛不相称，多数仅有轻度压痛。当并发假性囊肿时，腹部可触及表面光整的包块。当胰头肿大和纤维化肿块及胰腺囊肿压迫胆总管，可出现黄疸。少数患者可出现腹水和胸腔积液、消化性溃疡和上消化道出血、多发性脂肪坏死、血栓性静脉炎或静脉血栓形成及精神症状。

三、辅助检查

(一)实验室检查

慢性胰腺炎急性发作时，血、尿淀粉酶可一过性增高。严重的胰外分泌功能不全时，血清胰型淀粉酶同工酶大多降低。

(二)影像学检查

1. **腹部X线检查** 观察到位于$L_1 \sim L_3$左侧胰腺区钙化或结石，对诊断有意义。

2. **腹部超声和CT检查** 可见胰腺增大或缩小、边缘不清、密度异常、钙化斑或结石、囊肿等改变。

3. **ERCP检查** 对诊断慢性胰腺炎有重要价值。

4. **MRCP检查** 是无创性、无须造影剂即可显示胰胆系统的检查手段，在显示主胰管病变方面，效果与ERCP相同。

5. **EUS检查** 是无创性、无须造影剂即可显示胰胆系统的检查手段。

6. **其他检查** 在超声/超声内镜引导下或手术探查作细针穿刺活检或经ERCP收集胰管分泌液作细胞学染色检查，对慢性胰腺炎与胰腺癌的鉴别具有重要价值。

四、治疗

病因治疗包括去除病因，如戒酒，积极治疗胆道疾病（通过内镜排除胰管蛋白栓子或结石，对于狭窄的胰管可放置内支架引流）；防止急性发作，宜进低脂肪、高蛋白食物，避免饱食。非手术治疗不能缓解腹痛而发生营养不良者、合并胰腺脓肿或胰腺假性囊肿者、不能排除胰腺癌者、瘘管形成、胰腺肿大压迫胆总管引起阻塞性黄疸者等应手术治疗。

五、护理

(一)护理评估

1. **健康史**

(1)一般情况：包括年龄、性别、婚姻、职业、饮食习惯，如是否长期进食高蛋白、高脂饮食。

(2)既往史：有无急性胰腺炎病史和糖尿病史。

(3)家族史：了解家族中有无胰腺癌等病史。

2. **身体状况** 评估患者全身状况，早期是否常有上腹部不适感、饱胀或消化不良，有无胰腺功能不全的表现。

（二）护理诊断/问题

1. **营养失调，低于机体需要量**　与恶心、呕吐、禁食和应激消耗有关。
2. **疼痛**　与胰腺及其周围组织炎症有关。
3. **焦虑**　与疾病疼痛、担心疾病预后有关。
4. **有体液不足的危险**　与出血、呕吐、禁食等有关。

（三）护理措施

1. **心理护理**　应关心爱护患者，讲解疾病知识，帮助患者树立战胜疾病的信心。

2. **饮食指导**　指导患者进行低脂饮食，严格戒酒、戒烟，限制茶、咖啡、辛辣食物及过量进食，对合并糖尿病者，应按糖尿病饮食进餐。

3. **疼痛护理**　遵医嘱使用镇痛药，应注意吗啡的使用，以免引起Oddi括约肌收缩，同时应严格控制使用麻醉药、镇痛药，防止成瘾。

六、健康宣教

1. 慢性胰腺炎病程迁延，病情重，易复发，护理人员应指导患者树立战胜疾病的信心，积极配合治疗和护理。

2. 如遇胰腺炎急性发作，要及时前往医院就诊，并按急性胰腺炎做进一步处理。如果无急性发作也需定期到医院检查。

3. 糖尿病者应根据医嘱控制饮食，并在医师指导下应用降血糖药。

4. 有腹泻者应采用高热量、高蛋白、低脂肪饮食，或者加用胰酶片等药物，不要滥用抗菌药物。

5. 积极治疗胆道疾病，有利于胰腺疾病的康复。

6. 禁酒、戒烟。避免过食、饱餐，以免进一步损伤胰腺功能。

第二十四节　胰　腺　癌

胰腺癌主要起源于胰腺导管上皮及腺泡细胞，早期诊断困难，进展期胰腺癌患者的生存时间短，是预后较差的恶性肿瘤之一。临床上主要表现为腹痛、食欲缺乏、消瘦和黄疸等。发病年龄以45～65岁多见，男女比例为1.58∶1。

一、病因

临床资料分析表明，胰腺癌是多种因素长期共同作用的结果，如长期大量吸烟、饮酒者，其在糖尿病及慢性胰腺炎患者中的发病率较高。胰腺癌的发生可能与内分泌有关，其依据是男性发病率较绝经期前女性高，女性在绝经期后则发病率上升。长期接触某些化学物质，如F-萘酸胺、联苯胺、烃化物等可能对胰腺有致癌作用。遗传因素与胰腺癌的发病也有一定关系。

二、临床表现

（一）症状

1. **腹痛** 约50%以上患者有腹痛，多数由轻逐渐加重。疼痛位于中、上腹深处，餐后加剧，解痉、镇痛药难以奏效，夜间和/或仰卧与脊柱伸展时腹痛加剧，俯卧、蹲位、弯腰坐位或蜷膝侧卧位可使腹痛减轻；腹痛剧烈者常有持续腰背部剧痛。

2. **体重减轻** 90%的患者有明显的体重减轻，晚期常呈恶病质。消瘦的原因包括癌症的消耗、食欲缺乏、焦虑、失眠、消化和吸收功能障碍等。

3. **黄疸** 胰头部癌的突出症状。黄疸可与腹痛同时发生或在疼痛发生后不久出现。大多数病例的黄疸由胰头癌压迫或浸润胆总管引起，少数是胰体尾癌转移至肝内或肝、胆总管淋巴结所致。

4. **其他症状** 有不同程度的消化道症状，常见的症状包括食欲减退、消化不良、恶心、呕吐、腹胀等。少数胰腺癌患者可有腹泻、上消化道出血及抑郁、焦虑等精神症状，也可出现胰源性糖尿病或使原有的糖尿病加重，以及血栓性静脉炎的表现。多数患者有持续或间歇性低热。

（二）体征

早期一般无明显体征，典型胰腺癌可见消瘦、上腹压痛和黄疸。出现黄疸时，常因胆汁淤积而出现肝大。可触及无压痛、表面光滑的肿大胆囊，称为“库瓦西耶征（Courvoisier征）”，对胰头癌的诊断有一定意义。胰腺肿块多见于上腹部，呈结节状或硬块。部分胰体尾癌压迫脾动脉或主动脉时，可在左上腹或脐周听到血管杂音。胰腺癌晚期患者可有腹水，少数患者可有锁骨上淋巴结肿大，或者在直肠指检时触及盆腔转移癌。

三、辅助检查

（一）实验室检查

1. **血清生化检查** 可有尿淀粉酶一过性升高，空腹及餐后血糖升高。胆道梗阻时血清总胆红素和直接胆红素升高，碱性磷酸酶和转氨酶可升高。

2. **免疫学检查** CEA、胰胚抗原（pancreatic oncotetal antigen，POA）、CA19-9等可升高，其中，CA19-9是胰腺癌最常用的辅助诊断和随访项目。

（二）影像学检查

1. **超声检查** 是目前检测胰腺病变最常用的手段，但其空间分辨率较差。

2. **X线钡剂造影**　可间接反映胰腺癌的位置、大小及胃肠受压情况，胰头癌可见十二指肠曲扩大或十二指肠降部内侧呈反“3”字形等征象。

3. **MRCP检查**　是无创性、无须造影剂即可显示胰、胆的检查手段。对胰腺癌诊断准确率为70%～100%。

4. **CT检查**　可发现90%～95%的胰腺导管腺癌。

5. **ERCP检查**　对胰腺癌的诊断率可达90%～100%，甚至能发现大小＜1 cm的微小胰腺癌。

6. **EUS检查**　对胰腺癌及早期胰腺癌的诊断有较大价值，并能对手术切除的可能性做出一定的判断。

7. **PTC检查**　可显示胆管梗阻的部位、程度及和结石鉴别。

四、治疗

病灶较小的胰腺癌应争取手术切除，失去手术治疗机会的患者常做姑息性短路手术、放疗和化疗。

1. **外科治疗**　胰十二指肠切除术是治疗胰腺癌最常用的根治手术，患者术后5年存活率＜10%。

2. **内科治疗**　晚期或手术前、后均可进行化疗、放疗和对症支持治疗。胰腺癌对化疗、放疗不太敏感，但放疗可使30%～50%的患者腹痛和背痛得到缓解，并在一定程度上抑制肿瘤的发展。此外，应用对症支持疗法对晚期胰腺癌及术后患者十分重要，可选用肠外营养以改善营养状况；可给予胰酶制剂治疗消化吸收功能障碍；有阻塞性黄疸时补充维生素K；治疗糖尿病或精神症状等。

五、护理

（一）护理评估

1. **一般情况**　患者的年龄、性别、职业，有无吸烟、饮酒史，是否长期进食高脂饮食，有无糖尿病、胰腺炎病史，以及心理、自理能力等。

2. **身体状况**　评估患者有无恶心、呕吐、腹痛、腹胀、黄疸、发热、乏力、消瘦、腹水，以及大、小便颜色。

3. **精神状态**　评估患者对压力的承受能力，对疾病的认识程度，有无因疾病造成的情绪改变，如焦虑、恐惧等。

4. **其他**　评估疾病临床分型、严重程度及病变范围。

（二）护理诊断/问题

1. **疼痛**　与肿瘤侵犯周围组织有关。

2. **营养失调，低于机体需要量**　与饮食减少或禁食、恶心、呕吐、吸收不良、肿瘤消耗有关。

3. **有体液不足的危险** 与呕吐、禁食水、胃肠减压有关。

4. **有皮肤性完整性受损的危险** 与消瘦、腹水、营养不良有关。

5. **有感染的危险** 与机体抵抗力降低有关。

6. **恐惧** 与害怕疼痛、与家庭分离或死亡的威胁有关。

7. **知识缺乏** 缺乏疾病相关知识。

8. **潜在并发症** 休克、感染、出血、胰瘘、胆漏、肠瘘等。

（三）护理措施

1. **一般护理**

（1）营养支持：了解胰腺癌患者的饮食习惯，制定合理的食谱，注意糖类、脂肪和蛋白质的比例，以糖类为主，脂肪和蛋白质要适量，要食用易消化的蛋白质，如瘦肉、鸡蛋和鱼、要采用合理的烹调方法（以煮、炖、熬、蒸等方法，避免用油煎、炸等方法），防止胰腺过度分泌胰液。必要时给予肠外营养，黄疸时静脉补充维生素K；按医嘱输注白蛋白、氨基酸、新鲜血、血小板等，纠正低蛋白血症、贫血、凝血机制障碍等。

（2）皮肤护理：胰腺癌患者多伴有腹痛，且疼痛难忍，会常影响进食和睡眠，故应注意体位的调整，同时预防压疮的发生，每天用温水擦浴1～2次，擦浴后涂止痒剂；出现瘙痒时，可用手拍打，切忌用手抓；瘙痒部位尽量不用肥皂等清洁剂清洁；瘙痒难忍影响睡眠者，按医嘱予以镇静催眠药。

（3）化疗的护理：部分化疗药物外漏可致局部组织坏死或静脉炎，输注时要注意观察输液穿刺部位，出现肿胀或疼痛时应立即停止化疗，局部使用解毒剂或硫酸镁湿敷，禁止热敷。化疗后患者可出现食欲减退、恶心、呕吐等消化道症状，可适当使用镇吐药及助消化药。饭后睡前要漱口，防止口腔感染。如果出现骨髓抑制，应及时使用升白细胞药物。预防感染，密切观察患者外周血常规结果。除做好病房、被褥消毒外，还要做好口腔、皮肤、会阴部的清洁；指导患者注意休息，减少探访，避免交叉感染。嘱患者不要随便抠鼻，防止鼻腔出血；用软毛牙刷刷牙，防止牙龈出血。

（4）心理护理：理解患者否认、悲哀、畏惧、愤怒的不良情绪，多与其沟通，满足其精神需要；针对性讲解与疾病和手术相关的知识；帮助患者和家属进行心理调节，使其树立战胜疾病的信心。

2. **病情观察**

（1）观察患者进食后消化情况，根据医嘱给予助消化药物，记录出入量，观察腹水的变化。

（2）监测肝功能、电解质、凝血功能等。

（3）定期监测血糖，如有高血糖，及时调节胰岛素的用量，使血糖维持稳定。在使用胰岛素的过程中，严密监测血糖变化，防止低血糖。

3. **疼痛护理** 尊重并接受患者对疼痛的反应，建立良好的护患关系，介绍减轻疼痛的措施，通过看报、听音乐、与家人交谈、深呼吸、放松按摩等方法分散患者对疼痛的注意力，从而减轻疼痛。尽可能地满足患者对舒适的需要，如帮助患者变换体位，减少压迫；保持室内环境舒适等。患者剧烈疼痛时遵医嘱给予镇静、镇痛药并观察药物的不良反应。

4. 并发症的护理

（1）出血：胰十二指肠切除术后，出血是危及患者生命最严重的并发症，出血可发生在术后早期（24 h内）和晚期，晚期出血常发生在术后1周左右。根据出血部位可分为腹腔出血和消化道出血，两者也可同时发生。术后早期出血多由凝血功能障碍导致创面广泛渗血、术中止血不确切或吻合口出血引起；晚期出血多由腹腔严重感染、胰瘘、胆漏/瘘使邻近血管受到腐蚀导致破裂出血，应激性溃疡或吻合口溃疡引起。患者出现心悸、面色苍白、血压下降、脉搏细速等休克表现，或者出现呕血、黑便等消化道出血的症状。腹腔引流管和胃肠减压管流出大量鲜红色血性液体时应立即监测生命体征；观察胃肠减压及腹腔引流液的颜色、性状及量；出血量少者可予静脉补液，使用止血药、输血等治疗，出血量大者需急诊行介入或手术止血。

（2）胰瘘：是胰十二指肠切除术后最常见的并发症和导致死亡的主要原因。术前黄疸持续时间长、营养状况差、术中出血量大是术后胰瘘发生的危险因素。胰瘘的表现为腹痛、持续腹胀、发热，腹腔引流管或伤口流出无色清亮液体。根据胰瘘程度，采取禁食、持续胃肠减压、静脉泵入生长抑素等措施；患者取半卧位，保持引流通畅；严密观察引流液量、色、性质，准确记录；必要时做腹腔冲洗引流，防止胰液积聚侵蚀内脏、腐蚀大血管或继发感染；保护腹壁瘘口周围皮肤，可覆盖凡士林纱布、皮肤保护膜或氧化锌软膏涂抹。

（3）胆漏/瘘：多发生于术后5～7天，表现为腹腔引流管流出大量胆汁，每天数百毫升至1000 ml不等。注意观察患者有无腹痛、发热、腹胀、腹膜刺激征或腹腔引流液呈黄绿色胆汁样等表现，术后应观察腹部体征及引流液情况，一旦发现异常，及时报告医师。

（4）感染：以腹腔内局部细菌感染最常见，若患者免疫力低下，还可合并全身感染。术后严密观察患者有无高热、腹痛和腹胀及白细胞计数增多等。遵医嘱使用抗生素，加强全身支持治疗。形成腹腔脓肿者，可在超声引导下行脓肿穿刺置管引流术。

（5）胃排空延迟：多见于保留幽门的胰十二指肠切除术后。胃排空延迟是术后因非机械性梗阻因素引起的以胃排空障碍为主要表现的胃动力紊乱综合征，常表现为患者手术10天以后仍不能规律进食或需胃肠减压。根据病情，采取禁食、持续胃肠减压，观察并记录每天的胃液量；合理补液，维持水、电解质平衡；使用肠外营养支持，并可置入鼻肠管输注肠内营养液；使用胃动力药物；遵医嘱合理使用抗生素，去除腹腔内感染，必要时给予针对性引流，促进胃动力恢复。多数患者经非手术治疗3～6周可恢复正常。

六、健康宣教

1. 指导患者保持规律的生活习惯，定时起床、进食及活动，避免消极悲观、终日卧床不起。适当增加户外活动。

2. 安定患者情绪，遇到不愉快或不称心的事，应冷静思考，切忌急躁或暴怒。

3. 饮食上要结合患者的口味，选择易消化、富有营养、少刺激性、低脂肪的饮食，多吃新鲜水果和蔬菜。要避免暴饮暴食、饮酒和高脂肪、辛辣刺激的饮食。

4. 康复期可采用中医药治疗，将消瘤与补气养血相结合，可以起到标本兼治之功，并与其他疗法配合应用增加疗效。

5. 定期复查，一般术后每隔1个月、3个月复查1次，之后每6个月复查1次；3年后，可每年复查1次。定期复查的主要项目是腹部超声或CT检查，了解有无复发和转移病灶。若超声发现可疑病灶且性质不明确，可进一步做CT或MRI检查。

6. 其他常规检查，如血常规、生化检查和粪便隐血试验，也应定期检查。

第二十五节　胰岛素瘤

胰岛素瘤是由胰岛β细胞形成的具有分泌功能的腺瘤或癌。20～50岁多发，是临床最多见的一种胰腺内分泌肿瘤，占全部胰腺肿瘤的70%～80%。临床表现为胰岛素过多或低血糖综合征。

胰岛细胞瘤为交界性肿瘤，分为功能性与非功能性两大类。根据疾病来源，胰岛细胞瘤分为3类：即胃泌素瘤、胰岛素瘤及胰高血糖素瘤。其中以胰岛素瘤最常见，占60%～90%，肿瘤好发部位为胰体、尾部，通常体积较小，直径一般为1～2 cm。其次是胃泌素瘤，占20%，常多发，可发生于胰外，以十二指肠和胃壁多见。胰高血糖素瘤少见，肿瘤体积通常很大，直径甚至可超过10 cm。

一、病因

胰岛素瘤大多数为单发的，占85%～90%。多发性肿瘤约占10%，绝大多数与多发性内分泌肿瘤综合征Ⅰ型（multiple endocrine neoplasia type Ⅰ，MEN Ⅰ）有关。胰岛素瘤一般较小，直径在1.0～2.5 cm者约占82%，绝大多数位于胰腺内且均匀分布于胰腺的头、体、尾部。异位胰岛素瘤的发生率不足1%，可发生十二指肠、胃结肠韧带、胃、Meckel憩室、胆道及空肠等处。

二、临床表现

可发生阵发性低血糖，发作时血糖＜2.8 mmol/L，口服或静脉注射葡萄糖后症状立即消失，即惠普尔三联征。阵发性低血糖一般在病程早期出现，每隔数天、数周或数月发作1次，之后则发作越发频繁，多于清晨、空腹和劳作后发作。反复、多次发作低血糖，会导致大脑退行性改变，出现狂躁、抑郁、痴呆、幻觉及行为异常等，常被误诊为精神病。有的患者为缓解症状而频繁进食，从而导致肥胖症。

三、辅助检查

1. **空腹血糖测定**　最佳抽血时间是清晨6时，如果空腹血糖＜2.8 mmol/L（50 mg/dl）则提示低血糖。

2. **延迟糖耐量试验**　当出现持续低血糖曲线（约2/3病例）或早期低血糖曲线时（约

1/3病例）有诊断意义。

3. **胰岛素测定** 可测定空腹周围血胰岛素免疫反应性胰岛素（immune Response of insulin，IRI），患者胰岛素水平显著升高，即使在低血糖状态下胰岛素水平仍然高，为本病特异度最高的试验。也可进行经皮经肝穿刺门静脉置管分段取血测定胰岛素，测定门、脾静脉不同部位血中胰岛素含量，血浆胰岛素原，空腹周围静脉血胰岛素浓度与葡萄糖浓度的比值测定，C-肽抑制试验，胰高血糖素试验，甲苯磺丁脲（D860）激发试验等，可以评估胰岛素分泌情况。

4. **超声检查** 具有安全性，但因肿瘤体积一般较小，其定位不到50%，可在手术探查时采用超声检查，有助于进一步诊断。

5. **CT检查** 良性胰岛素瘤CT多呈均匀的等密度或稍低密度，常不易被发现。CT增强检查对胰腺胰岛素瘤检查率较腹部超声及普通平扫CT明显升高。

6. **MRI检查** 与CT检查相比，胰腺MRI对胰岛素瘤的检出率并未高于CT，但在观察肿瘤与主胰管方面具有优势。

7. **生长抑素受体正电子发射计算机体层成像** 受体核素显像技术是分子生物学与生物医学影像学相结合的新兴影像学检查手段，可以准确定位体积更小的肿瘤，易于发现隐匿性胰岛素瘤。

四、治疗

（一）非手术治疗

在术前，全身情况差难以耐受手术或恶性胰岛素瘤有远处转移等患者，可给予药物治疗，以控制低血糖及恶性肿瘤的进展，具体措施：①控制低血糖。给予生长抑素等药物治疗，同时控制饮食。②恶性或有多发肝脏及淋巴结转移的患者可使用链佐星、替加氟、重组人α干扰素等。

（二）手术治疗

1. **胰岛素细胞瘤摘除术** 是治疗胰岛素瘤最常用的手术方法，对于体积不大且表浅的肿瘤均可采用。

2. **胰尾切除术** 胰体尾体积较大且较深的肿瘤，多发肿瘤及胰岛增生可行胰体尾或胰尾切除术，应尽量保留脾脏。

3. **胰十二指肠切除术** 只适用于胰头钩突部肿瘤和恶性胰岛素瘤。

五、护理

（一）护理评估

1. **健康史及相关因素** 主要包括有无糖尿病史或相关家族史，有无对生活质量的影响，发病表现及特点。

（1）一般情况：患者的年龄、性别、职业、婚姻状况、营养状况等，尤其是与现患疾病相关的病史、用药史、过敏史、手术史、家族史、遗传病史及女性患者生育史等。

（2）发病特点：患者低血糖发作时间及规律，伴记忆力、反应力下降等。

（3）相关因素：家族中有无胰岛素瘤及胰腺疾病者，患者饮食是否规律等。

2. 身体状况

（1）局部状况：有无腹部不适，各关节的活动度。

（2）全身状况：重要脏器的功能状况，有无转移灶的表现及恶病质。

（3）辅助检查：包括特殊检查及有关手术耐受性检查的结果。

（二）护理诊断/问题

1. **活动无耐力** 与低血糖有关。
2. **疼痛** 与术后伤口疼痛有关。
3. **清理呼吸道无效** 与缺乏有效咳嗽、伤口疼痛等因素有关。
4. **焦虑** 与担心疾病预后有关。
5. **知识缺乏** 缺乏疾病相关知识。
6. **潜在并发症** 出血、胰瘘、伤口感染及呼吸道感染。

（三）护理措施

1. 术前护理

（1）按肝胆胰外科术前护理常规。

（2）预防和处理低血糖：有功能性胰岛素瘤患者内源性胰岛素分泌过多，常在清晨、空腹或情绪紧张时发生低血糖，轻者表现为心悸、饥饿感、手抖、腿软及口渴等症状，重者可能会出现低血糖昏迷。严重的低血糖昏迷是导致住院患者死亡的原因之一。白天发生低血糖较容易得到及时的诊断和处理，而清晨时发生低血糖对患者有很大的危险性。为预防和及时处理低血糖发作，护理人员应做到以下4点。

1）心理护理：有功能性胰岛素瘤的患者一般有低血糖发作史，患者往往心有余悸，情绪紧张，故要增加与患者交谈次数，了解患者心理动态，并介绍同类救治成功的病例。

2）建立严格的交接班制度，做到每班必须床旁交接班，查房时观察患者有无低血糖反应，根据患者低血糖发生的规律，督促患者床边备糖、及时进食，防患未然。

3）低血糖昏迷的紧急处理措施：发生低血糖的患者，给予口服糖水，如果患者不能口服，立即静脉推注50%葡萄糖40 ml。护士发现病情变化，在及时向医师汇报的同时准备抢救物品。

（3）术前准备：在术前1天应给予足够的葡萄糖，因术前禁食8 h，故患者在睡前口服葡萄糖或静脉滴注5%～10%的葡萄糖液，以避免夜间低血糖发作。

2. 术后护理

（1）按肝胆胰外科术后护理常规。

（2）患者清醒后采取半卧位，有利于患者的呼吸和引流。

（3）密切观察患者生命体征，观察意识精神状态，给予吸氧，预防脑缺氧发生。必要时给予心电监护。

（4）准确记录24 h出入量，保证患者出入量平衡。每班次小结1次，如发现出入量不平衡，及时通知医师给予处理。

（5）监测血糖。胰岛素瘤切除后胰腺分泌胰岛素的功能相对于术前处于瘫痪状态，可能会出现反跳性高血糖，因此，术后每瓶含糖液体需加入胰岛素，遵医嘱定时监测患者血糖，血糖升高时给予胰岛素。

（6）术后活动。术后第1天鼓励患者床上活动，术后第2天床边活动，以增进胃肠蠕动，防止静脉血栓的形成。

（7）引流管的护理。妥善固定引流管，防止引流管受压或脱出，严密观察引流液的量及颜色，如引流液为大量血性液，及时通知医师进行处理。

六、健康宣教

1. 术后注意劳逸结合，避免过度劳累，适当进行户外活动及体育锻炼，以增强体质，防止感冒及其他并发症。戒烟、禁酒。

2. 给予糖尿病饮食。

3. 保持心情舒畅和充足的睡眠，每晚睡眠时间应达到6～8 h。

4. 定期检测血糖、尿糖，发生糖尿病时给予药物治疗，胰腺功能不足、消化功能差的患者，除应用胰酶替代剂、脂溶性维生素外，同时低脂高蛋白、高维生素、易消化、无刺激性饮食，忌暴饮暴食。

5. 按时用药，不可自行停药，如有不适及时来院就诊。

第二十六节　胰腺囊肿

胰腺囊肿为胰内生成或自胰腺组织衍生的囊肿，又称“胰腺囊性病变”，先天或后天因素均可引起。随着影像学技术的发展，其检出率较既往明显升高。

一、分型及病因

（一）分型

临床上将胰腺囊肿分为胰腺真性囊肿和胰腺假性囊肿两大类，其中，胰腺假性囊肿占全部胰腺囊肿的90%左右。

1. **胰腺真性囊肿**　胰腺真性囊肿的囊壁由上皮细胞构成，又可分为先天性囊肿和后天性囊肿。

（1）先天性囊肿：包括单纯性囊肿、多囊症、皮样囊肿、囊性纤维瘤等。

（2）后天性囊肿：包括潴留性、寄生虫性和肿瘤性囊肿。

2. **胰腺假性囊肿** 胰腺假性囊肿的囊壁无上皮细胞，由纤维组织构成。胰腺假性囊肿继发于胰腺急、慢性炎症或胰腺创伤，其中，以急性胰腺炎后纤维组织或肉芽组织囊壁包裹的胰液积聚最常见。胰腺假性囊肿可分为以下3类。

（1）炎症性囊肿：急性或慢性胰腺炎后。

（2）外伤性囊肿：胰腺外伤或手术后。

（3）特发性囊肿：无明确外伤或炎症病史。

（二）病因

1. **胰腺真性囊肿** 其中，潴留性囊肿较常见，多为胰管外压迫、胰管结石、炎性狭窄等导致胰管梗阻高压，使远端胰管或腺泡发生囊性扩张，形成胰液潴留。先天性胰腺导管发育异常也可导致真性囊肿，又称“先天性囊肿”，真性囊肿的内皮细胞仍具有一定分泌功能，可以形成一个衬有完整内皮的囊肿。

2. **胰腺假性囊肿** 外伤性囊肿多发生于胰腺外伤或手术后，炎症性囊肿一般发生于急性或慢性胰腺炎后。炎症或外伤时，胰管破裂、胰液外漏，引发周围炎性反应，产生一层纤维素性渗出物包裹外漏胰液，经过数周后，纤维素壳变成强韧的纤维包膜，形成囊肿。该囊肿具有内皮细胞外膜，故又称“假性囊肿”。

二、临床表现

胰腺囊肿常无特殊的临床表现，其主要临床表现如下。

1. **腹痛与低热** 腹痛主要位于上腹部，为隐痛，可向腰背部放射，有时会有低热，合并感染时有高热。

2. **消瘦** 是第二常见的症状，38%的患者可出现。

3. **腹部包块** 检查时在上腹部左侧、正中或偏右可以触及固定的肿块，边界光滑、界限清楚，不能移动，质地较硬。部分肿块长时间不大，部分会越长越大，症状常不典型。

4. **消化系统症状** 恶心、呕吐、餐后饱胀等。

三、辅助检查

1. **超声检查** 是诊断胰腺囊肿的一项简便而有效的手段，具有无创伤、经济、准确且可重复的特点，为首选的检查方法。典型者于上腹可探及位置明确、范围肯定的液性暗区，还可了解囊肿与胰腺的邻近关系，定位诊断准确率高。

2. **CT检查** CT可见胰腺内有囊肿，以及囊肿与周围结构的解剖关系。CT检查能评价胰管与囊肿之间的相通情况。

3. **MRI或MRCP** 为最佳检查手段，因为其无创、无辐射，且能够较好地评估囊性病灶与主胰管之间是否相通，有助于鉴别良、恶性。

四、治疗

（一）非手术治疗

1. **经内镜引流**　可在内镜下，应用穿刺针经胃或十二指肠壁和囊肿壁之间建立一个1～2 cm瘘口，然后将鼻导管放入囊肿内进行持续引流。

2. **经皮穿刺引流**　①在CT或超声引导下，穿刺囊肿抽吸囊内液体，约30%的病例可使囊肿消失。②在针刺抽吸时，经皮置入引流管，可免除反复抽吸，适用于与胰管交通的假性囊肿。

（二）手术治疗

1. **内引流术**　通过引流手术将囊肿中的物质引出。

2. **囊肿切除术**　①单纯囊肿切除术；②合并胰尾和脾切除的囊肿切除术；③合并胰腺切除的囊肿切除术。

五、护理

（一）护理评估

1. **健康史及相关因素**

（1）一般情况：患者的年龄、性别、职业、婚姻状况、文化程度、营养状况、引流管情况等，尤其是与现患疾病相关病史、用药史、过敏史、手术史、家族史、遗传病史及女性患者生育史等。

（2）发病特点：患者是否有明显的腹部包块，有无腹痛及腹痛的特点，是否伴有发热，食欲情况如何。

（3）相关因素：是否有胰腺炎病史或胰腺外伤史。

2. **身体状况**

（1）局部状况：肿块位置、大小、数量，肿块有无触痛、活动度情况。

（2）全身状况：重要脏器功能状况。

（3）辅助检查：包括特殊检查及有关手术耐受性检查的结果。

（二）护理要点

1. **疼痛**　与术后伤口疼痛有关。
2. **清理呼吸道无效**　与缺乏有效咳嗽、伤口疼痛等因素有关。
3. **焦虑**　与担心疾病预后有关。
4. **知识缺乏**　缺乏疾病相关知识。
5. **潜在并发症**　出血、胰瘘、伤口感染、呼吸道感染。

（三）护理措施

1. 术前护理

（1）按肝胆胰外科术前护理常规。

（2）做好心理护理。对患者给予同情、理解、关心、帮助，告诉患者不良的心理状态会降低机体的抵抗力，不利于疾病的康复。解除患者的紧张情绪，使其更好地配合治疗和护理。

（3）注意观察患者的腹痛程度，遵医嘱使用镇痛药，观察是否有发热等症状。

（4）饮食护理。指导患者多进食富有营养、易消化、口味清淡的膳食，加强营养，增强机体抵抗力，纠正贫血，改善一般状态，必要时给予输血、补液。

（5）协助患者做好术前相关检查工作，如心电图检查、胸部X线检查、血液检查、尿、便检查等。

（6）做好术前指导。嘱患者保持情绪稳定，避免过度紧张焦虑，备皮后洗头、洗澡、更衣，准备好术后需要的物品，如一次性尿垫、痰杯等，术前晚10时以后禁食、水，术晨取下义齿，贵重物品交由家属保管等。

（7）做好术前护理。备皮，遵医嘱给予患者口服泻药，术前1天中午嘱患者口服磷酸钠盐口服溶液90 ml，0.5小时内饮温开水1000～1500 ml。如果在晚8时前未解大便，应于睡前进行清洁灌肠。

2. 术后护理

（1）按肝胆胰外科术后护理常规护理。

（2）严密观察患者生命体征的变化，尤其是血压、脉搏的变化。

（3）引流管的护理。由于患者术后会留置腹腔引流管、尿管，故在活动、翻身时要避免引流管打折、受压、扭曲及脱出等。保持引流通畅，定时挤压引流管，避免引流不畅造成感染。短时间内引流出大量血性液体，应警惕是否继发性大出血，同时密切观察患者的血压和脉搏，发现异常及时报告医师给予处理。

（4）基础护理。①患者术后清醒后，可改为半卧位，以利于伤口引流、降低腹压及减轻疼痛；②患者卧床期间，应协助其保持床单位整洁，定时翻身，按摩骨突处，防止皮肤发生压疮；③满足患者生活上的合理需求；④做好晨、晚间护理。

（5）饮食护理。患者肠蠕动功能恢复后停止胃肠减压，可进食高热量、高蛋白、高维生素、低脂肪饮食，注意观察患者进食后的反应，如果有异常情况及时处理。

（6）用药护理。为了减少胃酸和胰液的分泌，遵医嘱给予使用生长抑素。

（7）肠外营养的护理。由于长期禁食及手术打击，为维持足够营养和机体免疫功能，需及时补充营养。术后遵医嘱给予完全肠外营养。由于营养液成分多，浓度高，对血管刺激大，易引起静脉炎，故选择经中心静脉-颈内静脉穿刺导管匀速输入。同时，监测电解质、血糖、尿糖、淀粉酶及肝肾功能情况。

（8）心理护理。根据患者的社会背景、个性及不同手术类型，为每个患者提供个体化心理支持，并给予心理疏导和安慰，以增强战胜疾病的信心。

（9）并发症的观察与处理

1）出血：胰腺假性囊肿最为紧急的常见并发症，可给予心电监护，观察胃肠减压引流液的量、颜色。呕血时，患者取平卧位头偏向一边，保持呼吸道通畅；快速补液、输血、吸氧，按医嘱应用生长抑素，24 h持续静脉滴注，抑制胰液、胃酸分泌，避免胰液弹力蛋白酶进一步腐蚀血管；做好介入治疗、急诊手术的准备。

2）囊内感染：胰腺假性囊肿行外引流术和经皮置管术后易发生囊内感染。密切观察患者的体温变化。

3）胰性腹水：导致胰性腹水的原因可能为巨大囊肿压迫导致主胰管梗阻而破溃，胰液外漏或囊肿破裂直接漏入腹腔，胰腺假性囊肿囊壁局部菲薄者也可发生。胰液刺激性强，应及时穿刺引流，并观察引流液的量、性质；正确记录24 h出入量，每天测腹围1次，为治疗提供依据；按医嘱正确使用利尿剂、生长抑素，以抑制胰液分泌。

六、健康宣教

1. 适当进行功能锻炼，坚持治疗，定期随访，发现异常，及时就诊。
2. 加强营养促进恢复，如果胰腺的外分泌功能无明显损害，可以进食以糖类及优质蛋白为主的食物，减少脂肪的摄入，特别是动物脂肪。
3. 养成良好的饮食习惯，饮食要有规律，切忌饥饱无度，不吃或少吃过冷、硬、热、辣的食物，控制主食的摄入量，不吃或少吃含糖量较高的水果，多进食蔬菜。
4. 戒烟、酒。嗜烟、酒者慢性胃炎的患病率明显高于不吸烟和不饮酒者。吸烟可减少胃黏膜的血液供应，削弱胃黏膜的抗病能力；酒精可直接破坏胃黏膜屏障，造成胃黏膜炎症。
5. 避免精神紧张，平日保持心情舒畅，适当参加运动。
6. 保证充足睡眠，避免精神过度紧张。

第二十七节　胰管结石

胰管结石（pancreatic duct stone，PDS）是慢性胰腺炎（chronic panereatifis，CP）的特征性病理改变，由各种因素导致的胰腺中碳酸钙或蛋白质沉淀于胰管内形成蛋白栓或矿化表现。PDS是由各种疾病引起胰腺分泌部位的钙化形成的胰腺导管内结石。

一、病因

胰腺结石的病因迄今尚不明确，大量资料显示，PDS与饮酒有关，饮酒时间长、量大者易形成胰管结石，发病年龄多在30～50岁。胆道疾病、甲状旁腺功能亢进症与胰管结石有关。蛋白质长期缺乏亦可造成胰腺的细胞变性、纤维化等与胰管结石类似的改变。

胰管结石长期存留刺激胰腺管上皮细胞，使之肥大、增生，继而发生鳞状上皮化生，并使胰管狭窄、阻塞。早期表现为胰腺周围水肿、胰腺肿胀；晚期胰管阻塞、胰腺纤维化导致胰腺明显受损，表现为胰腺的全部或大部分萎缩、塌陷、变硬，切面呈白色，出血较少。有时胰管阻塞可伴发胰腺囊肿或脓肿。纤维化的组织可将胰岛包绕、使其收缩从而影响其功能导致糖尿病。在胰腺管上皮细胞鳞状上皮化生的基础上，PDS可能诱发癌变。

二、临床表现

（一）早期症状

1. **腹痛** 是最常见的症状、程度不等，是胰腺管阻塞、胰腺纤维化的结果。多表现为上腹胀痛，若为酒精性胰管结石则腹痛剧烈，反复发作且持续时间较长。病因不明者，多为上腹隐痛、钝痛。

2. **消瘦、脂肪泻** 由结石性慢性胰腺炎所致的胰腺外分泌功能减低导致。脂肪泻的症状因胰腺受损的程度的不同而所差。

3. **黄疸** 约1/4的患者会出现黄疸，是由纤维化、质地坚硬的胰头压迫胆总管下端导致的，黄疸可为持续性，也可为间歇性，后者较为常见。

（二）晚期症状

胰管结石的晚期症状为胰腺进行性慢性损害所引起的一系列并发症。糖尿病是胰管结石最常见的并发症，以及因糖尿病造成的心肌、肾脏、视网膜病变及闭塞性动脉硬化症等。胰管结石有时也可并发肝脏病变和消化性溃疡。胰腺肿大或纤维化的硬结压迫胆总管、脾静脉，或者导致脾－门静脉血栓形成会导致继发性门静脉高压。胰管结石恶变可导致相应恶性肿瘤症状。

三、辅助检查

（一）实验室检查

血清谷草转氨酶、谷丙转氨酶、胆固醇、甘油三酯可有轻度异常。少数患者的ALP会升高。

（二）影像学检查

1. **超声检查** 能清楚显示扩张的胰管、胰管结石及其数量、分布，胰腺组织的炎症改变、假性囊肿及肿瘤占位，检查方便，确诊率最高，为临床首选检查。但超声检查无法鉴别胆总管末端结石和胰头部胰管结石。

2. **CT检查** 可以确定结石大小、位置，了解胰腺慢性炎症程度和胰管扩张的程度，排除胰腺癌及胰腺囊肿等疾病。但CT检查难以区分慢性胰腺炎钙化斑点与胰管结石。

3. **内镜逆行胆胰管造影** 除可观察胰管的变化、结石的数目、大小、部位外，还可以进行胰液检查，进一步了解有无恶变。

四、治疗

胰管结石治疗目的是消除结石、解除梗阻，防止胰腺进一步损伤、恶变，缓解疼痛。

1. 内镜取石仅用于胰管无狭窄的胰管结石。

2. 胰腺部分切除适用于结石局限于胰体、胰尾的多块结石，且该部分胰腺毁坏较为严重者。

3. 胰实质切开取石适用于胰头、体部结石，并伴有胰管多处狭窄者。

4. 胰结石并发胰腺癌时，酌情行胰体尾切除、胰管空肠吻合术，以及胰十二指肠切除的治疗。

五、护理

（一）护理评估

1. 健康史及相关因素

（1）一般情况：患者的年龄、性别、职业、婚姻状况、营养状况等，尤其是与现患疾病相关病史、用药史、过敏史、手术史、家族史、遗传病史及女性患者生育史等。

（2）发病特点：患者有无腹痛、腹痛的程度，有无腹泻，皮肤有无黄染。

（3）相关因素：患者有无饮酒史，有无慢性胰腺炎等疾病。

2. 身体状况

（1）局部状况：腹痛的程度、部位。

（2）全身状况：患者的营养状况及黄疸情况。

（3）辅助检查：包括特殊检查及有关手术耐受性检查的结果。

（二）护理诊断/问题

1. **疼痛**　与疾病、术后伤口有关。

2. **营养失调，低于机体需要量**　与术后禁食、水，有关。

3. **活动无耐力**　与术后体弱有关。

4. **清理呼吸道无效**　与缺乏有效咳嗽、伤口疼痛等因素有关。

5. **自我形象紊乱**　与皮肤黄疸有关。

6. **焦虑**　与担心疾病预后有关。

7. **知识缺乏**　缺乏疾病相关知识。

8. **潜在并发症**　出血、胰瘘、伤口感染、呼吸道感染。

（三）护理措施

1. 术前护理

（1）按肝胆胰外科术前护理常规。

（2）心理护理。患者由于上腹部不适且有脂肪腹泻，均有不同程度的焦虑与恐惧，护士要用通俗易懂的语言讲解术前及术后与疾病有关的知识和注意事项，缓解患者的紧张情绪，使患者积极配合治疗和护理。

（3）疼痛护理。给予患者心理支持，疼痛时协助患者屈膝或坐起前倾位，以减轻疼痛。必要时遵医嘱给予镇痛药。

（4）饮食护理。通过饮食控制及调整胰岛素用药量，将血糖控制在5.6～8.9 mmol/L；给予高热量、高蛋白、高维生素、低脂肪、易消化的饮食，避免刺激性食物。必要时术前3～7天给予肠外营养，使机体维持最佳状态。

（5）术前护理。备皮，遵医嘱给予患者口服泻药，术前1天中午嘱患者口服磷酸钠口服溶液90 ml，并在0.5 h内饮温开水1000～1500 ml。如果在术前晚8时大便尚未排干净，应于睡前进行清洁灌肠。

（6）术前指导。嘱患者保持情绪稳定，避免过度紧张焦虑，备皮后洗头、洗澡、更衣，准备好术后需要的物品，如一次性尿垫、痰杯等，术前一天晚10时后禁食、水，术晨取下义齿，贵重物品交由家属保管等。

2. 术后护理

（1）按肝胆胰外科术后护理常规。

（2）严密观察患者生命体征的变化，包括体温、血压、脉搏、呼吸。每4 h记录1次。

（3）饮食护理。胰腺是具有内分泌和外分泌功能的腺体，其分泌的胰液中含有多种消化酶，具有较强的消化能力。患者胰腺被部分切除后，胰腺功能受到影响，从而引起消化吸收障碍。因此，术后应观察患者的食欲是否正常、进食后有无腹胀、进食脂肪类食物后有无排便次数增多等表现，指导患者从无脂类饮食逐渐过渡到低脂饮食，从流质饮食逐步过渡到半流质饮食。

（4）引流管的护理。由于患者术后会留置引流管及尿管、胃管，故在活动、翻身时要避免管路打折、受压、扭曲、脱出等。引流期间保持引流管通畅，定时挤压引流管，避免引流不畅造成感染。

（5）血糖监测。术后初期由于麻醉和手术创伤的应激反应及术前合并糖尿病，患者血糖可能会有反应性增高，术后常规监测血糖，同时在静脉补液或输注的营养液中加入适量胰岛素，以控制血糖。血糖波动大者，增加血糖测量次数、调整输液中胰岛素用量，根据血糖随时调整胰岛素用量，使血糖维持在8.4～11.2 mmol/L。

（6）并发症的观察和护理

1）腹腔出血：是常见且较为严重的并发症之一，多发生在术后24～48小时，有文献报道，腹腔出血的发生率为约10%。除应激性溃疡引起的胃肠道出血外，术中胰管切开取石时石头较大不易取出损伤周围组织也可导致腹腔出血。严密观察患者的生命体征，每30～60 min测量1次血压、脉搏及血氧饱和度。注意观察引流液的颜色及量，并做好记录。如果患者未发热但出现血压降低、心率加快，或者伤口敷料在短时间内出现大量新鲜渗血，引流液颜色鲜红，2 h引流量大于100 ml，则应警惕出血的可能，应及时通知医师并协助其处理。

2）胰瘘：胰瘘的发生主要与手术技术及胰液引流不畅有关，多发生于术后5～7天，术后应妥善固定引流管并保持引流通畅。注意观察引流液的颜色和量，定期做引流液淀粉酶的测定。当引流管内出现透明清亮的液体，且引流液淀粉酶高于血清淀粉酶3倍时，则应考虑发生胰瘘的可能。

六、健康宣教

1. 进食高蛋白、易消化、富含维生素的饮食。
2. 在患者身体能耐受的情况下，进行适量的活动，增强抵抗力。
3. 按时服用出院带药，包括胰酶替代药物，不私自停药和减少剂量。
4. 按时复诊，有条件者应定期监测血糖变化。
5. 注意保暖，避免感冒，防止伤口感染，建议术后1个月后再开始淋浴。
6. 按期复查血常规和肝肾功能，以便了解疾病的恢复情况。

第四章 肝胆胰外科常见急危重症的护理

第一节 危重症患者术后护理常规

1．保持病室环境干净、整洁，温湿度适宜，定时通风、换气，加强对患者的保暖。

2．根据病情协助患者取合适的卧位，使患者舒适，便于休息。昏迷、意识不清、烦躁不安的患者，应采用保护性措施，使用床挡、压疮预防垫等，经家属知情同意后可给予约束具保护。

3．严密观察病情，监测生命体征、意识、瞳孔、CVP、血氧饱和度、尿量、末梢循环、疼痛等专科症状及体征，遵嘱记录出入量，观察排泄物的性状，发现异常及时通知医师，观察麻醉恢复情况并详细记录。

4．保持呼吸道通畅，及时清除口腔、气道分泌物，避免误吸，防止舌咬伤、舌后坠。有活动义齿应取下，牙关紧闭、抽搐的患者可用牙垫、开口器。舌头后坠时，可用舌钳将舌头固定。及时给予氧气吸入，必要时行气管切开术或气管插管术，经常为患者翻身、叩背，防止坠积性肺炎的发生。

5．建立静脉通路，保持静脉通路通畅，严格执行医嘱准确给药，保证治疗顺利进行，保持水、电解质平衡，观察药物治疗的效果及不良反应。

6．根据管道专科要求执行管路护理，标识管路风险等级。保持各管路通畅，严格记录引流液的颜色、性质及量。妥善固定引流管，防止引流管脱落、扭曲、堵塞，同时严格遵守无菌技术操作要求，防逆行感染。留置尿管的患者保持尿管通畅，早晚用温水清洗尿道口，保持局部皮肤清洁、干燥。

7．严密监测患者是否有恶心、呕吐、腹胀、疼痛、发热、出血、便秘等症状，及时报告医师并做好记录。

8．做好危重患者的营养护理，给予饮食指导。根据病情建议摄入高蛋白、低脂肪、高维生素易消化食物。必要时可用鼻饲，记录每次的饮食量，做好管饲护理。

9．仪器设备的使用维护。确保仪器设备正常、安全地使用，评估仪器设备的运行状态。合理设置监护仪、呼吸机等设备的报警阈值。备好急救药品和物品，配合医师进行治疗和抢救。

10. 加强基础护理，确保患者保持良好的个人卫生，包括眼、口、鼻、手、足、会阴、肛门、皮肤和头发的清洁。每天为患者清洁口腔2次，协助清醒患者饭后漱口，每2 h翻身1次，注意保暖，评估压疮、跌倒/坠床的风险，落实各项预防措施，防止坠积性肺炎、压疮、坠床的发生。

11. 心理护理。关心患者，多与患者交流沟通，消除患者恐惧、焦虑等不良情绪，以帮助患者树立战胜疾病的信心。

第二节　肝　衰　竭

肝脏是人体的重要器官之一，因其具有合成、解毒、代谢、分泌、生物转化及免疫防御等功能，故被称为“加工厂”。当受到多种因素（如病毒、酒精、药物等）引起的严重损害时，造成肝细胞大量坏死，导致上述功能发生严重障碍或失代偿，进而出现以凝血机制障碍、黄疸、肝性脑病和腹水等为主要表现的一组临床综合征，称为“肝衰竭”。

一、临床表现

患者极度乏力、严重消化道症状（腹痛、腹胀、恶心、食欲缺乏、呕吐）。皮肤黏膜黄染进行性加深、尿色进行性加深。严重凝血功能障碍（皮肤黏膜出血、鼻出血、牙龈出血、消化道出血、尿道出血等）为主要共同临床特点，还可有低热及各种并发症相应的表现等，具体临床表现因肝衰竭的不同分类存在一定差异。

二、护理措施

（一）病情观察

1. **黄疸**　观察患者皮肤、巩膜黄染的程度和尿液的颜色，观察酶胆分离情况，如出现食欲缺乏、乏力、高度腹胀、睡眠颠倒、顽固性呃逆，提示病情加重。

2. **腹水和尿量**　每天测量腹围1次，每周测体重1次，准确记录24 h液体出入量，以便动态观察腹水消长情况，定期测血电解质，维持水、电解质平衡，如果出现少尿、无尿症状，提示肝肾综合征的发生。

3. **出血**　患者如有皮肤瘀斑、牙龈出血、鼻出血等，提示凝血机制差，如有胃部灼热感、恶心等症状，则提示有上消化道出血的可能，应尽早做好抢救准备。

4. **脑水肿**　如果患者血压升高伴头痛，则提示脑水肿，应尽早做出处理，以降低颅内压。

5. **肝性脑病**　观察患者意识状态，评估有无性格改变和行为异常，及时观察肝性脑病的早期表现。

（二）心理护理

医务人员应向患者讲解详细的疾病知识，帮助他们正确理解和应对病情，减少不必要的焦虑和担忧。同时，教导患者面对困难和挫折的应对技巧，帮助他们有效处理生活中的各种困境。鼓励患者保持乐观态度，以最佳心理状态配合治疗。

（三）饮食护理

遵循饮食治疗原则，给予低脂、高热量、低盐、清淡、新鲜易消化的食物，戒烟、酒，忌辛辣、刺激性食物，可进流质和半流质饮食，少量多餐，避免进食高蛋白饮食。有腹水和肾功能不全的患者应控制钠盐的摄入量（≤1 g/d）。少尿时遵医嘱应用利尿剂；肝性脑病先兆者忌食蛋白，防止血氨增高导致昏迷；消化道出血者应禁食。

（四）预防感染

免疫功能低下的患者，易合并感染，特别是肺部和腹腔的感染。密切观察患者的病情，有症状及时向医师汇报。意识清醒者督促其早晚刷牙、饭后漱口。昏迷者给予口腔护理，保持皮肤清洁、干燥，及时更换床单及衣裤，保持床单位清洁、舒适，避免发生压疮。昏迷患者定时翻身、拍背，预防压疮及肺部感染。黄疸、瘙痒严重者可给予抗组胺药物，协助患者温水擦身、剪短指甲，避免抓破皮肤，引起感染。

（五）肠道护理

灌肠可清除肠内积血，使肠内保持酸性环境，减少氨的产生和吸收。协助患者取左侧卧位，用37～38 ℃温水100 ml加食醋50 ml灌肠，1～2次/天；或者乳果糖500 ml＋温水500 ml保留灌肠，肝性脑病者禁用肥皂水灌肠。

（六）肝性脑病患者的护理

肝性脑病患者应加强安全防护措施，如应用床挡及约束带固定四肢。有轻微意识障碍、定向力减退的肝性脑病患者，要防止摔伤或走失等伤害。

（七）保护和改善肝功能

1. 术前常规口服护肝药物，根据病情给予支链氨基酸、人血清白蛋白10 g、少量血浆和全血等静脉输入，以加强保肝治疗和改善患者全身状况，一旦能够获得供肝，即可及时施行肝移植术。

2. 纠正凝血功能障碍。

3. 术前根据患者具体情况，按医嘱输注新鲜全血、血浆、纤维蛋白原、凝血酶原复合物等，改善其凝血功能，保证手术安全。

4. 减少感染机会。等待肝移植的患者，限制外出，嘱患者多休息，预防感冒，严格限制与感冒及疑有细菌、病毒感染的人员接触，同时观察患者全身有无感染病灶。吸烟者应给予戒烟指导。指导患者进行深呼吸、腹式呼吸、吹气球和有效排痰等康复锻炼，如有肺部感染，应积极治疗。

三、术前准备

1. **肠道准备**　术前1天口服肠道抗生素、免疫抑制剂，术前晚清洁灌肠，术晨禁食。

2. **皮肤准备**　术前1天常规备皮，范围包括双乳连线至耻骨联合上缘、两侧至腋后线、胸腹部皮肤区域，备皮后再沐浴。观察皮肤有无破损，有无毛囊炎，必要时取标本做细菌培养，手术当天早晨更换已消毒衣裤。

3. **术前药物应用**　术前1天应遵医嘱使用抗生素并补充血清蛋白、凝血物质改善营养不良和凝血机制障碍；遵医嘱使用药他克莫司（tacrolimus，FK506）。术中根据病情需要准备酶原复合物、纤维蛋白原、肝素、甲泼尼松、准备术中给予2次剂量的抗生素、人血清白蛋白等。

4. **用血准备**　配血，申请血浆、血小板，红细胞。

5. **其他**　术晨安置胃管、尿管，术前麻醉状态下给予中心静脉置管。

四、术后护理

1. 严密观察生命体征变化，包括血压、脉搏、呼吸、血氧饱和度、CVP、肺毛细血管楔压等。

2. 保持输液管路通畅，保证用药及时、准确，观察用药后的反应。准确记录出入量，包括每小时尿量、引流量、补液量等，保持出入量平衡。

3. 预防感染。病室地面、物品表面每天用有效氯消毒液擦拭，限制探视。严格无菌操作，注意饮食卫生。

4. 患者病情平稳，应尽早拔除胃管经口进食，尽量早期开始肠内营养。密切观察患者腹部体征、胃液性状，观察有无消化道应激性溃疡、出血、穿孔等并发症，遵医嘱常规使用奥美拉唑。

5. 肝移植术后做好皮肤、黏膜及手术切口的观察和护理。及时换药，保持敷料清洁、干燥，防止感染。保持口腔清洁，观察口腔黏膜状况，做好口腔护理。加强肛门周围皮肤的护理，保持局部清洁、干燥。保护皮肤完整性，保持床单位平整、清洁、干燥。

6. 肝移植术后做好留置引流管的观察和护理。合理固定引流管，严防脱落、扭曲、折叠，密切观察引流液的颜色、性质及量。

7. 免疫抑制剂的使用和注意事项。加强服药指导及药物不良反应观察，使用免疫抑制剂时做到剂量正确，时间准确，严格核对药名、剂量。定期监测血药浓度。

8. 并发症的观察与处理。观察有无出血倾向、肝动脉血栓形成、胆漏的表现，做好排斥反应的观察处理。

9. 鼓励患者早期活动及康复锻炼，促进患者康复。

五、抢救流程

肝衰竭抢救流程见图4-2-1。

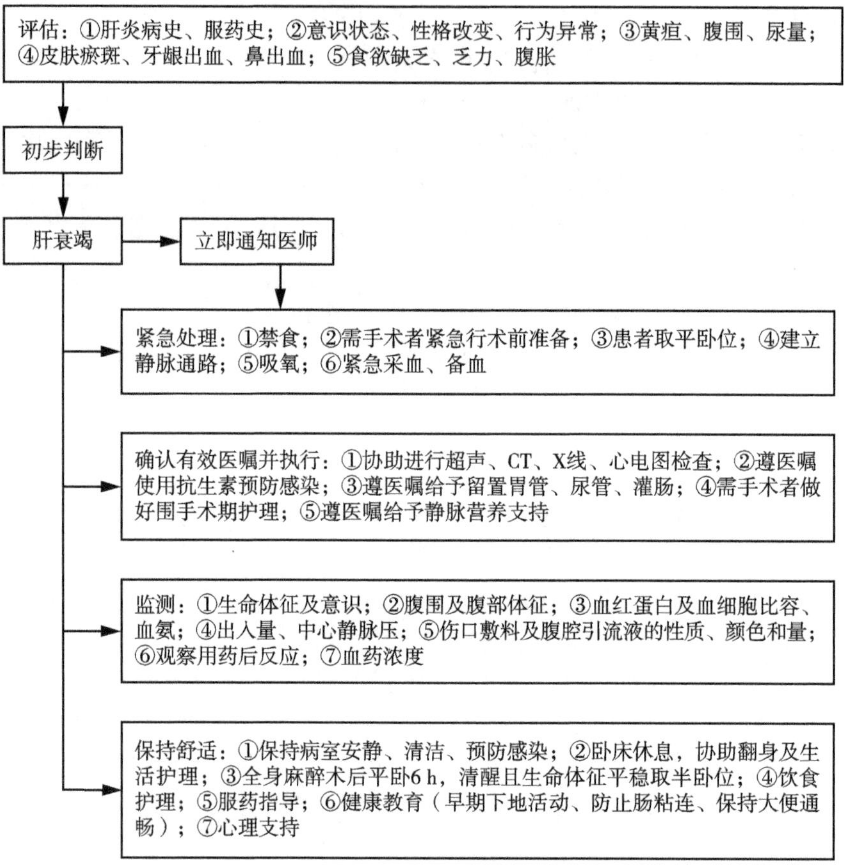

图4-2-1 肝衰竭抢救流程图

第三节 肝性脑病

肝性脑病又称“肝昏迷”。由严重肝功能代偿不全引起，是以代谢紊乱为基础的中枢神经系统综合征。主要以意识障碍、行为失常和昏迷为临床表现。

一、临床表现

肝性脑病的临床表现常因原有肝病的类型、肝细胞损害的程度及诱因而不同。为了观察肝性脑病的动态变化，有利于早期诊断和治疗，一般根据意识障碍程度、神经系统表现和脑电图改变，将肝性脑病自轻微的精神改变到深昏迷分为5期（表4-3-1）。

表4-3-1 肝性脑病的临床表现对比

分期	主要症状	体征	脑电图
0期（潜伏期）	无行为、性格异常	无	正常
1期（前驱期）	轻度性格改变和精神异常	可有扑翼样震颤	多数正常
2期（昏迷前期）	意识错乱、嗜睡、行为失常	扑翼样震颤。腱反射亢进，肌张力增高，踝阵挛，锥体束征阳性	特征性异常
3期（昏睡期）	昏睡，但可唤醒	扑翼样震颤、肌张力增高，腱反射亢进，锥体束征阳性	有异常波形
4期（昏迷期）	昏迷不能唤醒	无法引出扑翼样震颤。浅昏迷时腱反射和肌张力增高，深昏迷时各种反射消失，肌张力降低	明显异常

1. **0期（潜伏期）** 无行为、性格的异常，无神经系统病理征，脑电图正常。

2. **1期（前驱期）** 轻度性格改变和行为失常，如欣快激动或淡漠少言，衣冠不整或随地便溺。应答尚准确，但吐词不清且较缓慢，可有扑翼样震颤，又称“肝震颤”。嘱患者两臂平伸，肘关节固定，手掌向背侧伸展，手指分开时，可见到手向外侧偏斜，掌指关节、腕关节，甚至肘关节与肩关节的急促而不规则的扑翼样抖动。嘱患者手紧握医师的手1 min，医师能感到患者抖动。脑电图多为正常，此期历时数天或数周，有时症状不明显，易被忽视。

3. **2期（昏迷前期）** 以意识错乱、睡眠障碍、行为失常为主。前一期的症状加重，定向力和理解力均减退，对时、地、人的概念混乱，不能完成简单的计算和智力构图（如搭积木、用火柴棒摆五角星等）。言语不清、书写障碍、举止反常也常见。多有睡眠时间倒错，昼睡夜醒，甚至有幻觉、恐惧、狂躁，而被误认为是精神病患者。此期患者有明显神经体征，如腱反射亢进、肌张力增高、踝痉挛及Babinski征阳性等。此期扑翼样震颤存在，脑电图有特征性异常。患者可出现不随意运动及运动失调。

4. **3期（昏睡期）** 昏睡，但可唤醒。以精神错乱为主，各种神经体征持续或加重，大部分时间患者呈昏睡状态，但可以唤醒。醒时尚可应答问话，但常有意识障碍和幻觉。扑翼样震颤仍可引出。肌张力增加，四肢被动运动常有抗力。锥体索征常呈阳性，脑电图有异常波形。

5. **4期（昏迷期）** 意识完全丧失，不能唤醒。浅昏迷时，对痛刺激和不适体位尚有反应，腱反射和肌张力仍亢进；由于患者不能合作，扑翼样震颤无法引出。深昏迷时，各种反射消失，肌张力降低，瞳孔常散大，可出现阵发性惊厥、踝阵挛和换气过度。脑电图明显异常。

上述分期的界限不十分明确，临床表现可有重叠，病情发展或经治疗好转时，程度可进级或退级。少数慢性肝性脑病患者由于中枢神经不同部位有器质性损害而出现智能减退、共济失调、锥体束征阳性或截瘫，这些表现可能暂时存在，也可能永久存在。

二、护理措施

1．密切观察并记录患者的意识状态、生命体征、瞳孔大小对光反射及行为表现等，观察患者的思维及认知情况，判断患者的意识情况。

2．避免使用含氨药物、催眠药、麻醉药及对肝脏有毒的药物。烦躁不安抽搐者，可注射地西泮（5 ～ 10 mg，遵医嘱执行），忌用水合氯醛、吗啡、硫喷妥钠等药物。

3．避免各种诱发因素，预防和控制上消化道出血，严格无菌操作，注重肺部的护理及基础护理，预防感染。

4．保持排便通畅，禁用肥皂水灌肠，选择弱酸性溶液灌肠，或者遵医嘱使用乳果糖，以减少氨的吸收。

5．注意保持水、电解质和酸碱平衡，疑有肝性脑病的患者应避免快速、大量地使用排钾利尿剂和大量放腹水。

6．密切观察患者尿量的颜色、性质及量，准确控制、记录出入量，防止大量输液。

7．定时监测血氨、凝血因子、血糖及血气分析。

8．卧床患者易发生吸入性肺炎、压疮、口腔感染，要加强皮肤及口腔护理，预防皮肤、呼吸系统、泌尿系统的感染。

9．意识不清的患者，遵医嘱禁食、水，给予营养支持。

10．躁动不安的患者，在征得家属同意后，给予约束，注意观察约束部位的皮肤情况及末梢循环情况。

11．意识清醒的患者，给予心理护理；长期卧床的患者，给予定时翻身，保持床单位的清洁，干燥，平整，防止造成皮肤压力性损伤。

12．饮食护理见表4-3-2。

表4-3-2 肝性脑病的饮食护理

饮食成分	饮食护理要点
蛋白质	暂停摄入蛋白质，待患者意识清醒后再逐步增加蛋白质，由每天20 g开始，然后每3 ～ 5天增加10 g，逐渐增加至每天40 ～ 60 g，以植物蛋白为主
热量	每天5000 ～ 6700 kJ，主食以糖类为主。昏迷者鼻饲或静脉滴注25%葡萄糖注射液
维生素	提供丰富维生素，多食新鲜蔬菜和水果。但禁用维生素B_6
脂肪	减少摄入
水、钠	有腹水的患者限制摄入

三、抢救流程

肝性脑病抢救流程见图4-3-1。

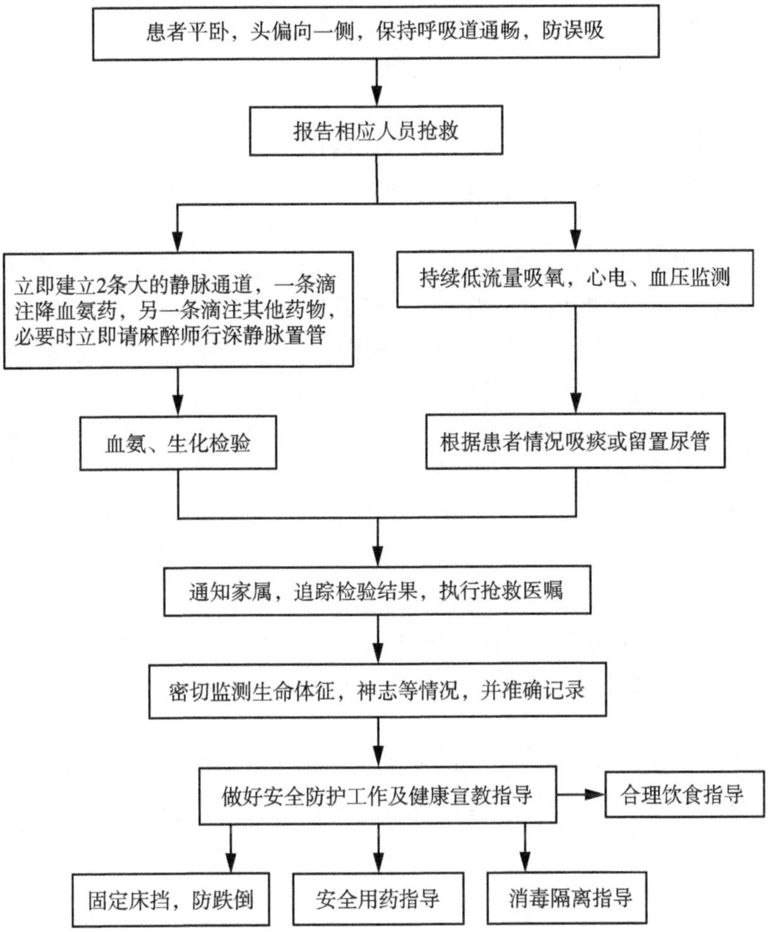

图4-3-1　肝性脑病抢救流程图

第四节　急性上消化道出血

消化道出血是指从食管到肛门任意部位出血。包括食管、胃、十二指肠、空肠、回肠、盲肠、结肠及直肠。根据解剖结构，消化道出血分为上消化道出血、中消化道出血和下消化道出血3种。60%～70%的消化道出血源于上消化道。上消化道出血是常见急症，是指十二指肠悬韧带附近的消化道，包括食管、胃、十二指肠、胆管和胰管等病变引起的出血。中消化道出血是指十二指肠悬韧带至回盲部之间的小肠出血。下消化道出血是指回盲部以远的结直肠出血。

一、临床表现

消化道出血的临床表现取决于出血量、出血速度、出血部位及性质，与患者的年龄及循环功能代偿能力有关。

（一）主要临床症状

主要临床症状包括呕血、黑便、便血、失血性休克、贫血、隐性消化道出血、仅有血液丢失或贫血症状、发热。根据原发疾病的不同，可伴有其他相应的临床表现，如腹痛、肠梗阻、柏油样便、腹部包块、蜘蛛痣、腹壁静脉曲张、黄疸等。

1. **呕血** 为上消化道出血的特征性表现，出血量大者常有呕血，少者则无。出血速度慢则为棕褐色或咖啡色，短期出血量大为鲜红色或有血块。

2. **黑便** 黑色柏油样便，黏稠而发亮，多提示上消化道高位小肠出血乃至右半结肠出血，如血在肠道内停留过久也可呈柏油样。

3. **便血** 多为中、下消化道出血的表现，若上消化道出血＞1000 ml，也可有便血，粪便呈暗红色血便，甚至鲜血。

4. **失血性周围循环衰竭** 急性大量失血使循环血容量迅速减少而导致周围循环衰竭。表现为头晕、心悸、乏力，甚至晕厥、四肢湿冷、心率加快、血压偏低等。严重者呈休克状态。

5. **贫血** 急性出血患者为正细胞正色素性贫血，在出血后骨髓有明显代偿性增生，可表现为大细胞性贫血；慢性失血则呈小细胞低色素性贫血。表现为面色苍白、头晕、乏力等。

6. **隐性消化道出血** 粪便隐血试验阳性，可伴有或不伴有缺铁性贫血。

7. **仅有血液丢失或贫血症状** 头晕、晕厥、心绞痛或呼吸困难等。

8. **发热** 消化道大量出血后，部分患者24 h内出现低热，持续3～5天后降至正常。

（二）出血量与临床症状的关系

出血量与临床症状的关系如下。①轻度出血：500 ml（可出现头晕）。②中度出血：出血量为500～1000 ml（可出现晕厥、口渴、尿少）。③重度出血：出血量＞1500 ml（可出现四肢冰冷、少尿、意识模糊）。④隐血试验阳性：出血量＞5 ml。⑤黑便（柏油样便）：出血量为50～100 ml。⑥血容量轻度减少：出血量＜400 ml。⑦头晕、心悸、乏力、冷汗、口干：出血量＞400 ml。⑧晕厥、四肢冰凉、尿少、烦躁不安：出血量＞1200 ml。⑨无尿：出血量＞2000 ml。⑩收缩压正常或稍高，脉压缩小：出血量＞800 ml。⑪收缩压可降至70～80 mmHg：出血量为800～1600 ml。⑫收缩压降至50～70 mmHg：出血量＞1600 ml。

以上这些表现可单独或合并存在，一般将呕血、便血和黑便定义为显性出血，粪便隐血试验阳性定义为隐性出血。

二、护理措施

1．严格观察患者的生命体征（体温、血压、脉搏、呼吸）、血氧饱和度及体温，警惕失血性休克的发生。

2．观察患者有无呕血、便血（上消化道出血多见呕血，下消化出血多见呕血和便血），观察颜色、性质及量（颜色为鲜红色，量大）。重视患者主诉，询问患者有无腹痛、腹胀。

3．判断患者的意识，保持呼吸道通畅，使患者头偏向一侧，清除口腔、咽喉部呕吐物、分泌物和血液，防止误吸，准备负压吸引，给予面罩吸氧；必要时床旁紧急行气管插管，给予呼吸机辅助呼吸。遵医嘱给予镇静药、抬高床头，约束上肢。留置胃管行胃肠减压，观察胃液的颜色、性质及量。

4．遵医嘱经胃管注入冰盐水或止血药物。

5．建立2条以上静脉通路，保证止血药物及血液的及时输入。必要时协助医师进行深静脉置管和动脉插管，连接测压装置。若患者出现失血性休克，立即给予快速、加压输血、输液，维持收缩压在100 mmHg以上，脉率在100次/分以下，CVP 0.8～1.2 kPa，尿量25 ml/h。

6．严密观察血压变化，必要时遵医嘱给予血管活性药物，及时调整泵入速度，使血压维持在理想范围之内。血管活性药物应由深静脉泵入，禁止由外周静脉泵入，防止液体外渗造成皮肤坏死。

7．严密观察引流液的颜色、性质及量（当每小时引流量＞100 ml并持续3 h，引流液为鲜红色血性液体、触之有温度，患者血压下降，则提示活动性出血）。一旦发现有活动性出血的征象，应及时报告医师同时给予紧急处理。

8．准确记录出入量，观察尿量的变化，必要时遵医嘱补充胶体。

9．需急诊手术及介入治疗的患者，需做好术前各项准备，如备皮、备血等。

10．为患者调整舒适的卧位，保持床单位卫生、整洁，保护皮肤，预防压力性损伤的发生。

11．遵医嘱术前给予患者维生素K_1改善凝血机制，术后使用保胃、抑酸等药物预防应激性溃疡。

12．关心、鼓励患者，帮助患者建立战胜疾病的信心，给患者以安全感。解释手术治疗的必要性。

三、抢救流程

急性上消化道出血抢救流程见图4-4-1。

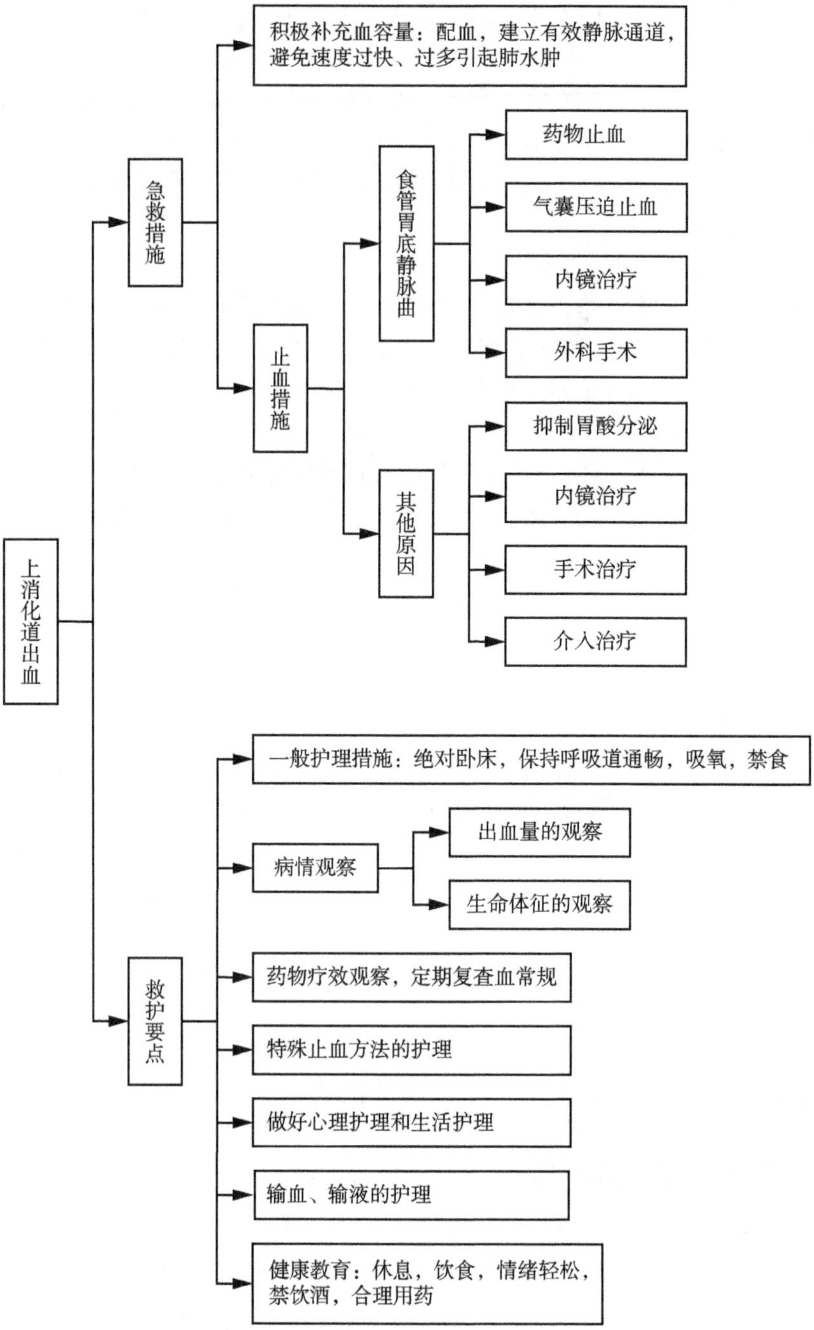

图4-4-1 急性上消化道出血抢救流程图

第五节　休　　克

休克是指有效循环血量减少、组织灌注不足导致的细胞缺氧和功能受损的综合征。根据病因不同，休克可分为低血容量性、感染性、心源性、神经性和过敏性。任何病因所导致的休克，其共同特点均为有效循环血量锐减。有效循环血量是指单位时间内通过心血管系统的血量，不包括停滞于毛细血管床及储存在肝、脾等血窦中的血量。有效循环血量的维系与3个要素有关，即充足的血容量、足够的心排血量和适宜的外周血管压力。任何1个要素发生严重异常，均可以使循环血量减少，导致休克的发生。

一、临床表现

根据休克不同时期微循环的变化特点，可分为以下3个阶段：微循环缺血期、微循环淤血期、微循环衰竭期。不同时期患者有不同的表现。严重时会引起机体多方面的代谢和功能紊乱。

（一）微循环缺血期

微循环缺血期又称“休克早期、休克代偿期、缺血性缺氧期”。患者主要表现为脸色苍白、四肢湿冷、出冷汗、脉搏加快、脉压减小、尿量减少、烦躁不安。患者一般神志清楚，血压可骤降（如大失血），也可略降，甚至因代偿作用血压可正常或轻度升高，但脉压明显减小。因此，不能以血压下降与否作为判断早期休克的指标。

（二）微循环淤血期

微循环淤血期又称“可逆性休克失代偿期、休克进展期、微循环淤血性缺氧期”。患者主要表现为血压和脉压进行性下降，脉搏细速，静脉萎陷；中枢神经系统功能障碍，神志淡漠，甚至昏迷；肾血流严重不足，会出现少尿甚至无尿；微循环淤血使脱氧血红蛋白增多，造成皮肤黏膜发绀或出现花斑。

（三）循环衰竭期

循环衰竭期又称“难治期、DIC期、不可逆期”。患者主要有以下表现。

1. **循环衰竭**　出现顽固性低血压，甚至测不出血压，采用升压药难以恢复；心音低弱，脉搏细弱而频速，甚至无法触及。

2. **中心静脉压下降**　浅表静脉塌陷，静脉输液十分困难。

3. **并发DIC**　常可并发DIC，可出现贫血、皮下瘀斑、点状出血。

4. **重要器官功能衰竭**　心、脑、肺、肝、肾等重要器官功能障碍加重，可出现呼吸困难、少尿或无尿；患者出现意识模糊甚至昏迷，以及多器官功能障碍。

二、护理措施

（一）迅速补充血容量，恢复有效循环血量

1. **建立静脉通路** 重度休克患者应开放2条以上静脉通路，其中一条保证快速输液，以达到迅速扩张血容量目的，另一条静脉通路保证各种药物的输入。

2. **合理补液** 首先快速输入等渗盐水或平衡盐溶液，再补充适当的胶体溶液，如血浆、全血等。补液期间应监测CVP，可作为调整输液种类及输液速度的依据。

（二）严密观察病情变化

1. **生命体征** 每15～30 min测量1次生命体征。注意观察患者意识、表情、口唇颜色、肢体末梢温度等，同时要重视患者主诉。

2. **准确记录出入量** 严格记录患者的出入量，必要时留置尿管，测定每小时尿量和尿比重。尿量可体现肾血流的情况，是反映组织灌注的定量指标。

（三）改善组织灌注

1. **中凹卧位** 抬高患者头胸10°～20°，抬高下肢20°～30°。抬高头胸部有利于保持呼吸道通畅；抬高下肢有利于静脉回流，增加心排血量，缓解休克症状。

2. **应用血管活性药物的护理** 血管活性药物应从低浓度、慢速度开始，每5～10 min测1次血压，血压平衡后每15～30 min检测1次。

3. **增强心功能** 对于心功能不全的患者，遵医嘱给予增强心肌功能的药物，如去乙酰毛花苷等，同时监测患者心率变化。

（四）维持有效气体交换

1. **吸氧** 为改善组织和细胞缺氧，应给予鼻导管吸氧，给氧方式为持续低流量，氧流量为2～3 L/min。

2. **监测呼吸功能** 密切观察患者的呼吸频率、节律、深浅度，动态监测动脉血气分析。

3. **避免误吸** 昏迷患者将头偏向一侧，保持呼吸道通畅，维持有效通气，避免舌根后坠或误吸呕吐物、气道分泌物导致窒息。

（五）防止受伤及控制感染

在休克早期，患者烦躁不安，甚至意识错乱，在征得家属同意后，应遵医嘱适当给予约束，防止误伤或意外拔管的发生，影响患者的治疗。感染引起的休克应及时处理原发病灶，未确定病原菌者，应先依据临床判断使用广谱抗生素，再根据药敏试验结果调整为敏感的窄谱抗生素。

（六）保持正常体温

休克患者常出现体温降低，会增加周围组织耗氧量，故应注意四肢保暖，可升高室温、加盖棉被等，禁止使用热水袋等加热，以免发生烫伤，对患者造成伤害。

（七）防止并发症

休克患者长时间卧床，易发生血栓、压疮、肺炎等并发症，病情稳定的患者，应每2 h翻身、叩背1次，并按摩受压部位的皮肤，有条件时可以使用气垫床。协助患者翻身时，要妥善固定各种管道，并保持通畅，以免打折、导管滑脱等。

三、抢救流程

休克的抢救流程见图4-5-1。

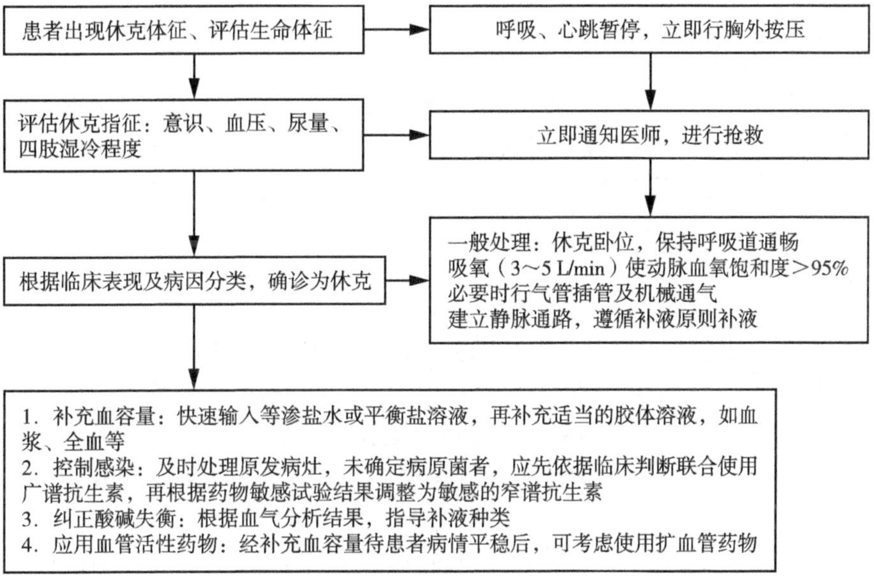

图4-5-1 休克的抢救流程

第六节 吻合口瘘

吻合口瘘是消化道术后的严重并发症之一，常发生于术后5～7天，可见吻合口旁引流管有浑浊液体流出。如果不及时处理，病死率极高。导致吻合口瘘的原因有术前肠道准备不完善、手术缝线过紧或过松、引流不畅及感染、全身营养状况欠佳和口服激素等。临床一般以胰瘘、胆漏/瘘、胃肠吻合口瘘多见。

一、临床表现

（一）胰瘘

胰瘘是由炎症和创伤导致主胰管或其分支裂开，胰液经腹部手术切口或创口溢出体外。胰瘘是胰十二指肠切除术后危急的并发症之一，是导致患者术后死亡的重要原因。胰瘘常发生于术后1周左右，与胰肠吻合技术、吻合口附近肠袢内的压力有关。表现为引流量增加，但不含胆汁，患者主诉腹痛、腹胀、发热，典型者可自切口流出清亮液体，腐蚀四周皮肤，引起糜烂、疼痛。

（二）胆漏/瘘

多发生于术后5～10天，发生率约15%，临床表现为发热、右上腹痛、胆汁性腹膜炎和严重的全身炎症性反应，各引流管引流量均很少，而腹壁切口溢出较多胆汁样液体。

（三）胃肠吻合口瘘

多发生于术后3～7天，与缝合不当、吻合口张力过大、组织血供缺乏有关。易发生于贫血、低蛋白血症和伴组织水肿者。临床表现为体温升高、上腹部疼痛和腹膜刺激征、胃管引流量突然减少而腹腔引流管的引流量突然增加，引流管四周敷料可被胆汁浸湿。

二、护理措施

1. **基础护理** ①患者取半卧位以利于引流管的护理和减少瘘液的渗出；②预防肺不张和坠积性肺炎等肺部并发症的发生，鼓励患者深呼吸，做有效的咳痰，协助患者翻身、拍背，常规雾化吸入；③预防压疮发生，加强健康宣教，使患者认识到床上活动的重要性，保持床单位干燥、平整，更换床单时应防止引流管脱出、打折，患者骨突出部位应注意按摩，每2 h翻身1次。

2. **心理护理** 由于病情重、费用高、时间长、疾病反复等，患者常有焦虑抑郁等不良情绪，应加强对患者的心理护理，讲解疾病相关知识，使患者树立战胜疾病的信心。

3. **生命体征及引流管观察** 术后患者常伴有休克及血容量波动等，应严密观察患者的生命体征及腹部情况。胰腺-空肠吻合口是薄弱的环节，术后早期大部分并发症是吻合口瘘。向家属和患者说明引流管的重要性及引流目的。护士应确认各引流管部位，引流管要留出一定长度，便于患者翻身。同时要防止引流管过长、受压、扭曲等造成管道阻塞。定时挤压引流管，每天2～3次，确保引流通畅。当引流物增多时即用负压吸引，当发现引流物混浊或有脓性分泌物时给予有效冲洗，可采用双套管负压吸引。压力不可过大，以免损伤内脏、组织或血管。若有坏死组织脱落、阻塞管腔，可用0.9%氯化钠溶液冲洗，或者重新更换内套管。密切观察并记录24 h引流液的色、质、量，以及观察胰液的颜色。当冲洗液的入量大于出量时，应查找原因，及时处理。

4. **皮肤护理**　每天给予擦浴，衣物和床单位定时更换，保持皮肤的清洁、干燥。长期卧床的患者骨隆突处贴皮肤保护膜，定时协助患者翻身，必要时使用气垫床。大量外渗的胰液容易引起瘘口周围皮肤感染，可用氧化锌软膏涂抹，并可给予负压吸引以减少胰液流出。

5. **营养支持**　胰腺外伤术后早期根据患者状态给予肠外营养，待术后胃肠功能恢复，再给予肠内营养。肠内营养制剂以氨基酸或短肽链水解蛋白及低脂肪制剂为主，用鼻胃肠管注入时，速度应由慢到快，起始速度为40 ml/h，后期改为100 ml/h。浓度由低到高，温度用调温器维持在37～39 ℃。防止腹泻，一旦出现腹泻应改为肠外营养，待病情稳定后改为肠内营养直至经口进食为止。

6. **高热护理**　嘱患者穿宽松、棉质的衣物，有利于排汗；给予温水擦浴及遵医嘱使用退热药物等；保持室内空气流通；给予换药等各项治疗时，应严格无菌操作。

三、抢救流程

吻合口瘘抢救流程见图4-6-1。

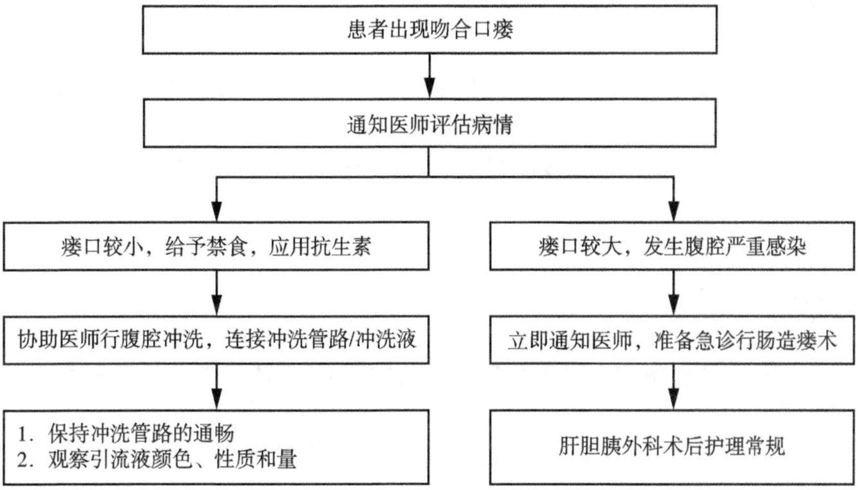

图4-6-1　吻合口瘘抢救流程图

第五章 肝胆胰外科常用检查与治疗的护理

第一节 胆道镜

一、目的

胆道镜诊疗是肝胆胰外科的常规检查和治疗手段之一。依据使用途径可分为经皮经肝胆道镜、经T形管窦道胆道镜、经口胆道镜等。胆道镜检查的主要目的是观察、诊断和治疗肝内外胆管系统的病变。临床应用最多的胆道镜检查/治疗为经胆道镜行胆道取石、碎石、狭窄扩张和置管引流等治疗。

二、适应证

临床怀疑为胆、胰管疾病，且X线检查、超声检查、CT检查等不能明确诊断皆为胆道镜应用的适应证。

1. **已知或可疑胆道残余结石** 经胆道镜取石是胆道镜诊疗最主要的适应证，一般须在术后6周以后实施。
2. **胆道肿瘤或可疑胆道占位性病变** 可通过胆道镜活检行病理学检查，明确肿瘤的性质、范围和分期。恶性肿瘤术后出现黄疸并有胆道引流管者可在胆道镜的协助下放置胆道支架。良性肿瘤可通过胆道镜行激光切割等治疗。
3. **胆道狭窄或胆肠吻合后狭窄** 通过胆道镜明确狭窄的原因，协助进行狭窄部位的扩张和置管治疗。
4. **胆道出血** 胆道镜有助于明确出血部位，也可在胆道镜下行电凝止血治疗。
5. **先天性胆管囊状扩张症** 明确是否合并结石和胆管癌变等。
6. **胆道动力学研究** 观察胆道Oddi括约肌功能，有无狭窄松弛及行胆道测压等检查。
7. **其他** 胆道蛔虫或胆道异物。

三、禁忌证

1．有上消化道内镜检查禁忌证者，如上消化道梗阻、严重心肺功能不全者、急性心肌梗死、主动脉瘤，以及精神失常对检查不能合作者等。

2．急性胰腺炎或慢性胰腺炎急性发作期（除结石阻塞胰管引起的急性胰腺炎外）。

3．急性胆管炎或化脓性感染者。

4．严重的十二指肠乳头开口狭窄或畸形。

5．有门静脉高压和明显出凝血功能异常者。

6．胆道以外原因导致的发热。

四、检查前准备

1．患者准备

（1）术前应向患者做好解释工作，告知患者胆道镜诊疗的大致过程以及检查过程中可能出现的不适，以消除患者的顾虑和恐惧心理，取得患者的配合。

（2）经T形管或PTCD窦道胆道镜检查及治疗一般无须麻醉，检查及治疗时机一般为术后6～8周后，为避免检查及治疗过程中出现呕吐，术前应禁食4～6 h。

2．物品准备　操作前需准备无菌手术包1个、一次性静脉输液器或输血器、一次性保护罩。配制0.9%氯化钠注射液＋庆大霉素溶液作为胆道灌注液。胆道镜以及术中可能使用的取石网篮、活检钳、乳胶管均应经过消毒灭菌处理。

3．器械准备　①十二指肠镜：工作管道内径为4.2 mm的十二指肠镜，此类型的十二指肠镜合于SpyGlass子镜光纤直视系统子镜推送导管（3.3 mm）通过工作道进入胆、胰管腔内。②子镜推送导管。③子镜直视可视化探头：直视可视化探头是用于捕捉和传输内镜影像以及将光线传导，适应胆、胰管的解剖结构并进行照明的光纤器械。④探头通过近端的铝制主体连接目镜和光源电缆，子镜目镜为探头与视频摄影机头提供机械和光学连接，光源电缆将光线从光源传输至子镜探头，子镜直接可视化探头通过SpyGlass推送导管进入胆、胰管。在手术后，可对子镜探头进行高级灭菌，以备再次使用。⑤一次性活检钳（SpyBite）：通过SpyGlass推送导管内的独立器械端口，将SpyBite活检钳送入胰胆管。⑥其他设备：手推车、三接头伸展臂、摄影机和摄影机头、光源和光源电缆、目镜、视频显示器、冲洗泵和脚踏开关、隔离变压缆、SpyGlass探头存储盘。

五、检查中配合

1．常规消毒、铺无菌治疗巾，戴无菌手套。

2．护士配合医师安放冷光源于患者左侧。

3．使用胆道镜前医师和护士共同核对胆道镜的配件是否齐全、镜子是否完好清晰。

4．护士配合医师连接输血器或输液器，灌注液经胆道镜灌注胆道压力不宜过高，距患者约1 m即可，保持胆道镜注水口方向向上后旋紧连接管，盖上密封帽待用，同时要装取石网篮待用。

5. 配合医师小心拔除T形管或PTCD引流管，切忌暴力，以防窦道撕裂，边注水边插入胆道镜进行检查。

6. 胆道镜检查始终要在直视下进行，术中注意保护，提醒医师套石篮必须闭合才能伸入，动作轻柔，避免穿破窦道。

7. 结石嵌顿者，应先松动结石，可采取篮网牵拉，或者活检钳抓取，至结石松动后再行取石。严禁使用套石篮硬拉结石，损伤操作通道。根据结石分布、大小、数量及性质，配合医师取石，必要时进行碎石机碎石。

8. 观察患者反应，指导患者正确配合，该手术是在患者完全清醒下进行的，取石过程中可能会刺激迷走神经，易引起恶心、呕吐、血压升高、心率加快等。指导患者放松腹肌，可以做深呼吸。密切观察患者的生命体征变化。

9. 术中协助医师记录胆道镜诊疗的图像等资料。

10. 在检查或治疗完成后配合医师根据需要重新置入胆道引流管，引流管连接无菌引流袋。

11. 观察引流管有无胆汁性液体流出，避免引流管摆放位置过浅。

12. 术毕双人再次检查、核对镜子的配件和清晰度，整理线路，关闭电源。

六、检查后护理

1. 妥善固定，防止引流管脱落或意外拔管。

2. 告知患者保持引流通畅，引流管勿扭曲、折叠、受压等。经常挤捏以防堵管，挤捏方向是由近心端向远心端。

3. 保证引流袋低于伤口的位置，防止逆行感染。嘱患者尽量穿宽松舒适的衣服。

4. 观察引流液的量、颜色、性质。正常成人每天胆汁的分泌量为800 ～ 1200 ml，呈金黄色或黄褐色、清亮、稠厚无沉渣。若胆汁引流量过多或突然减少、引流出的液体异常如大量血性液、脓液、颜色变深或变浅且稀薄等，应及时前往医院处理。禁止擅自冲洗管道。

5. 留置引流管期间应低脂、高蛋白、高维生素易消化饮食，少量多餐，忌油腻食物及饱餐。

七、注意事项及保养

1. 胆道镜检查为有创性操作，如果消毒、灭菌不完全可引起交叉感染，故在检查前对胆道镜应严格消毒、灭菌。纤维胆道镜的光学系统由玻璃纤维束组成，若消毒或使用不当易导致光导纤维的断裂、透镜系统漏水等，从而影响使用和缩短胆道镜的寿命。推荐环氧乙烷气体灭菌或过氧乙酸或戊二醛浸泡消毒、灭菌法，浸泡时间一般为30 ～ 60 min。忌高温高压灭菌。

2. 胆道镜应由专人负责管理，定期保养、检查、维修并记录。

3. 胆道镜在清洗、消毒和使用的过程中均需要轻拿、轻放、避免过度弯曲。

4. 使用后应清洗镜体及其他器械，清洗时使器械处于开放状态。

5. 胆道镜进行环氧乙烷气体灭菌时，必须盖上环氧乙烷帽，使内镜内部与外界空气的气压得到平衡，如果气体灭菌时未盖上环氧乙烷帽，外界与表皮产生压力差，则会导致薄弱的表皮爆裂。浸泡消毒及清洗使用胆道镜时，一定要将环氧乙烷帽拧开并取下。

6. 器械清洗消毒完毕后应擦拭干净，吹干各孔道后垂直放置在专用橱内保存，专用橱应保持通风，避免强光和高热辐射。

第二节 肝功能储备检查

一、目的

吲哚菁绿（indocyanine green，ICG）清除试验通过检测肝脏对ICG的代谢、生物转化和排泄清除能力量化评估剩余功能性肝细胞量，可实时、动态地评估患者的肝脏储备功能，可用于术前评估患者是否耐受肝切除术及耐受肝切除范围（肿瘤局部切除或解剖性肝切除），以及指导外科手术时机和手术方式，降低术后肝功能衰竭的概率，保障手术的安全性。

ICG清除试验操作简单、创伤小、快速，具有可重复性，目前广泛应用于对终末期肝病患者的预后和疗效评估及外科手术、介入治疗和肝移植等的术前评估。

二、适应证

1. 精准肝脏外科手术切除的患者，彻底清除病灶，确保剩余肝脏解剖结构完整和功能性体积最大化。

2. 用于辅助诊断肝硬化、肝纤维化、韧性肝炎、职业和药物中毒性肝病等，尤其是了解肝硬化患者肝脏损害的程度及其储备功能。

三、禁忌证

既往对ICG有过敏史的患者，以及有碘过敏史的患者。

四、检查前准备

1. **患者告知** 向患者解释ICG清除试验的重要性及检测过程中的注意事项，以消除其紧张、不安的情绪。

2. **物品准备** 10 ml无菌注射器2个，三通接头1个，头皮针1个，止血带1根，消毒碘伏棉签1包，无菌棉签1包，正确连接肝脏储备功能分析系统（dye densitograph analyzer,

DDG）的肝功能储备分析仪（组成部分包括DDG分析仪主机、显示器、打印机、鼻探头），打开分析仪的主机、显示器、打印机电源开关，启动数据管理软件。用灭菌注射用水将ICG的浓度稀释为5 mg/ml，并按每千克体重相当于0.5 mg的比例配制ICG溶液。

3. **患者准备** 检查前嘱患者排空大小便，测量实时体重、身高，近1周的血红蛋白浓度，计算ICG剂量。嘱患者不能剧烈活动，检查前需静息12 ～ 30 min。关闭手机及小型无线电设备，避免干扰。

五、检查中配合

1. 嘱咐患者取平卧位，在安静状态下完成测定。

2. 正确连接好鼻探头并固定。

3. 仪器显示自检正常并在第一声“叮”的提示音中，选择肘部静脉穿刺，将稀释为5 mg/ml的ICG溶液在10 s内匀速注入体内，鼻探头持续监测血中ICG浓度。

六、检查后护理

1. 检测结束后，嘱患者安静平卧于床上，观察有无不良反应。

2. 患者发生过敏性休克的临床表现包括发绀、呕吐、呼吸急促、眼结膜充血、眼睑水肿，应立即停止ICG注射试剂，并按过敏性休克处理，迅速进行抢救。

3. 向患者正确解读ICG清除率指标的意义。ICG清除率常用指标为15 min后保留的ICG百分比（ICG-R15），术前ICG-R15＜10%，可进行广泛的肝切除术；术前ICG-R15为10% ～ 20%，仅能做肝段切除术；术前ICG-R15＞20%，即使切除1个肝段，手术风险也较大。

七、注意事项

1. ICG需在2 ～ 10 ℃冰箱中保存。

2. 询问患者过敏史，因ICG含有碘成分，对碘过敏者不能做ICG清除试验，必要时做复方泛影葡胺过敏试验。备好急救药品和器材。

3. 用清水棉签清洗鼻孔，动作轻柔，避免擦伤鼻黏膜。因肝脏患者凝血功能差，出血不止会影响检测。

4. 检测前清理好呼吸道，避免检测时咳嗽。

5. 认真观察患者鼻翼外观，若不适合可将鼻探头更换为指探头。

6. 保持检查室安静，门前挂警示牌禁止敲门。

7. 检查中指导患者平卧在诊疗床上，取舒适卧位，教会患者在安装鼻探头后保持放松平静呼吸，告诫患者检测中不得翻身活动、说话、屏气、咳嗽、紧鼻、皱眉等，避免鼻探头脱落导致检测失败。

8. 严重皮肤瘙痒的患者应给予止痒处理后再进行检测。避免检测中活动过多。

第三节　经皮肝穿刺胆道置管引流术

一、目的

经皮穿刺肝胆道成像（percutaneous transhepatic cholangiography，PTC）的主要方法是经腋中线进行穿刺，回抽到胆汁后，注入造影剂20%～25%的泛影葡胺20 ml，待胆道充盈满意后，立即摄片，以了解肝内、外胆管的病变。如果再置管引流，则为经皮肝穿刺胆道引流（percutaneous transhepatic choledochus drainage，PTCD）。

通过PTCD可以在术前了解肝内或肝外胆道的梗阻部位、范围和原因，以及胆汁引流，降低血胆红素水平，改善患者的一般情况，为外科手术做准备。PTCD可作为晚期胆管癌患者的一项姑息性治疗措施。

二、适应证

1. 晚期肿瘤引起的恶性胆道梗阻，行姑息性胆道减压治疗。
2. 深度黄疸患者的术前减黄准备（包括良性和恶性病变）。
3. 急性胆道感染，如急性梗阻性化脓性胆管炎，行急性胆道减压引流后，使急症手术转为择期手术。
4. 良性胆道狭窄，经多次胆道修补、胆道重建及胆肠吻合口狭窄等。
5. 通过引流管行化疗、放疗、溶石、细胞学检查，经皮行纤维胆道镜取石、造影或病理活检为胆道疾病诊断参考等。

三、禁忌证

1. 对碘过敏，严重凝血功能障碍；严重心、肝、肾衰竭和大量腹水者。
2. 严重的急性化脓性梗阻性胆管炎者。
3. 肝内胆管被肿瘤分隔成多腔，不能引流整个胆管系统者。
4. 超声检查证实肝内有大液平面，包虫皮内试验阳性，疑为肝棘球蚴病者。
5. 呼吸困难，不能屏气配合穿刺者。

四、检查前准备

1. **患者告知**　根据患者的文化程度及接受能力现场讲解PTCD的过程，安全性及优越性。向患者介绍成功案例，有针对性地消除其负面情绪，使其树立起战胜疾病的信心，积极配合治疗。向患者解释行PTCD穿刺时，穿刺处会有疼痛感，医师会酌情使用镇痛药，并嘱患者在穿刺过程中勿紧张，轻轻呼吸，避免穿刺时呼吸幅度过大损伤肝脏。穿刺可能无法1次成功，需再次穿刺。应解除患者心理负担，取得良好的配合。

2. **物品准备** 穿刺包（SKATER引流管、21G Trocar穿刺针、018镍钛导丝、铂金头端增强显影、4F/6F同轴扩张系统、Amplatz超硬导丝、经皮扩张器、皮肤固定器），一次性引流袋，超声机，2%利多卡因、0.9%氯化钠注射液，刀片，三通接头。

3. **患者准备** 术前1天测定凝血时间和凝血酶原时间，进行碘过敏试验、局部皮肤准备，肌内注射维生素K_1以预防出血，术前4 h禁食。

五、检查中配合

1. 经腋路肋间穿刺法。穿刺进路，一般采用右腋中线第8～9肋或第9～10肋间隙。

2. 经腹部穿刺法。穿刺部位在右侧肋缘下，穿刺点在剑突下2 cm，腹中线向右2 cm处，穿刺点与台面成40°，直刺向肝脏。

3. 经腹膜外穿刺法经肝脏裸区进行穿刺。

4. 在超声引导下定位穿刺点，配合医师进行穿刺部位的皮肤消毒，穿刺点处注射利多卡因局部麻醉。患者屏气时将PTCD穿刺针刺入胆管，屏幕上示针尖位于胆管内，置入导丝，置换出穿刺针，沿导丝置入引流管，超声下观察引流管位置，放置在合适的位置后撤出导丝，固定引流管，连接一次性引流袋。

5. 穿刺送导管的过程中，严密观察病情变化，注意患者有无心悸、胸闷、气促。

6. 术中避免注入造影剂时引起胆道高压，使造影剂和胆汁沿针头周围漏入腹腔，导致局部胆汁性腹膜炎。故当穿刺针进入胆管抽得胆汁时，应尽量抽弃胆汁达到减压的目的。

7. 术中避免黏稠胆汁对造影的影响。胆道梗阻和感染时，胆汁黏稠度增加，不易与造影剂混匀。为避免黏稠胆汁造成误诊，可用少量0.9%氯化钠注射液缓慢注入以稀释，再抽弃，多次反复，至胆汁颜色减淡后，换注造影剂造影。若不能抽出胆汁，或者不能稀释，则不宜即时造影，可在插入引流管3～5天后，待胆汁稀释后再造影。

六、检查后护理

1. **一般护理** 患者卧床休息6～8 h，严密观察生命体征，腹部体征及病情变化，注意观察黄疸减退及肝功能恢复情况，术后次日晨查血清胆红素及转氨酶指标，耐心倾听患者主诉。发热、右上腹疼痛不适是PTCD术后出现的症状。手术当天多出现发热，体温在37.5～38.5 ℃。患者出现轻微的右上腹或肝区疼痛，一般持续2～3天可自行缓解，无须处理。

2. **饮食护理** 术后禁食2 h，给予患者低脂肪、高蛋白、高热量、丰富维生素饮食。鼓励患者多饮水。

3. **引流管护理** 妥善固定引流管，胆道引流管在引出腹壁时，做皮肤缝扎固定，并将引流管盘成S形，用宽蝶形胶布固定。观察引流液颜色、量和性质。每天胆汁引流量为500～800 ml，如果胆汁为鲜红色，且量多，则有出血的可能，与引流管移位有关，应及时报告医师，调整引流管位置，必要时行经引流管造影检查。引流量减少的原因如下。

（1）流量逐渐减少，颜色变为金黄色，混浊度减轻，提示病情好转，也可能提示引流后局部炎症得到控制，胆管水肿减轻，胆道狭窄改善，胆管部分或完全通畅。

（2）引流量骤减或停止，并发右上腹疼痛、发热，在排除引流管受压、扭曲后可用0.9%氯化钠溶液10～30 ml冲管后回抽。若回抽物质为胆汁，一般为引流管开口紧贴胆管壁，调整引流管位置即可。若回抽物为脓栓且引流液为混浊液或黄白色脓液，则抽出阻塞物后继续观察，及时向医师报告，并更换引流管。给予积极抗感染治疗后仍引流不畅者应及时给予手术治疗。

（3）引流量少，色淡，黄疸色深，则可能是肝功能减退或引流管上方胆管阻塞。如果引流量超过1000 ml/d，则可间断夹管，将引流量控制在1000 ml/d以内，及时复查电解质，防止电解质紊乱。

4. 并发症观察及护理

（1）胆汁性腹膜炎：早期胆管内压力过高，胆汁沿引流管外壁渗出至腹腔。术后4～5天穿刺口水肿消除，胆汁沿引流管渗出至腹腔或引流管脱出，胆汁从引流口流出至腹腔。一旦患者出现剧烈持续性右上腹痛，发热并伴有腹膜刺激征、白细胞计数增多、烦躁不安及肠鸣音消失，及时向医师报告，同时进一步观察患者的意识、生命体征，确诊后立即送手术治疗。

（2）腹腔内出血：肝硬化患者行PTCD的出血概率更高。一方面肝硬化患者肝功能下降，凝血因子不足；另一方面，由于胆道梗阻，包括维生素K在内的脂溶性维生素的吸收障碍，造成凝血功能减弱。如果患者出现面色苍白、血压下降、脉搏细弱、四肢湿冷，则可能出现腹腔内出血，应及时报告医师，每15～30 min测1次生命体征，有休克先兆者立即行介入治疗或手术治疗。

（3）中毒性休克：急性化脓性胆管炎患者的临床表现包括血压下降、呼吸增快、四肢冰冷，应及时报告医师。监测生命体征，每15～30 min测量1次CVP，必要时立即行介入栓塞或手术治疗。

七、注意事项

1. 术中给予心电监护，严密监测生命体征的变化。

2. 避免注入造影剂时造成胆道高压。否则可造成造影剂和胆汁沿针头漏入腹腔，造成局部胆汁性腹膜炎。故当穿刺针进入胆管抽胆汁时，应尽量抽出胆汁，以达到减压的目的。若有测压设备，注入造影剂的量不应超过抽出的胆汁量，应先抽出胆汁在注射器中混匀再缓慢注入，造影后也应尽量抽出胆汁，即使有胆血瘘，胆汁入血也较少。

3. 针道胆血瘘的防治。穿刺进入较大管腔时，常有明显的空虚感，应即时抽吸，易抽出血液者则证明针尖在血管中，应立即退针，针已穿过血管再入胆管时，不应从原针道行PTCD，需另行穿刺。

4. 避免黏稠胆汁对造影的影响。胆道梗阻和感染时，胆汁黏度增加，不容易与造影剂混匀。为避免黏稠胆汁造成误诊，可用少量0.9%氯化钠注射液缓慢注入以稀释，再次抽出、稀释，多次反复，至胆汁颜色减淡后，更换造影剂。若不能抽出胆汁或不能稀释，则不宜即时造影，可插入引流管3～5天，待胆汁稀释时再造影。

5. 注意造影剂在胆汁中的浓度及均匀度。造影剂过浓，可掩盖小结石；造影剂过淡时，显示不清，可导致误诊。

6. 卧床休息8 h，观察引流有无血性液，若有出血少量可能与经皮穿刺有关，若出血量较多，应积极处理。

第四节 经内镜鼻胆管引流术

一、目的

经内镜鼻胆管引流术（endoscopic nasobiliary drainage，ENBD）是通过十二指肠镜将鼻胆管置入胆管阻塞处或病变处引流胆汁至体外。不仅可以引流胆汁、缓解胆道压力，还可以预防术后胰腺炎、高淀粉酶血症、胆管炎等。临床主要用于急性化脓性胆管炎的胆道减压和各类良、恶性胆管梗阻的临时性引流。

二、适应证

1. 急性胆源性炎症。
2. 胆管狭窄、结石或肿瘤引起的胆道梗阻。
3. 急性化脓性梗阻性胆管炎。
4. 创伤性或医源性胆道狭窄或胆漏。
5. ERCP术后结石嵌顿及胆管感染的预防，以及需要检查或药物治疗的其他疾病。

鼻胆管引流能缓解胆道梗阻造成的胆管炎，以及减轻胆道压力，达到缓解黄疸的目的。

三、禁忌证

1. 重症急性胰腺炎者。
2. 碘过敏者。
3. 严重胆道感染者。
4. 有严重心、肺、肾、肝及神经系统疾病及其他内镜检查禁忌者。
5. 上消化道改道手术后难以到达十二指肠者。
6. 有中、重度食管静脉曲张且有出血倾向者。

四、检查前准备

1. **患者告知**　术前向患者做好解释工作，告知患者鼻胆管引流术的过程及检查过程中可能出现的不适，消除患者的顾虑和恐惧心理，取得患者的配合。叮嘱患者术中如出现任何不适及时告知手术者或护士。

2. **物品准备**　工作通道直径为2.8 mm以上的治疗型十二指肠镜。各种规格的鼻胆管（根据其前端形状的不同，分别适合放置于肝左管、肝右管，胆总管内），所有物品均应严格灭菌、消毒。

3. **患者准备**　术前8 h禁食，禁烟、药，行口腔护理，保持咽部清洁。遵医嘱检查出、凝血时间，血常规及血生化检查，进行泛影葡胺药敏试验，并建立静脉通道。备好常规抢救药品、心电监护仪，氧气装置等。术前30 min遵医嘱肌内注射盐酸消旋山莨菪碱、哌替啶注射液及醋酸奥曲肽注射液，以抑制肠蠕动，放松Oddi括约肌。精神较紧张的患者必要时静脉注射地西泮，使其能安静配合检查，并应给予足量广谱抗生素和维生素K_1。

五、检查中配合

1．进行ERCP诊断，了解病变性质及其部位，确定行ENBD的必要性及其引流部位，引流胆管梗阻上方扩张最严重的部位。

2．经造影导管插入导丝，并顺利通过狭窄部位。

3．保留导丝，退出导管，沿导丝插入鼻胆管至理想引流部位。

4．在X线透视下，保持鼻胆管位置不变，逐步退出导丝，并经鼻胆管注入造影剂，确定引流管头端的位置，如果位置不理想，可重新置入导丝进行调整。最后退出内镜，同时调整鼻胆管，在十二指肠及胃内形成理想的圈袢。

5．将鼻胆管从鼻腔内取出体外并固定，用注射器将胆管内残存的造影剂及胆汁抽出，并连接负压引流袋。

六、检查后护理

1．术后患者一般卧床休息12～48 h，密切观察患者的面色、意识、生命体征及腹部情况，观察并记录病情，如有无腹胀、腹痛、呕血、黑便、发热等。有特殊情况及时报告医师处理。术后24 h抽血查血清淀粉酶，有异常继续复查，给予抑制胰腺液分泌治疗。

2．术后12～24 h禁食，防止进食后胃酸分泌增加，刺激胰腺分泌，加重胰腺负担，使引流量突然增加。禁食期间保持口腔清洁，做好口腔护理。术后24 h患者腹痛减轻，腹部体征消失，血清淀粉酶正常，可进低脂流质、半流质饮食。术后患者常有咽喉部异物感、恶心，或者担心导管脱出而不敢进食，应耐心向患者及家属解释，鼓励患者正常进食及适当运动。

3．鼻胆管一般固定于鼻翼两侧或面颊部接无菌引流袋。禁用负压吸引器，使胆汁自然流出。协助患者翻身。患者床上排大、小便时，应避免拽拉引流管，以防止脱出。鼻胆管接引流袋时的位置需根据患者体位变化。当患者站立时，应将引流袋置于腰部以下；患者平卧时置于床面以下，距地面15 cm以上，避免引流袋中液体反流，引起逆行感染。随时保持引流管的良好固定。

4. 加强巡视，检查鼻胆管有无脱落、扭曲、受压、折叠、堵塞。如引流量突然减少或无胆汁引出，且经调整体位后无改善，考虑为引流管堵塞，可用0.9%氯化钠注射液低压冲洗或低压回抽，冲洗时严格无菌操作，动作要轻柔，冲洗压力不宜过大，速度不宜过快。如果引流管发生折叠，可在腹部X线检查指导下，向外拔出引流管，使胃腔内引流管拉直。

5. 引流期间每天观察并记录引流液的量、性质及色泽。引流胆汁量开始每天可达500～1500 ml，以后逐步减少至每天200～300 ml，这表明部分胆汁可经十二指肠乳头开口排入肠道。化脓性胆管炎患者的引流液为黄白色脓性絮状物；长期胆管梗阻者引流液为深褐色，2～3天后引流液颜色逐渐变为淡黄色。若引流量少（50～200 ml/d）且色泽由淡黄色变为无色，则考虑是否将导管置入胰管内。

6. 嘱咐患者注意休息，确保充足的睡眠。

7. 常见并发症及其处理。

（1）恶心、咽痛：由于鼻胆管会刺激咽部，可引起恶心和咽痛，应消除患者的恐惧心理，必要时可用漱口液漱口，保持咽部卫生。

（2）胆管炎：主要发生在引流效果不佳的患者，可取胆汁进行细菌培养和药物敏感试验，并根据结果及时调整抗生素。

（3）鼻胆管阻塞及脱落：及时行影像学检查，必要时用稀释的抗生素液冲洗或重新置入鼻胆管。

第五节 胃镜检查

一、目的

胃镜能清晰地观察食管、胃、十二指肠壶腹部至降部的黏膜形态，以确定病变的部位及性质，如果存在病变可做活体组织病理学和细胞学检查以明确诊断。肝胆手术前行胃镜检查可协助诊断上消化道炎症、溃疡、肿瘤、息肉、憩室、狭窄、畸形或异物等疾病，明确是否存在合并性病变。

二、适应证

1. 有上消化道症状，包括上腹不适、腹胀、腹痛、烧心及反酸、吞咽不适、哽噎、嗳气、呃逆及不明原因食欲缺乏、体重减轻、贫血等。

2. 上消化道钡剂造影不能确定的病变或症状与上消化道钡剂造影结果不符者。

3. 原因不明的急、慢性上消化道出血或需内镜止血治疗者。
4. 高危人群（食管癌、胃癌高发区）需做内镜治疗者。

三、禁忌证

1. 食管、胃、十二指肠急性穿孔者。
2. 严重心、肺、肾功能不全及多器官功能衰竭者。
3. 精神疾病及意识障碍不能合作者。

四、检查前准备

1. 物品准备

（1）内镜主机、电子胃镜、治疗碗、手套、纱布、牙垫、一次性检查垫、一次性注射器、活检钳、标本瓶等。

（2）盐酸达克罗宁胶浆、链霉蛋白酶、西甲硅油或二甲硅油、灭菌用水。

2. 患者准备

（1）检查前抽血查血常规，血生化，血清四项（乙肝表面抗原、丙肝抗体的测定、梅毒螺旋体特异抗体测定、人类免疫缺陷病毒抗体），凝血功能（凝血酶原时间、血浆活化部分凝血活酶时间、凝血酶时间、血浆纤维蛋白原）等，若患者服用阿司匹林、华法林等抗凝血药或活血药，应与医师联系，视病情决定是否术前停药7～10天。

（2）胃镜检查前禁食6～8 h。检查当天晨禁食、禁水。已做上消化道钡剂造影的患者应待钡剂排空后（3～7天）再做胃镜检查。幽门梗阻患者应禁食2～3天，必要时在术前洗胃。尽量排空大小便。

（3）高血压患者检查前3 h用少量温水送服抗高血压药。

（4）年老体弱患者应有家属陪同。

（5）检查前30 min口服链霉蛋白酶溶液。检查前15 min含服麻醉祛泡剂。不可耐受者用2%～4%利多卡因或丁卡因咽部喷雾，有麻醉药过敏史的患者不用或慎用。

五、检查中配合

1. 患者取左侧卧位，头部略向前倾，可将枕头垫高，口角向下便于患者口水流出，下颌铺垫巾。左肩向后右肩向前，双腿屈曲，身体保持前倾状态。

2. 取下活动义齿、眼镜，卸掉尖锐发夹及装饰物，松解领口和腰带，嘱患者轻轻咬住牙垫，调节牙垫松紧。

3. 检查中嘱患者保持平稳深呼吸，睁开双眼，鼓励患者，以分散其注意力。若有不适，嘱患者伸手示意。如果患者无法配合可暂停进镜，等调整好呼吸后再继续。观察患者有无咬紧牙垫，防止牙垫松开咬伤胃镜。如果检查中需取活检，护士配合医师使用活检钳夹取活体组织放入标本瓶内，准确登记并送检。

4．胃镜检查结束后，观察患者面色、反应正常即可撤去牙垫。嘱患者吐出口中分泌物。擦拭面部汗液，黏液。待呼吸、心搏平稳即可离开。

5．老年体弱患者经休息，未诉不适后方可离开检查室。

六、检查后护理

1．胃镜检查后2 h方可饮水进食，24 h内应以温凉的稀饭、面条等柔软的食物为宜。取活检的患者1～2天进半流质饮食，忌生、冷、硬和有刺激性的食物；禁烟、酒，浓茶和咖啡，以免诱发创面出血，若出现剧烈腹痛、呕血、黑便，应及时就诊。

2．术后会有咽喉部疼痛及异物感，告知患者勿用力咳嗽，数天后症状会自行缓解。

3．患者因用力含咬牙垫及检查过程中引起的恶心、呕吐，易发生颞下颌关节异常运动引起脱位，此时可采用手法复位。

第六节　结肠镜检查

一、目的

结肠镜检查是诊断和治疗肠相关疾病的安全、有效、可靠、简便的方法之一，不仅可以明确钡剂灌肠X线检查未能明确的病变，还能取活检做病理学检查，以及治疗某些肠道疾病。广泛开展结肠镜检查，可提高早期结肠癌的发现率，还能对癌前期病变和结肠息肉进行及时治疗。

二、适应证

1．原因不明的下消化道出血。

2．原因不明的慢性腹泻、便秘、腹痛、腹胀。

3．钡剂灌肠发现有异常。

4．不能排除结肠或末端回肠的肿物。

5．原因不明的低位肠梗阻。

6．某些炎性肠病应做鉴别和确定累及范围及程度。

7．为排除结肠某些良性病变是否伴发恶性变。

8．结肠息肉和癌诊断已明确，为排除其他部位变是否伴发性病变。

9．行结肠镜下治疗。

10．结肠某些疾病药物治疗的随访。

11．结肠癌术后、结肠息肉摘除术后的随访。

12．结肠肿瘤的普查。

三、禁忌证

1. 疑有大肠穿孔、腹膜炎。
2. 严重心、肺、肾、肝及精神疾病。
3. 多次开腹手术或有肠粘连者，应慎行结肠镜检查。
4. 妊娠期可能会导致流产或早产。
5. 结肠炎性疾病急性活动期为相对禁忌证。
6. 高热、衰弱、严重腹痛、低血压者，待病情稳定后再行结肠镜检查。
7. 不合作者及肠道准备不充分者为相对禁忌证。

四、检查前准备

1. 物品准备

（1）内镜主机、电子肠镜、治疗碗、手套、纱布、牙垫、一次性检查垫、一次性注射器、活检钳、标本瓶等。

（2）复方利多卡因乳膏、西甲硅油、灭菌用水等。

2. 患者准备

（1）检查前抽血查血常规、血生化、血清四项（乙肝表面抗原、丙肝抗体的测定、梅毒螺旋体特异抗体测定、人类免疫缺陷病毒抗体）、凝血功能（凝血酶原时间、血浆活化部分凝血活酶时间、凝血酶时间、血浆纤维蛋白原）等，若患者服用阿司匹林、华法林等抗凝血药或活血药，应与医师联系，视病情决定术前是否停药7～10天。

（2）检查前2天，进食易消化无渣饮食（如稀粥、牛奶、蛋羹、面条、面包、馒头、豆腐等），禁蔬菜、鱼、肉类及水果（如西瓜、火龙果、猕猴桃、瓜子、番茄、海带等）。

（3）复方聚乙二醇电解质散的服用方法。检查前1天晚饭后2 h服用聚乙二醇电解质散1盒，用温水溶解，30 min内喝完；检查当天早晨5时口服聚乙二醇电解质散3盒（每盒内含6个A袋，6个B袋）。每次服用2个A袋＋2个B袋，用250 ml温水溶解后口服，每次间隔10～15 min，共9次，2 h内喝完，直至粪便呈清水样。

（4）磷酸钠盐口服液服用方法。检查前1天晚饭后2 h服用磷酸钠盐45 ml＋温水750 ml，摇匀后30 min内喝完；检查当天早晨5时再次口服1次，方法同上。

（5）喝完复方聚乙二醇电解质散15 min后再喝西甲硅油15 ml。

（6）便秘者、老年人及肠蠕动功能差的患者，如果肠道准备差，必要时可行清洁灌肠。

（7）疑有肠道息肉者，不可口服甘露醇，因其在肠道中经细菌分解产生易爆气体。

（8）检查当天早晨禁食，糖尿病患者可自备无色糖块，必要时服用。

（9）年老体弱者应有家属陪同。

（10）女性生理期不做此项检查。

五、检查中配合

1. 患者更换肠镜裤。

2. 患者取左侧卧位，双腿屈曲与身体成90°，臀下铺垫巾。嘱患者保持腹部放松。

3. 患者肛门及镜身涂抹麻醉润滑剂，医师进行指诊。

4. 医师寻腔进镜，进镜中常有数个急弯肠段，如乙状结肠、降结肠交界处、结肠左曲、结肠右曲，此时护士应协助患者翻身。护士用左手托住患者腰部，右手自患者脐部向左下方推压，防止内镜通过乙状结肠时结袢。内镜通过结肠左曲时患者仰卧，护士按压相应部位。横结肠下垂者，护士可从脐下向剑突、肋弓方向推顶。

5. 检查中如患者剧痛应停止进镜。嘱患者深呼吸、放松，防止腹肌紧张。

6. 检查中注意观察患者面色、神情等，若发现患者出虚汗、面色苍白，立即建立静脉通道，并给予吸氧、生命体征监护，遵医嘱补液。

六、检查后护理

1. 检查结束，观察患者面色、神情等，待恢复至正常方可下床。

2. 检查后患者如无异常即可饮水、进食，但24 h内应以温凉的稀饭、面条等柔软的食物为宜。取活检的患者检查后1～2天进半流质饮食，忌生、冷、硬和有刺激性的食物；禁烟、酒、浓茶和咖啡，以免诱发创面出血，若有剧烈腹痛、呕血、黑便，应及时就诊。

3. 检查结束后，观察患者有无腹痛、腹胀、腹部压痛，腹胀严重者口服西甲硅油，取卧位促进排气，症状缓解后方可离开。

4. 肠镜检查后导致肠绞痛一般为检查刺激引起，无特殊意义，能自行缓解。

第七节　无痛消化道内镜检查

一、目的

无痛内镜检查通过镇静、镇痛等技术手段消除或减轻患者在消化道内镜检查过程中的痛苦，提高患者对消化道内镜检查的依从性，同时降低因患者合作不佳而引起的不必要安全隐患。此外，无痛技术能使患者胃肠道分泌物减少，改善胃肠镜操作条件，观察无盲区，采集图像稳定性好、清晰度高；能使内镜医师更快、更顺利地完成诊疗过程。

二、适应证

1. 因诊疗需要、并愿意接受无痛消化道内镜检查的患者。

2. 对非无痛消化内镜检查有顾虑或恐惧感、高度敏感而不能自控的患者。

3. 操作时间较长、操作复杂的内镜诊疗技术，如ERCP、EUS、内镜下黏膜切除术、内镜黏膜下剥离术、经口内镜下肌切开术、小肠镜等。

4. 婴幼儿及不能配合操作的儿童。

5. 上消化道大出血患者可在麻醉下行无痛消化内镜。

三、禁忌证

1. 有常规内镜操作的禁忌者。

2. 严重的心脏疾病患者。

3. 有困难气道及有严重呼吸道病变的患者。

4. 肝功能差、急性上消化道出血伴休克、严重贫血、胃十二指肠流出道梗阻伴内容物潴留的患者。

5. 严重的神经系统疾病患者（如脑卒中急性期、惊厥、未有效控制）。

6. 无监护人陪同者。

7. 有药物滥用、镇静药物过敏史及其他麻醉风险者。

四、检查前准备

1. 物品准备

（1）常规内镜检查前物品准备。

（2）麻醉机、麻醉用药、心电监护仪、抢救设备及药品。

2. 患者准备

（1）检查前抽血查血常规，血生化，血清四项（乙肝表面抗原、丙肝抗体的测定、梅毒螺旋体特异抗体测定、人类免疫缺陷病毒抗体），凝血功能（凝血酶原时间、血浆活化部分凝血活酶时间、凝血酶时间、血浆纤维蛋白原）等，若患者服用阿司匹林、华法林等抗凝血药或活血药应与医师联系，视病情决定术前是否停药7～10天。

（2）检查前应告知患者镇静、麻醉的操作过程，并向患者告知麻醉的目的、风险，取得患者同意，并签署知情同意书。

（3）患者应在术前6 h禁食，术前4 h禁水。如果患者有胃排空功能障碍或胃潴留，应适当延长禁食、水时间，或者行术前洗胃。必要时行气管插管以防反流导致窒息。

（4）建立静脉通道，首选右上肢。

（5）行无痛内镜检查的患者必须有家属陪同。

（6）术前女性患者不宜化浓妆。摘除手表、手机、项链、耳环等随身物品。

（7）胃镜检查前15 min含服祛泡剂（盐酸达克罗宁胶浆）。

五、检查中配合

1. 行无痛胃镜检查患者取左侧卧位，头部略向前倾，下颌垫垫巾。左肩向后右肩向前，双腿屈曲，身体保持前倾状态。取下活动义齿、眼镜，女性患者卸掉尖锐发夹，装饰物。松解领口和腰带，嘱患者轻轻咬住牙垫，并根据患者胖瘦调节牙垫松紧。

2. 行无痛肠镜检查患者取左侧卧位，双腿屈曲与身体成90°，臀下垫垫巾。

3. 监测患者生命体征，患者左臂绑血压计袖带，右手指测血氧饱和度，持续低流量吸氧，备紧急通气面罩。详细填写护理记录单，记录生命体征。

4. 在无痛麻醉的诱导期，部分患者可能会出现短暂的无意识的兴奋、躁动，护士应注意观察牙垫是否咬紧。一手固定牙垫，一手固定右上肢，防止牙垫、套管针脱出。

5. 麻醉后患者下颌松弛，行无痛胃镜检查时护士协助医师进镜，一手托下颌，协助操作医师将内镜通过会厌部。

6. 术中严密监测患者生命体征的变化，并详细记录；吸氧，保持呼吸道通畅，及时清除口腔内的分泌物；详细、准确记录术中活检及各种治疗；因患者处于无意识状态，故护士应注意防止患者坠床；麻醉后患者体温降低，应注意保暖，但可露出腹部，以便观察胸腹部起伏情况。

7. 操作结束后，待麻醉医师唤醒患者后，将患者送入恢复室术后恢复。

六、检查后护理

1. 患者到达恢复室后，给予鼻导管持续低流量吸氧，护士严密监护生命体征，头偏向一侧，做好气道护理，保持呼吸道通畅，防止呕吐物误吸入气管引起窒息；监护时若发现患者出现呼吸、循环障碍等情况，如低氧血症、低血压、心律失常等，或者存在醒觉恢复延缓时，应请麻醉医师及时查看、处置；直至患者意识恢复、生命体征平稳，方可撤去监护仪和静脉通道，询问患者有无头晕、手足发软等症状，待患者活动如常后，可在家属陪同下离开恢复室。

2. 无痛内镜检查术后当天禁止驾车、高空作业、签署重要文件或做重要决定。

3. 饮食、运动护理同常规胃肠镜检查。

第八节　十二指肠镜检查

一、目的

十二指肠镜检查采用侧视镜的方式，可用于诊断十二指肠、肝、胆或胰腺疾病，也可用于消化系统疾病的辅助治疗。十二指肠镜检查常用于诊断胰、胆管开口处的病变，如结石、狭窄、肿瘤等。可同时取活体组织作为病理学检查或行ERCP，以及用电刀切开Oddi括约肌等进行诊断及治疗。

二、适应证

1. 肝、胆、胰疾病，如十二指肠乳头疾病、胆胰管狭窄、胆总管结石及胆胰管肿瘤等。

2. 用于观察胃镜检查盲区的十二指肠乳头部位，用侧视镜能看清十二指肠乳头全貌，发现病变。

3. 需随访的十二指肠乳头病变患者等。

4. 需要病理确诊的十二指肠乳头病变。

三、禁忌证

1. 食管、胃、十二指肠急性穿孔。

2. 严重心、肺、肾功能不全及多器官功能衰竭者。

3. 精神疾病及意识明显障碍不能合作者。

四、检查前准备

1. 物品准备

（1）内镜主机、电子十二指肠镜、治疗碗、手套、纱布、牙垫、一次性检查垫、一次性注射器、活检钳、标本瓶等。

（2）盐酸达克罗宁胶浆、链霉蛋白酶、西甲硅油或二甲硅油、灭菌用水。

2. 患者准备

（1）检查前抽血查血常规，血生化，血清四项（乙肝表面抗原、丙肝抗体的测定、梅毒螺旋体特异抗体测定、人类免疫缺陷病毒抗体），凝血功能（凝血酶原时间、血浆活化部分凝血活酶时间、凝血酶时间、血浆纤维蛋白原）等，若患者服用阿司匹林、华法林等抗凝血药或活血药应与医师联系，视病情决定术前是否停药7～10天。

（2）十二指肠镜检查前禁食6～8 h。检查当日晨禁食、水。已做胃肠道钡剂检查者应待钡剂排空后（3～7天）再做十二指肠镜检查。幽门梗阻患者应禁食2～3天，必要时术前洗胃。建议排空大小便。

（3）高血压患者检查前3 h少量水送服抗高血压药。

（4）年老体弱患者应有家属陪同。

（5）检查前15 min含服麻醉祛泡剂。不可耐受者用2%～4%利多卡因或丁卡因咽部喷雾，但有麻醉药过敏史者不用或慎用。

五、检查中配合

1．检查体位同本章第五节胃镜检查。

2．检查中配合同本章第五节胃镜检查。

3．如果检查中需取活检，因抬钳器的原因，护士将活检钳递予医师后，待活检钳送出内镜头端后再打开，防止损伤内镜。

六、检查后护理

检查后护理同本章第五节常规胃镜检查。

第九节　内镜下空肠营养管置入术

一、目的

内镜下空肠营养管置入术是通过内镜将空肠营养管经鼻置入十二指肠进行短期治疗，以便减压、喂食和抽吸的一种置管方法。空肠营养管分单腔营养管和三腔营养管。根据管型的大小，通过胃的孔隙进行引流或灌洗。临床上常见三腔鼻空肠营养管置入法。

二、适应证

临床上多用于急性胰腺炎、胃食管切除术后、吻合口狭窄、食管气管瘘等患者的肠内营养支持。

三、禁忌证

1．食管、胃、十二指肠急性穿孔者。

2．严重心、肺、肾功能不全及多器官功能衰竭者。

3．精神疾病及意识明显障碍不能合作者。

四、术前准备

1．**物品准备**　鼻胃镜、胃镜、黄斑马导丝、鼠齿钳、三腔鼻空肠营养管、润滑剂、胶贴等。

2. **患者准备**

（1）术前准备同本章第五节胃镜检查，胃肠蠕动差的患者延长禁食时间。

（2）检查患者双侧鼻腔通气情况，是否有堵塞、出血、畸形等。

（3）向患者及家属讲解空肠营养管置入的必要性和风险性，并签署知情同意书。

（4）检查前15 min含服麻醉祛泡剂。

（5）向患者讲解空肠营养管置入术的配合要点，取得患者的配合，告知患者术中若感到严重不适，可举手示意。

五、术中配合

1. 术者先行常规消化道内镜检查，在确定病变部位、评估患者、确定适应证后，进行空肠营养管置入。

2. 护士手持空肠营养管，用润滑剂润滑前端20 cm，从患者鼻孔插入至食管或胃内，插管方法同本章第五节胃镜检查。

3. 术者再次进镜，观察营养管的位置，待术者调整好内镜位置及角度后护士将异物钳递于术者，从内镜活检孔道送入。在胃镜直视下张开异物钳，用异物钳钳夹营养管头端，连同内镜头端一起送入十二指肠降部。

4. 固定营养管于鼻腔处，异物钳钳夹营养管保持原位。术者一边缓慢退出内镜一边通过异物钳往十二指肠送入营养管，形成一个相对静止状态，使营养管留置在十二指肠内不随内镜退出。

5. 当内镜退至胃腔后，助手松开鼠齿钳，缓慢后退鼠齿钳至胃腔。并于胃腔内再次张开异物钳钳夹营养管管身，第二次连同内镜头端一起送入十二指肠降部。如此重复操作3～4次，将空肠营养管推送至十二指肠悬韧带以下20～40 cm。

6. 护士固定营养管，待术者退出内镜后，抽出营养管内导丝，在X线透视下从空肠营养管内注入造影剂，明确营养管的头端位置，如营养管头端位置放置不理想或脱出移位，可再次进镜调节营养管的位置。

7. 术中观察患者的面色、神情等，及时给予鼓励。若患者举手示意，可嘱患者调整呼吸，让口水顺口角流出，防止误吸、呛咳。

六、术后护理

1. 妥善固定空肠营养管于鼻翼及耳郭，告知患者及家属注意事项，防止营养管脱管、打折。

2. 标注管路的名称及置入时间。

3. 每次注入营养液后需用温水冲管，保持管路通畅。

第十节　经内镜逆行胰胆管成像

一、目的

经内镜逆行胰胆管造影（ERCP）是指在内镜下经十二指肠乳头插管注入碘造影剂，从而逆行显示胰胆管的造影技术。ERCP是目前公认诊断各种胆道疾病（如胆总管结石、胆道寄生虫、硬化性胆管炎、胆道肿瘤、先天性胆道异常）和胰腺疾病（如胰腺囊肿、慢性胰腺炎、胰腺肿瘤等）的“金标准”。

二、适应证

1. 原因不明的梗阻性黄疸，尤其是顺行胆道造影检查不显影者。
2. 疑有胆道肿瘤或结石等而常规检查不能确诊者。
3. 经X线检查与内镜检查发现胃、十二指肠外有压迫者。
4. 肝、胆、胰腺的恶性肿瘤患者。
5. 疑有慢性胰腺炎、胆源性胰腺炎、胰腺囊肿者。
6. 其他检查未经证实有胃、十二指肠、肝、胆等病变，而上腹痛疑有胰胆管病变或可疑慢性胰腺炎恶变者。
7. 有症状的十二指肠乳头旁憩室。
8. 胆囊或胆道术后综合征。
9. 腺癌已转移，怀疑原发于胰胆管系统者。

三、禁忌证

1. 急性胰腺炎和慢性胰腺炎急性发作期。
2. 急性传染性肝炎，表面抗原阳性者。
3. 急性胆道感染、化脓性胆管炎而又无条件行乳头肌切开引流术者。
4. 对碘剂量过敏无法进行造影检查者。
5. 心肺功能不全或全身状态衰竭不能耐受检查，以及有严重高血压、动脉硬化者。
6. 青光眼、前列腺肥大，且不能应用抗胆碱药者。
7. 行胆总管吻合术（Roux-Y吻合术）者。
8. 精神异常或拒不合作者。
9. 上消化道梗阻无法插管。
10. 有严重凝血功能障碍及出血性疾病患者。

四、检查前准备

1. 物品准备

（1）内镜主机、C臂X线机、内镜专用高频电装置、电子十二指肠镜、造影导管及附件、导丝锁、治疗碗、尺子、手套、纱布、牙垫、一次性检查垫、一次性注射器、活检钳、标本瓶、防护铅衣、生命体征监护设备等。

（2）盐酸达克罗宁胶浆、西甲硅油或二甲硅油、灭菌用水、75%乙醇、碘造影剂、丁溴东莨菪碱等药物。

2. 患者准备

（1）治疗时携带完整病历，包括所有化验单及内镜相关资料。

（2）检查前患者及家属签署知情同意书，告知操作风险及相关可能的并发症。ERCP是高技术含量、高风险的内镜操作，要充分告知患者及其家属操作过程及可能出现的并发症。

（3）ERCP检查前15 min含服麻醉祛泡剂。不可耐受者给予2%～4%利多卡因或丁卡因咽部喷雾，但有麻醉药过敏史者不用或慎用。

（4）术前做碘造影剂过敏试验。术前禁食6～8 h，检查当天晨禁食、水。可不必停止必需口服药（如抗高血压药、抗心律失常药）保证充足的睡眠，检查前一晚如有失眠可适量应用镇静药物。

（5）听从护士指导，练习ERCP卧位。

（6）为方便操作，在下肢建立静脉通道。

（7）去除带有金属的物品及影响造影的衣着织物等；取下活动义齿、眼镜，女性患者卸掉发夹、装饰物。

五、检查中配合

1. 患者取侧俯卧位，头偏向右侧，右手臂放置于体侧，右侧胸前及双下肢之间均垫软枕，下颌铺垫巾。嘱患者轻轻咬住牙垫，并根据患者胖瘦调节牙垫松紧。对四肢进行适当约束以防坠床。

2. 协助麻醉医师进行麻醉，严密监测生命体征。注意保持患者的呼吸道通畅，根据患者的病情变化对症处理。

3. 当十二指肠镜进入十二指肠降部看到十二指肠乳头时，缓慢拉直镜身。使十二指肠乳头保持在视野中央偏右上方。常规应用十二指肠乳头切开刀及导丝插管，插入前仔细观察十二指肠乳头形状和轴向方向，插入部位应尽量位于开口的左上方向。当导丝插入胆总管或胰管时，有一种落空感或突破感，继而循导丝插入导管，拔除导丝。用注射器抽取少量胆汁，证实确在胆管内。移动导管头，防止其头端顶住胆管壁。协助医师遵医嘱缓慢注射常规浓度的碘造影剂。

4. ERCP检查结束后，待患者清醒后嘱患者吐出口中分泌物。观察无异常后即可撤去牙垫。擦拭面部汗液，黏液，前往恢复室进行复苏。

六、检查后护理

1. **休息指导** 检查完毕后患者应卧床休息，若为胰管造影者应严格卧床休息。

2. **饮食指导** 检查完毕后应禁食，补充所需水和电解质，若为胆管造影者，术后进食低脂、流质或半流质饮食。胰管造影诊断为胰腺炎者术后暂禁食，待病情好转后逐步由禁食、流质饮食、半流质饮食过渡至普通清淡饮食，切勿暴饮暴食，以免加重病情。

3. **病情观察** 严密监测生命体征，连续监测体温3天，若体温＜38 ℃无须特殊处理；若体温＞38 ℃应及时通知医师，并监测患者血常规，给予物理降温及药物治疗。密切观察患者腹部有无压痛、反跳痛、肠鸣音等情况，术后3 h、24 h分别复查血常规及血淀粉酶。若患者主诉腹痛，应警惕胰腺炎及化脓性胆管炎的发生。

4. **出院指导** 加强饮食指导，嘱患者出院后以清淡饮食为宜，避免高脂肪、高蛋白饮食。忌烟、酒，注意劳逸结合。做好健康教育工作，增强患者对健康知识及对本身疾病的了解，按医嘱继续服药，定期复查。

第十一节 内镜下胰胆管取石术

一、目的

内镜下胰胆管取石术是在ERCP基础上同时进行Oddi约肌切开术、胆管结石碎石取石术、胆总管支架植入术、内镜下鼻胆汁引流术、内镜下碎石取石术等的微创手术，是许多胆胰疾病首选的诊疗方法。对胰胆管结石等疾病能达到快速、安全、有效治疗的目的。

二、适应证

1. 经ERCP证实为原发性胆管结石者。
2. 胆囊切除术后，ERCP证实为继发性胆总管结石者。
3. 原因不明的阻塞性黄疸疑有肝外胆道梗阻者。
4. 疑有各种胆道疾病，如结石、肿瘤、硬化性胆管炎等诊断不明者。
5. 疑有先天性胆道异常或胆囊术后再发者。
6. 并发有胰腺疾病者，如胰腺肿瘤、慢性胰腺炎、胰腺囊肿等。

三、禁忌证

1. 患者体质差，有严重心、肺疾病，无法耐受内镜检查、治疗者。
2. 有出血倾向，出、凝血时间延长，血小板减少或凝血酶原时间延长，经治疗无法纠正者。

3．急性胰腺炎或慢性胰腺炎急发作者。

4．严重胆道感染者。

5．碘造影剂过敏者。

6．已安装心脏起搏器或置入金属瓣膜者（相对禁忌）。

7．患者及家属不合作者。

四、术前准备

1．物品准备

（1）内镜主机、C臂X线机、内镜专用高频电装置、电子十二指肠镜、导丝锁、治疗碗、尺子、手套、纱布、牙垫、一次性检查垫、一次性注射器、活检钳、标本瓶、防护铅衣、生命体征监护设备等。

（2）乳头切开刀、导丝、取石网篮、取石球囊、负极板等。

（3）盐酸达克罗宁胶浆、造影剂、0.9%氯化钠溶液、无菌水、75%乙醇等。

2．患者准备

（1）治疗时携带完整病历，包括所有化验单及内镜相关资料。

（2）简单介绍内镜下胰胆管取石术的基本过程及术中可能引起的不适。

（3）术前禁食6～8 h。

（4）去除带有金属的物品或其他影响造影的衣着织物等；取下活动义齿、眼镜，女性患者卸掉发夹，装饰物。

（5）术前15 min含服麻醉祛泡剂。

（6）为方便操作，下肢建立静脉通道。

五、术中配合

1．患者取侧俯卧位，头偏向右侧，右手臂放置于体侧，右侧胸前及双下肢之间均垫予软枕，下颌垫垫巾。嘱患者轻轻咬住牙垫，并根据患者胖瘦调节牙垫松紧。对四肢进行适当约束防坠床。

2．协助麻醉医师进行麻醉，注意保持患者呼吸道通畅，根据患者的病情变化对症处理。

3．高频发生器负极板贴于下肢肌肉丰富处，避开瘢痕、毛发。观察高频发生器接触是否良好。

4．在无菌原则下常规行ERCP诊断，根据十二指肠乳头及开口情况选择合适的乳头切开刀，根据胆石大小判断是否对十二指肠乳头进行切开。切开时将导丝固定，合理选择切开的位置，连接高频电导线，将切刀的钢丝收紧，同时对切开刀钢丝的松紧度进行观察。较小的结石（直径＜1.0 cm）直接用取石网篮取出结石；若结石较大（直径2.0 cm左右），可插入碎石器将大结石挤碎后用取石网篮分别取出。如果胆总管内结石较多，尤其是较小结石可用取石球囊进行清扫。清除结石后，应用取石球囊行胆管阻塞造影，进一步证实胆总管内结石取净后再退镜。

5. 术中严密监测观察患者生命体征，如有异常及时汇报医师并处理。

六、术后护理

1. 密切观察并记录患者的病情变化，监测血压、脉搏、呼吸及血氧饱和度。

2. 倾听患者主诉，如有恶心、呕吐、腹痛等症状及时报告医师，遵医嘱监测肝功能及给予其他对症处理措施。

3. 术后常规禁食2天，应用抗生素3天。密切观察患者有无出血、消化道穿孔，以及急性胰腺炎及胆管感染等并发症。

4. 观察和记录24 h出入量，维持体液平衡。

5. 患者病情稳定后，可取半卧位，有利于炎症局限。

6. 加强营养，促进康复术后行肠外营养，待患者肠蠕动恢复后，可进食高蛋白、高维生素、高热量、低脂饮食。肝功能不全者进适量蛋白饮食。

7. 嘱咐患者注意休息，确保睡眠充足。

8. 常见并发症及其处理

（1）出血：少量渗血可行镜下喷洒、注射或高频电凝止血。动脉血管搏动出血难以止血时，应输血并立即采取外科或介入手术止血治疗。

（2）穿孔：内镜下十二指肠乳头括约肌切开术导致十二指肠穿孔，应按急腹症处理，即给予禁食、胃肠减压、静脉补液，全身应用抗生素等。非手术治疗无效应立即手术治疗。

（3）急性胰腺炎：按常规治疗方式处理。

（4）胆道感染：禁食、胃肠减压、抗生素治疗，必要时再行鼻胆管引流，降低胆管内压力。

第十二节　内镜下胰胆管支架植入术

一、目的

内镜下胰胆管支架置入术是利用内镜在梗阻或狭窄的胰胆管内放置支架，以重建胰胆管畅通功能的技术，适用于良性胆胰管狭窄、胆胰内引流、吻合口瘘等。对于晚期癌性梗阻或狭窄的患者，此术属于姑息性治疗。

二、适应证

1. 无法切除的原发性、复发性的癌性胰胆道狭窄者。

2. 无法耐受手术的晚期癌性胰胆道狭窄者。

3. 恶性组织浸润或压迫导致的胰胆道狭窄者。
4. 良性胰胆道狭窄者。
5. 恶性梗阻性黄疸，术前减黄及晚期患者的姑息性治疗者。
6. 术后吻合口瘘，如术后胆漏/瘘者。
7. 胆管结石，如巨大结石内镜取石、碎石不成功者。
8. 胆管引流，如急性胆管炎不适合取石患者的临时引流。
9. 胰腺的假性囊肿、胰腺分裂症、胰源性腹水及慢性胰腺炎合并胰管结石者、胰瘘者。

三、禁忌证

1. 有严重心、肺、肾、肝、神经系统等疾病及其他内镜检查禁忌者。
2. 有出血倾向，出、凝血时间延长，血小板减少或凝血酶原时间延长，经治疗无法纠正者。
3. 疑有消化道穿孔者。
4. 明确有腹腔广泛转移、多发性狭窄或狭窄部位过长，估计植入1～2个支架无法缓解者。
5. 重度门静脉高压导致的食管胃静脉曲张或有严重出血倾者。
6. 术后吻合口狭窄者（除外吻合口复发伴远处转移无法手术切除者）。
7. 肝门部胆管肿瘤及肝内多级分支胆管梗阻，引流效果差，应慎用。
8. 患者及家属不合作者。

四、术前准备

1. 物品准备

（1）内镜主机、C型臂X线机、内镜专用高频电装置、电子十二指肠镜、导丝锁、治疗碗、尺子、手套、纱布、牙垫、一次性检查垫、一次性注射器、活检钳、标本瓶、防护铅衣、生命体征监护设备等。

（2）乳头切开刀、导丝、各型号胰胆管支架及支架推送器。

（3）盐酸达克罗宁胶浆、造影剂、0.9%氯化钠注射液、灭菌用水、75%乙醇等。

2. 患者准备

（1）治疗时携带完整病历，包括所有实验室检查及内镜相关资料。

（2）向患者简单介绍内镜下胰胆管支架植入术的基本过程及术中可能引起的不适，以解除顾虑，争取积极配合。

（3）术前患者应签署知情同意书，详细向患者说明检查或手术的必要性，以及术中或术后可能发生的并发症，取得患者及家属同意后方可行此检查。

（4）术前至少禁食8 h。

（5）患者的穿着要适合X线摄片要求，去除金属物品或其他影响摄片的衣着织物等。

（6）术前15 min含服麻醉祛泡剂。

（7）下肢建立静脉通路。为有效地控制胃肠蠕动及有利于术者操作，遵医嘱给予解痉药。

（8）病情危重或老年患者，伴有心肺或脑等器官重要疾病者，应监护血氧饱和度、心电及血压，必要时给予吸氧。

（9）急症或危重患者应在术中给予心电监护。

五、术中配合

1. 患者取侧俯卧位，头偏向右侧，右手臂放置于体侧，右侧胸前及双下肢之间均垫软枕，下颌铺垫巾。嘱患者轻轻咬住牙垫，并根据患者胖瘦调节牙垫松紧。对四肢进行适当约束防坠床。

2. 协助麻醉医师进行麻醉，注意保持患者的呼吸道通畅，根据患者的病情变化给予对症处理。

3. 高频发生器负极板贴于下肢肌肉丰富处，避开瘢痕、毛发。并观察高频发生器接触是否良好。

4. 无菌原则下常规行ERCP诊断，内镜下找到病变位置，在X线透视下将导丝经内镜钳道插入，并插入造影管，注入水溶性造影剂，观察病变情况。选择合适的支架，在X线透视下通过导丝将支架推送至病变部位（如狭窄部位或梗阻部位），也可同时沿支架推送系统插入内镜，以便在内镜直视下释放支架。在X线透视及内镜直视下，及时校正支架释放的位置并释放支架，拔除置入器。释放支架后需尽量吸引胆汁或胰液及造影剂，确认引流通畅后退镜。再次进行X线摄片确认支架的位置。

5. 术中严密监测观察患者生命体征，如有异常及时向医师汇报。

六、术后护理

1. 术后早期进流质饮食，少食多餐，避免进食质地干硬的食物，以防支架堵塞。

2. 术后可给予抗感染、抑酸、补液等治疗。置入镍钛合金支架者不应进食过冷的食物，以防支架变形移位。

3. 常见并发症及处理

（1）出血：消化道出血一般给予非手术治疗，必要时行内镜下止血。

（2）穿孔：一旦发现需急诊手术治疗。

（3）感染：若发生胆道感染，应再次内镜下调整引流部位或更换鼻胆管引流。

（4）支架堵塞：源于食物、粪块嵌顿及肉芽或肿瘤组织增生，前者用探条或扩张管疏通即可，后者可放置第2个支架。

（5）支架移位：可内镜下取出支架，必要时手术治疗。

（6）高淀粉酶血症及胰腺炎：给予治疗胰腺炎的药物，密切观察患者病情变化，重症胰腺炎非手术治疗无效者，应行手术治疗。

第十三节　经皮经肝胆管穿刺置管引流术

一、目的

经皮经肝胆管穿刺置管引流术（percutaneous transhepatic biliary drainage，PTBD）在超声定位引导下，利用特制穿刺针经皮肤经肝穿刺将造影剂注入肝内胆管，显示整个胆道系统，了解梗阻部位、程度和原因后，再用特制的带有外套（鞘）穿刺针，插入梗阻的胆管进行引流。PTBD是一种针对阻塞性黄疸患者术前减轻黄疸治疗和姑息性治疗，该技术具有延长寿命、减轻痛苦、创伤小、费用低、临床效果好等优点。

二、适应证

1．诊断性评估胆道梗阻的病因和水平部位。

2．胆道肿瘤的分型、分期对手术可切除性进行评估。

3．对晚期肿瘤引起的恶性胆道梗阻行姑息性治疗。

4．深度黄疸患者的术前减黄治疗（包括良性和恶性病变），以改善全身状况和肝功能，降低手术死亡率。

5．为急性胆道感染，如急性梗阻性化脓性胆管炎行急症胆道减压引流，使急症手术改为择期手术。

6．良性胆道狭窄，经多次胆道修补、胆道重建及胆肠吻合口狭窄等。

7．通过引流管行肿瘤局部化疗、放疗、溶石、细胞学检查及经皮行纤维道镜取石等。

8．高龄或不愿接受外科手术者。

三、禁忌证

1．有严重出血倾向者。

2．大量腹水者。

3．恶病质者。

4．肝内外胆管广泛狭窄者。

5．严重肝肾功能不全者。

6．麻醉药及碘过敏者。

7．患者及家属不合作者。

四、术前准备

1. **物品准备** 超声诊断仪、3.5 MHz穿刺探头、20 G针PTCD针、X线造影设备、利多卡因注射液等。

2. **患者准备**

（1）治疗时携带完整病历，包括所有实验室检查及内镜相关资料。

（2）必要的影像学检查结果，包括超声、CT、MRI或MRCP等，明确病变部位、性质及肝内胆管扩张的情况，有利于选择经皮经肝穿刺入口。

（3）抗生素预防性治疗及纠正水、电解质紊乱。

（4）术前1天做碘过敏试验。

（5）术前1天嘱患者进食少纤维饮食。

（6）术前晚清洁沐浴。

（7）术前6 h禁食、禁水，防止术中误吸的发生。

（8）术前1晚保持充足的睡眠，入睡困难者可适当应用镇静、催眠药，使其充分休息。

（9）给予心理护理。绝大多数患者的心理压力较大（因为皮肤巩膜重度黄染，对生活丧失了信心，不愿与人交流沟通），通常出现消极、恐惧、忧虑的心理状态，应给予相应的心理指导。

五、术中配合

1. 患者平躺于检查床上，平静呼吸。

2. 建立有效的静脉通道，以左侧肢体为宜。持续心电血压监测、低流量吸氧。

3. 在超声下定位穿刺点，配合医师做穿刺部位皮肤消毒，穿刺点处注射利多卡因进行局部麻醉。患者屏气时将PTCD穿刺针刺入胆管，屏幕上示针尖位于胆管内，置入导丝，置换出穿刺针，沿导丝置入引流管。在超声下观察引流管位置，位置合适后撤出导丝，固定引流管。连接一次性引流袋。

4. 在穿刺送导管的过程中，严密观察病情，注意有无心悸、胸闷、气促。

六、术后护理

1. **一般护理** 嘱患者保持情绪平稳，平卧24 h，以斜坡位为宜，严禁下床活动，持续心电、血压、血氧饱和度监测。监测患者的体温，密切观察患者有无剑突下疼痛、胀等不适症状，遵医嘱及时有效地给予抗炎、止血等对症处理。

2. **引流管的护理** 若为胆管外引流的患者，术后保持穿刺部位敷料干燥，观察有无渗血、液。随时观察引流管与皮肤穿刺处是否固定好，引流袋与引流管是否衔接紧密，保持引流管通畅。注意观察患者的体位是否利于持续引流。告知患者翻身时勿牵拉引流管，以免脱出；引流管勿扭曲及打折。每天详细记录24 h胆汁引流量，准确记录引流液的颜色、性质、透明度，有无絮状物。严禁床上剧烈活动及用力咳嗽，避免引流管脱出。每天更换负压引流袋，更换时严格注意无菌操作，特别是进行引流管注射庆大霉素操作时，需双人戴无菌手套配合进行，防止引流管接口处感染致逆行胆管感染。防止引流管入口处感染每天用碘伏消毒，每天更换敷料，若有渗出，及时更换。患者下床活动时，协助其将引流袋固定在低于穿刺点的位置（引流袋始终低于肝脏平面20 cm），防止胆汁反流造成逆行感染。

3. **饮食护理**　术后患者饮食以清淡的软质饮食或者流质饮食为宜，忌粗糙、刺激性食物，同时根据粪便的性状调整饮食。无腹泻者可进食高蛋白质、高热量、低脂肪、维生素丰富和易消化的食物。

第十四节　超声内镜引导下细针穿刺活检术

一、目的

超声内镜引导下细针穿刺活检术（endoscopic ultrasound-guided fine needle aspiration/biopsy，EUS-FNA/B）不仅可以获取细胞或组织，确定病变的病理性质，鉴别淋巴结和其他器官的转移病灶，还可以对病变进行准确分期，为治疗方案的选择提供依据。

二、适应证

1. 性质不明的胰腺实性占位性病变，不可切除病变行放、化疗前，或者潜在可切除病变行新辅助放化疗前。

2. 经CT、MRI或EUS等检查不能确定性质的胰腺囊性病变。

3. 可用于长径≥2 cm需要手术切除但手术风险高，或者不能切除的消化道上皮下肿瘤的鉴别诊断。

4. 消化道毗邻组织中性质不明的占位性病变或淋巴结肿大，当EUS-FNA/B可能影响治疗策略时，或者消化道关闭增厚性病变反复内镜下活检为阴性时，推荐性EUS-FNA/B以获取病理诊断。

三、禁忌证

1. 严重心肺脑疾病不能耐受操作、严重精神疾病不能配合、口咽部及食管急性损伤内镜穿孔风险极大或有严重出血倾向的患者。

2. 纵隔囊性病变的患者。

3. 食管重度狭窄的患者。

四、术前准备

1. **物品准备** ①常规物品准备。②超声内镜、穿刺针。

2. **患者准备**

（1）穿刺当天应禁食、禁水8 h以上；停用影响凝血功能的药物，如华法林、低分子量肝素等；询问患者有无活动性义齿，检查前取下活动性义齿，以免误吸，向患者做好解释工作，减轻其紧张情绪以取得患者配合，讲解检查中配合点，进镜时做吞咽动作，遇恶心做深呼吸。

（2）术前15～30 min口服祛泡剂10～20 ml，可吞服局部麻醉药盐酸达克罗宁胶浆，用前摇匀，含于咽部片刻，缓慢咽下。

3. **器械准备**

（1）超声内镜：术前于超声内镜前端安装专用水囊，在安装前，应仔细检查水囊有无损坏、膨胀及橡胶老化等现象。将水囊置于专用推送器中，使其大孔径一端橡皮圈翻折覆盖于推送器边缘，卡在其相内，然后将水囊推送器套在超声内镜前端，使翻折橡皮圈卡在超声内镜前端的大槽内，最后拔出推送器将水囊小孔径一端橡皮圈卡到超声内镜前端小回槽内，安装完毕后按压注水按钮向水囊内注水，使水囊直径在3 cm以内。

（2）超声内镜主机系统：开启超声发生器及超声监视器电源，确认超声画面清晰，开启电脑输入患者一般资料，如姓名、年龄、检查号，进入图像采集系统。

（3）穿刺针：穿刺针分为手柄、外鞘管、针芯三部分，按穿刺孔径粗细有19～25 G不同规格，另备负压吸引空针。④其他物品准备：液基细胞专用瓶、0.9%氯化钠注射液及50 ml、10 ml、5 ml空针，另备一吸引器，冲洗用水、干纱布、乙醇纱布若干、灭菌手套等。

五、术中配合

1. 患者取左侧卧位，头部略向前倾，可将枕头垫高，口角向下便于患者口水流出，下颌铺垫巾。左肩向后右肩向前，双腿屈曲，身体保持前倾状态。建立静脉通路，给予持续心电监测，给予低流量吸氧。穿刺前，助手打开穿刺针密封包装，将穿刺针退回外鞘管内，滑环锁在“0”的位置。

2. 超声探查后，确定理想穿刺部位及穿刺深度。一名助手固定内镜位置不变，另一名助手取下活检孔道阀门，将穿刺针插入内镜活检孔道，使手柄前端的Luer锁靠紧活检孔道入口，旋转穿刺针，使之固定内镜上（在滑环操作者侧的数字代表穿刺深度），并将针芯向外抽出几毫米，术者确定穿刺深度（将滑环在预设的穿刺深度处）后，推动手柄将穿针刺入病灶。在超声屏幕上可看到穿刺针针道呈线性强回声。

3. 旋转塑料帽，将针芯从穿刺针中抽出，呈圆形盘曲后放于消毒单中。

4. 接空针负压抽吸，穿刺针在靶组织内来回做提插运动。

5. 关闭负压吸引阀门，针管退回外鞘内，恢复手柄至初始位置，固定滑环。

6. 拔出穿刺针具，将负压针筒及穿刺针内腔中的组织及组织液全部打入标本瓶中固定。

7. 如需再次在同病变部位取活检，轻轻插入针芯重新按上述步骤进行。

8. 妥善处理、登记组织标本。

六、术后护理

1. 用平车将患者推至复苏室内，给予输液、吸氧，同时监测血压、脉搏、呼吸，观察患者有无腹痛、腹胀。向患者及家属交代术后注意事项，如卧床休息，禁食、禁水24 h以上，等患者完全清醒、生命体征平稳后送回病房。

2. 在饮食护理方面，术后患者饮食以清淡的软质饮食或流质饮食为宜，忌粗糙、刺激性食物，同时根据粪便的性状调整饮食。无腹泻者可进高蛋白质、高热量、低脂肪、维生素丰富和易消化饮食。

3. 内镜和附件处置操作完毕用纱布擦净内镜表面黏液，卸下水囊，清洗、消毒内镜，并将内镜孔道吹干；清洗消毒附件；一次性使用物品消毒后销毁。

参考文献

[1] 葛均波，徐永健，王辰．内科学[M]．9版．北京：人民卫生出版社，2018.
[2] 卢实春，董家鸿，张文智，等．肝胆外科临床路径[M]．北京：人民军医出版社，2018.
[3] 龚仁蓉，许瑞华，冯金华．肝胆胰脾外科护理[M]．北京：科学出版社，2023.
[4] 李乐之，路潜．外科护理学[M]．7版．北京：中国卫生出版社，2021.
[5] 陈孝平，汪建平，赵继宗．外科学[M]．9版．北京：人民卫生出版社，2018.
[6] 龚仁蓉，许瑞华．肝胆胰脾外科护理新进展[M]．成都：四川大学出版社，2021.
[7] 李海，闫杰．肝病指南与临床实践[M]．北京：清华大学出版社，2017.
[8] 张翠花，张婷，王静．现代常见疾病护理精要[M]．青岛：中国海洋大学出版社，2021.
[9] 王娟．快速康复外科指导护理干预肝胆外科围手术期效果[J]．西部中医药，2020，33（3）：139-142.
[10] 罗敏，李倩儿，曾豪洁，等．肝胆外科健康教育模式和方法的研究进展[J]．当代护士（中旬刊），2022，29（2）：9-12.
[11] 郭兵，许晓磊，韩军伟，等．肝切除术后胆漏研究进展[J]．河北医药，2020，42（23）：3639-3644.
[12] BLESZYNSKI MS，BRESSAN A K，JOOS E，et al．Acute care and emergency general surgery in patients with chronic liver disease：how can we optimize perioperative care? a review of the literature [J]．World J Emerg Surg，2018，13：32.
[13] ZHANG Q，WAN R，LIU C D．The impact of intense nursing care in improving anxiety，depression，and quality of life in patients with liver cancer：a systematic review and meta-analysis [J]．Medicine（Baltimore），2020，99（34）：e21677.
[14] JIN Z，LAI D，LONG X F，et al．The application effects of personalized nursing on the perioperative period of hepatobiliary surgery：a systematic review and meta-analysis [J]．Ann Palliat Med，2021，10（9）：9583-9593.
[15] 刘雯．个性化护理模式在肝病患者临床干预中的应用效果[J]．中国医药指南，2023，21（10）：143-145.
[16] 宋燕京，宋京海，韦军民．肝胆胰外科围手术期营养支持的规范应用[J]．中华普通外科学文献（电子版），2020，14（4）：305-310.
[17] 秦子涵，林黎，林惠仙，等．风险预警评估在肝胆外科围术期中的应用研究进展[J]．全科护理，2022，20（15）：2039-2042.
[18] 罗敏，李倩儿，曾豪洁，等．肝胆外科健康教育模式和方法的研究进展[J]．当代护士（中旬刊），2022，29（2）：9-12.
[19] 中华医学会肝病学分会．肝硬化腹水及相关并发症的诊疗指南[J]．实用肝脏病杂志，2018，21（1）：21-31.
[20] 郭兵，许晓磊，韩军伟，等．肝切除术后胆漏研究进展[J]．河北医药，2020，42（23）：3639-3644.
[21] 高亚双，塔敏．人性化护理管理在肝病患者中的应用效果[J]．中国卫生产业，2018，15（25）：76-77.
[22] 夏军香，孙心爱，李汾香．个体化细节护理在肝硬化合并上消化道出血患者中的应用效果分析[J]．中国药物与临床，2019，19（14）：2482-2483.
[23] 郑彩霞，冯志仙．肝移植围手术期护理质量指标研究进展[J]．护理与康复，2019，18（2）：40-42.

[24] 卓金风，吕海金，易慧敏，等. 肝移植术后加速康复护理的标准化操作流程[J]. 器官移植，2020，11（1）：121-125.
[25] 刘坚，董汉华. 肝移植围手术期护理质量指标研究进展[J]. 现代医学与健康研究，2020，4（12）：98-101.
[26] 王黎，丛明华，何瑞仙，等. 肿瘤患者食欲减退的评估和护理研究进展[J]. 实用临床医药杂志，2021，25（8）：117-123.
[27] 张良，张洪波. 原发性肝癌症状群研究现状[J]. 护理研究，2024，38（11）：1982-1986.
[28] 杨平，吴孟航. 老年肝癌患者经肝动脉插管化疗栓塞术后常见并发症及临床护理研究进展[J]. 老年医学与保健，2023，29（1）：159-163.
[29] 李英妮，薛军花. 内镜下逆行胰胆管造影术后胆道出血的因素分析与护理措施[J]. 血栓与止血学，2022，28（1）：131-133.
[30] 尹国庆. 肝内胆管结石患者术后并发症发生的影响因素及干预措施研究[J]. 当代医学，2021，27（24）：136-138.
[31] 李琴，莫伟，阳秀春，等. 经皮肝穿刺胆道引流术后患者延续护理现状[J]. 中华介入放射学电子杂志，2021，9（3）：340-344.
[32] 胡伟. 腹腔镜胆道T管探查术后胆道出血原因及治疗[J]. 世界复合医学，2020，6（7）：13-15.
[33] 纪之玲. 个性化护理策略在肝胆外科围手术期护理中的应用分析[J]. 中国实用医药，2019，14（23）：152-153.
[34] 王爽. 胰十二指肠切除术后胰瘘的危险因素及综合护理对策[J]. 中国医药指南，2023，21（5）：43-46.
[35] 王颖，王兰英. 胰十二指肠切除术后并发症的护理现状[J]. 中国城乡企业卫生，2022，37（2）：35-38.
[36] 赵丽亭，葛洁琼，吴金球. 加速康复外科护理对胰腺癌围手术期患者的效果评价[J]. 健康教育与健康促进，2021，16（4）：419-422.
[37] 董杉杉，谷玥. 腹腔镜胰十二指肠切除术的护理体会[J]. 腹腔镜外科杂志，2020，25（7）：556-559.
[38] 陈世云. 腹腔镜下胆囊切除术后胆漏患者的观察及护理[J]. 中国城乡企业卫生，2023，38（11）：71-72.
[39] 张凯丽. 探讨预见性护理干预在肝胆管结石围手术期的应用效果[J]. 临床研究，2022，30（9）：153-155.
[40] 石玉梅. 浅谈肝脓肿患者的围术期护理体会[J]. 中国伤残医学，2019，27（8）：73.
[41] 穆明珠. 腹腔镜开窗引流术治疗肝囊肿的护理体会[J]. 中国城乡企业卫生，2022，37（11）：179-181.
[42] 马玉红. 肝囊肿患者行腹腔镜开窗引流术治疗的护理措施及效果体会[J]. 中国医药指南，2021，19（10）：211-212.
[43] 李明，徐亚，周红杰. 基于症状管理理论的全方位护理对原发性肝癌伴门静脉高压病人TIPS术后康复效果、免疫功能、心理状态、并发症的影响[J]. 全科护理，2024，22（7）：1305-1308.
[44] 文静，张志云，张艳华，等. 肝硬化门静脉高压症合并原发性肝癌患者腹腔镜术后并发症危险因素分析[J]. 护理学杂志，2023，38（6）：27-31.
[45] 闫帅. 快速康复外科护理对胆管结石ERCP术后患者疼痛程度及满意度的影响[J]. 吉林医学，2024，45（1）：214-217.
[46] PANTZARIS N D，LORD T，SOTHERAN R，et al. Nasobiliary drain diverted through a percutaneous endoscopic gastrostomy tube：a novel approach to nasobiliary drainage. case rep gastroenterol [J]. Case

Rep Gastroenterol，2021，15（3）：891-897.
[47] 马巍．腹腔镜下胆囊切除术患者临床护理研究进展[J]．中国城乡企业卫生，2023，38（2）：40-42.
[48] 宋文丽，张鹏娟，张星月，等．胆囊癌围手术期护理对患者预后的影响[J]．河北医药，2020，42（16）：2546-2548，2553.
[49] 薄乃超，李景春．以护理结局为导向的多学科合作延续护理在胆囊癌根治手术患者中的应用效果[J]．中国肿瘤临床与康复，2019，26（8）：1008-1011.
[50] 程伟鹤，史冬雷，刘华平．恶性梗阻性黄疸患者胆汁回输方式及其护理现状[J]．护理学报，2016，23（14）：24-27.
[51] 张卫敏．急性重症胰腺炎的临床护理研究进展[J]．中国城乡企业卫生，2022，37（5）：72-74.
[52] 张贝，李瑶，刘云访，等．成人急性胰腺炎患者喂养管管理的证据总结[J]．护理学杂志，2021，36（24）：42-45，59.
[53] 和芳，王成锋．胰腺癌围术期护理现状与进展[J]．中国医刊，2020，55（12）：1295-1297.
[54] 米元元，黄培培，董江，等．危重症患者肠内营养不耐受预防及管理的最佳证据总结[J]．中华护理杂志，2019，54（12）：1868-1876.
[55] 徐超．优质护理在早期肝性脑病患者中的应用[J]．中国城乡企业卫生，2023，38（6）：168-169.
[56] 许丽，曹枫林．肝衰竭124例护理体会[J]．齐鲁护理杂志，2017，23（23）：103-106.
[57] 谢芳．预见性护理防止早期肝性脑病病情加重的临床观察[J]．中国医药指南，2022，20（10）：167-169.
[58] 王春丽．肝性脑病发生因素分析及相应的护理措施研究[J]．实用临床护理学电子杂志，2017，2（2）：1-2.
[59] 热依兰木・买合木提．外伤性肝破裂并发失血性休克的抢救方法及围手术期的护理策略探究[J]．临床医药文献电子杂志，2019，6（48）：78.
[60] 陈玉秀．经皮肝穿刺胆道引流术治疗梗阻性黄疸的护理效果分析[J]．中国卫生标准管理，2022，13（5）：146-149.
[61] 钟志珍．十二指肠镜介入下胆道引流术治疗胆道疾病的护理分析[J]．世界最新医学信息文摘，2018，18（77）：31-32，34.
[62] 孙莉．经内镜逆行胰胆管造影取石术的护理要点分析[J]．中国冶金工业医学杂志，2020，37（4）：425-426.
[63] 黄茵．经内镜逆行胰胆管造影取石术的护理配合[J]．实用临床医药杂志，2019，23（6）：123-125.